主编 [英]吉姆·理查兹（Jim Richards）
[美]大卫·莱文（David Levine）
[美]迈克尔·W. 惠特尔（Michael W. Whittle）
主审 许光旭 秦宏平
主译 孟殿怀 许子琢

Whittle 步态分析

（原著第六版）

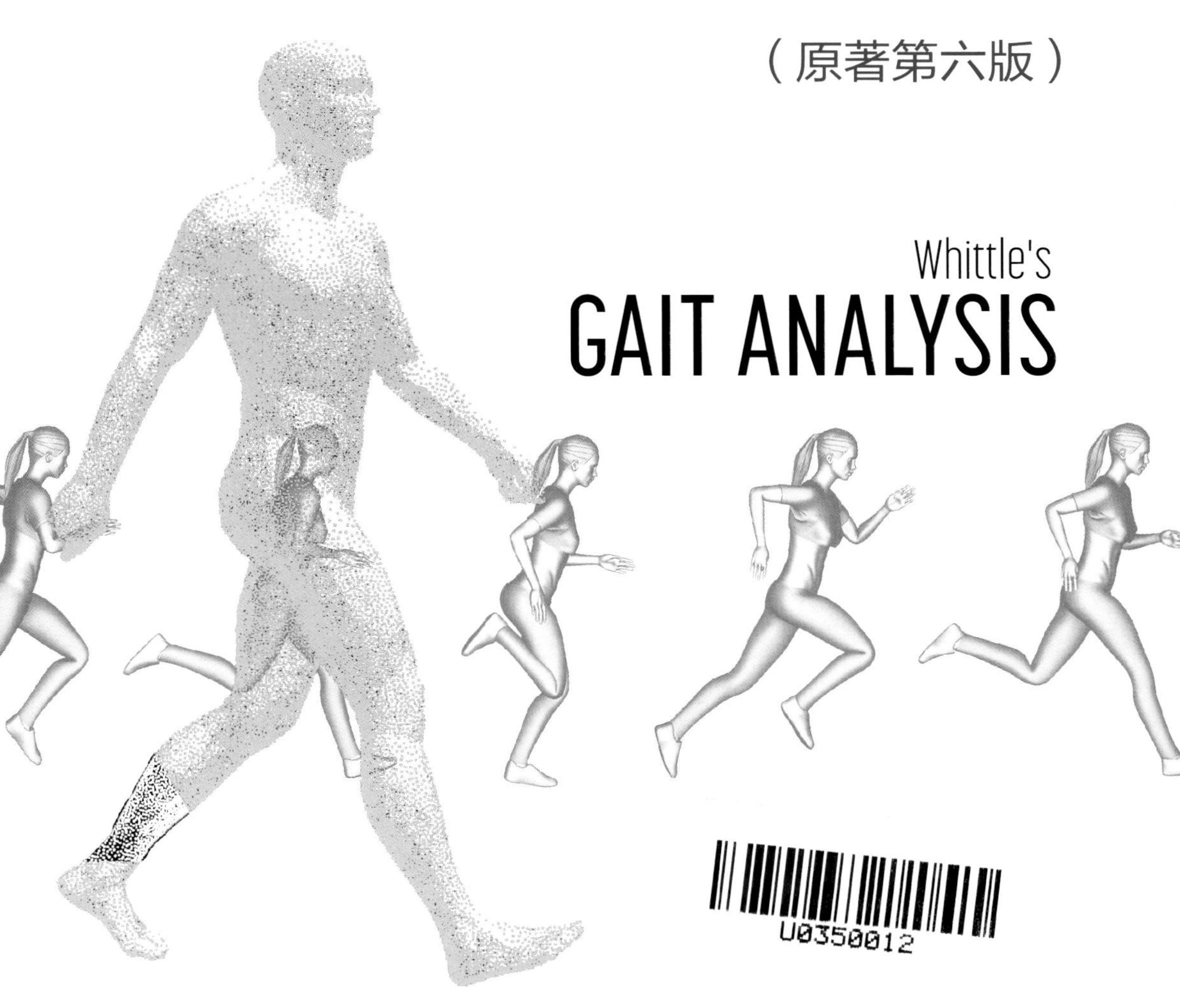

江苏凤凰科学技术出版社·南京

图书在版编目(CIP)数据

Whittle 步态分析:原著第六版 / (英)吉姆·理查兹,(美)大卫·莱文,(美)迈克尔·W.惠特尔主编;孟殿怀,许子琢主译. — 南京:江苏凤凰科学技术出版社,2024.1(2024.4 重印)

ISBN 978-7-5713-3850-3

Ⅰ. ①W… Ⅱ. ①吉… ②大… ③迈… ④孟… ⑤许… Ⅲ. ①症状—诊断学 Ⅳ. ①R441

中国国家版本馆 CIP 数据核字(2023)第 210111 号

江苏省版权局著作权合同登记号　图字:10-2023-190 号

Whittle 步态分析(原著第六版)

主　　编	[英]吉姆·理查兹(Jim Richards) [美]大卫·莱文(David Levine) [美]迈克尔·W.惠特尔(Michael W. Whittle)
主　　译	孟殿怀　许子琢
责任编辑	胡冬冬
责任校对	仲　敏
责任监制	刘文洋
责任设计	孙达铭
出版发行	江苏凤凰科学技术出版社
出版社地址	南京市湖南路 1 号 A 楼,邮编:210009
出版社网址	http://www.pspress.cn
照　　排	南京新洲印刷有限公司
印　　刷	南京新洲印刷有限公司
开　　本	718 mm×1 000 mm　1/16
印　　张	16
字　　数	300 000
版　　次	2024 年 1 月第 1 版
印　　次	2024 年 4 月第 2 次印刷
标准书号	ISBN 978-7-5713-3850-3
定　　价	158.00 元

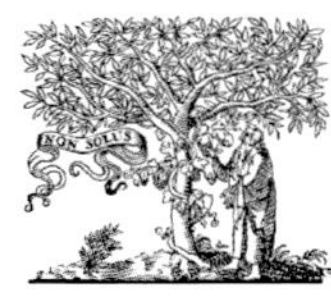

Elsevier (Singapore) Pte Ltd.
3 Killiney Road,
#08-01 Winsland House I,
Singapore 239519
Tel:(65) 6349-0200; Fax:(65) 6733-1817

First edition 1990, Second edition 1996, Third edition 2002, Fourth edition 2007, Fifth edition 2012
ISBN-13: 978-0-7020-8497-3

This translation of WHITTLE'S GAIT ANALYSIS, SIXTH EDITION by Jim Richards, David Levine and Michael W. Whittle was undertaken by Phoenix Science Press Ltd. and is published by arrangement with Elsevier (Singapore) Pte Ltd.
WHITTLE'S GAIT ANALYSIS, SIXTH EDITION by Jim Richards, David Levine and Michael W. Whittle 由江苏凤凰科学技术出版社进行翻译,并根据江苏凤凰科学技术出版社与爱思唯尔(新加坡)私人有限公司的协议约定出版。

《Whittle 步态分析》(原著第六版)(孟殿怀　许子琢主译)
ISBN: 978-7-5713-3850-3

译者名单

主　审　许光旭　秦宏平
主　译　孟殿怀　许子琢
副主译　肖　悦　杨　云
译　者　（按姓氏笔画排序）

王　舒　南京医科大学第一附属医院
王甜甜　南京医科大学第一附属医院
许子琢　美国麻省药科与健康科学大学
李淑月　南京医科大学第一附属医院
杨　云　南京医科大学第一附属医院
杨柳新　南京医科大学第一附属医院
肖　悦　南京医科大学第一附属医院
吴　迪　南京医科大学第一附属医院
张禹遥　南京医科大学第一附属医院
孟殿怀　南京医科大学第一附属医院
贾园园　南京医科大学第一附属医院
黎　璇　南京医科大学第一附属医院

贡献者名单

Richard Baker, **PhD**, **CEng**, **CSci**

Professor of Clinical Gait Analysis, University of Salford, Salford, UK

Cleveland Barnett, **PhD**, **BSc** (**Hons**)

Associate Professor of Biomechanics, School of Science and Technology, Nottingham Trent University, Nottingham, UK

Gabor Barton, **MD**, **PhD**, **FHEA**

Professor of Clinical Biomechanics, Research Institute for Sport and Exercise Sciences, Liverpool John Moores University, Liverpool, UK

Nancy Fell, **PT**, **PhD**

Board Certified Clinical Specialist in Neurologic Physical Therapy Emeritus, UC Foundation and Guerry Professor, Department Head, Physical Therapy, University of Tennessee at Chattanooga, Chattanooga, Tennessee, USA

June Hanks, **PT**, **PhD**, **DPT**, **CLT**

Associate Professor and Director of Anatomy Lab, Department of Physical Therapy, University of Tennessee at Chattanooga, Chattanooga, Tennessee, USA

Kim Hébert-Losier, **PT**, **PhD**

Senior Lecturer, Lead Biomechanics Researcher Adams Centre for High Performance, Division of Health, Engineering, Computing and Science, Te Huataki Waiora School of Health, University of Waikato, New Zealand

Max Jordon, **PT**, **DPT**, **PhD**

Assistant Professor, Department of Physical Therapy, University of Tennessee at Chattanooga, Chattanooga, Tennessee, USA

David Levine, **PT**, **PhD**, **DPT**, **CCRP**, **FAPTA**

Board-Certified Clinical Specialist in Orthopaedic Physical Therapy Emeritus, Professor and Walter M. Cline Chair of Excellence in Physical Therapy, Department of Physical Therapy, The University of Tennessee at Chattanooga, Chattanooga, Tennessee, USA

Derek Liuzzo, **PT**, **DPT**, **PhD**

Assistant Professor of Physical Therapy, Department of Physical Therapy, University of Tennessee at Chattanooga, Chattanooga, Tennessee, USA

Jim Richards, BEng, MSc, PhD

Faculty Director of Research and Innovation, Research Lead for the Allied Health Research Unit, Faculty of Allied Health and Well-being, University of Central Lancashire, Preston, UK

Ashley Schilling, PT, DPT

Board Certified Clinical Specialist in Pediatric Physical Therapy, Sharon Vanderbilt Professor of Physical Therapy, Department of Physical Therapy, University of Tennessee Chattanooga, Chattanooga, Tennessee, USA

Hannah Shepherd, PhD, MSc, BSc

Associate Lecturer in Clinical Biomechanics, School of Sport and Exercise Sciences, Liverpool John Moores University, Liverpool, UK

Komsak Sinsurin, PT, PhD, DPT

Assistant Professor, Biomechanics and Sports Research Unit, Faculty of Physical Therapy, Mahidol University, Thailand

Cathie Smith, PhD, DPT, PCS

ABPTS Board Certified in Pediatric Physical Therapy, Professor Emeritus and Adjunct Faculty, Department of Physical Therapy, University of Tennessee at Chattanooga, Chattanooga, Tennessee, USA

Frank Tudini, PT, DSc, OCS, FAAOMPT

Associate Professor, Board Certified Specialist in Orthopedic Physical Therapy, Department of Physical Therapy, University of Tennessee at Chattanooga, Chattanooga, Tennessee, USA

Natalie Vanicek, PhD, SFHEA

Professor of Clinical Biomechanics, Department of Sport, Health and Exercise Science, University of Hull, Hull, UK

Michael W. Whittle, BSc, MSc, MB, BS, PhD

Formerly Walter M. Cline Jr Chair of Rehabilitation Technology, The University of Tennessee at Chattanooga, Chattanooga, Tennessee, USA, Director, H. Carey, Hanlin Motion Analysis Laboratory, The University of Tennessee at Chattanooga, Chattanooga, Tennessee, USA, Formerly Acting Director, Oxford Orthopaedic Engineering Centre, University of Oxford, Oxford, UK

推荐序一

步行是参与社会生活的基本需求，也是人类健康的重要标志之一。康复医学是一门有关促进残疾人及患者康复的医学学科，从这个角度而言，也可以说，康复始于步行。因此，步态分析是康复临床工作者的重要基础技能。

习近平总书记在党的二十大报告中指出："人民健康是民族昌盛和国家强盛的重要标志。把保障人民健康放在优先发展的战略位置，完善人民健康促进政策。"今年全国助残日当天，习近平总书记向康复国际百年庆典致贺信，信中强调："中国对残疾人格外关心、格外关注，在中国式现代化进程中，将进一步完善残疾人社会保障制度和关爱服务体系，促进残疾人事业全面发展"。这为以中国式现代化目标要求引领残疾人事业全面发展提供了重要遵循，也为我们康复工作者指明了发展方向。

但目前国内步态分析技术的培养与提升尚无统一的标准，甚至国内各大院校康复专业学生步态分析方面的授课标准和要求也不尽相同，这其中当然有很多客观原因，其中很重要的一条，就是没有统一的步态分析方面的教材。

因为没有比较理想的中文著作，因此引进和翻译就是一条较好的途径。*Whittle's Gait Analysis* 一书现在是第六版，由 Jim Richards 教授等人编写完成，其内容由浅入深，既包括一些基本概念和方法，也包括步态分析领域的一些最新研究成果及临床应用，使得该书成为一本理想的教材，适合在校学生和康复医疗专业人员使用。

该书由具有丰富步态分析经验的康复临床一线人员组成的团队进行了精心翻译，既保持和再现了原文的含义，也在适当地方加入了翻译团队自身的理解，这使得最终的译著内容更加通俗易懂，容易上手。

相信这本译著的出版会有助于国内步态分析知识和技术的推广应用！

我乐于推荐此书。

励建安

2023 年 10 月

推荐序二

步行是人类生存的基础,是人类与其他动物区别的关键特征之一。步行的基本功能是使用双脚从某一地方安全、有效地移动到另一地方。步态是步行的行为特征。下肢运动功能的核心是步行,恢复步行是大多数患者最迫切的需求。步态分析是分析步行瞬时的基本特征,针对性发现步行中的步态问题,寻求正确的解决方案与训练方法,是康复医疗服务的基础能力。

说起步态分析,不由回忆起30年前就读运动医学研究生的艰难岁月……我当时师从南京医学院(今南京医科大学)周士枋教授,从学科心肺康复主要研究领域转向运动分析,当时科室缺乏基本的分析手段与仪器设备。1991—1992年在国家重点实验室——江苏省体育科学研究所运动生物力学实验室开始学习,并进行脑卒中后的步态分析。当时采用美国航空航天的Ariel运动分析系统,通过录像、超声笔解析每一帧下肢的关键点位,用苹果286计算机进行分析,然后手工统计分析。随着计算机技术的进步,人体体表运动信息的采集呈现革命性进步,从远红外反光标识到高倍时差的摄像头,从单纯的运动信息采集,到包含肌电、力学、呼吸代谢的生理信息同步化采集,计算机革命使步态分析更为便捷与精确。

无论科技如何进步,步态分析作为康复医师、治疗师的基本功,可以通过临床观察、简易时间-空间参数计算的方法,去分析、甄别,为临床康复训练提供基本的依据。但是,单纯通过经验判断临床误差率达到60%以上。因此,扎实的基本功与精确的步态分析成为关键。临床步态分析旨在通过生物力学和运动学手段,揭示步态异常的关键环节和影响因素;协助康复评估和治疗;协助临床诊断、疗效评估、机理研究等。在日常临床康复工作中,涉及脑卒中、脑瘫、脊髓损伤、帕金森病等常见神经系统疾病导致的运动功能障碍需要加强康复评定、改善临床疗效、提升教学水准、拓展运动分析在相关学科的应用。另外,骨科矫形手术、功能神经外科手术、跌倒机制的研究-老年医学的应用、运动员伤病防治-运动医学的应用都极为关键。

迈克尔·W.惠特尔(Michael W. Whittle)博士作为田纳西(Tennessee)大学查特怒加(Chattanooga)分校Walter M. Cline\H. Carey\Hanlin运动分析实验室前主任,是前四版的唯一作者和编辑。第六版的主编之一David Levine既往与Whittle先生一起工作15年,鉴于步态分析常常用于肌肉骨骼疾病,这一版增加了跑步步态分析及常见损伤的处理。本书包含来自各种临床病例的步态数据,适合包括医生、治疗师、假肢矫形器技师、足踝专家、运动康复人员。本书译稿通俗易懂,适用于国内对步态分析感兴趣的所有人,愿其可以为步态分析科学研究和临床应用提供一个较为专业的知识基础。

许光旭

2023 年深秋,南京

译者前言

自从我开始进入康复领域工作以来，就在励建安老师的指导下，开始学习步态分析，并参与建设了国内综合医院中第一个三维步态实验室；后续对许多脊髓灰质炎患儿、脑损伤（脑卒中、脑外伤、脑瘫）、脊髓损伤、帕金森病等众多患者的步态进行数据采集和临床分析，积累了一些经验。

一直以来，我都在寻找一本专业、易懂、实用的步态分析书籍。偶然的一次机会，与留学美国的许博士聊起此事，他给我推荐了这本 *Whittle's Gait Analysis*（*Sixth Edition*）。匆匆一阅，立即便被吸引住了。这本书从步态分析基础知识到正常步态、病理和异常步态特征，逐步深入阐述；接着描述了步态分析方法和应用，并结合临床，深入探讨了神经系统疾病和骨骼肌肉系统疾病的步态特征；最后还进行了跑步分析及常见损伤处理。每一章节，都可以根据需求独立学习，整体连在一起，构成了我们学习步态分析的最好路径。我想，这也是该书能够连续出至第六版（2023年）的原因。

随后就兴起了翻译推广的想法，和许博士再聊，他与我的想法不谋而合。恰好江苏凤凰科学技术出版社的胡冬冬编辑也大力支持，并积极地多方联系，为本书的出版默默地做了许多工作，最终促成了这本译著的面世。

相信本书可以作为康复专业的学生们学习步态分析的教材，也希望本书能给国内的康复同仁和步态分析领域的同道们带来一些启发和收获。在翻译的过程中，我们尽可能领悟作者希望表达的含义，结合我们自身的经验和理解，以准确翻译出作者言语中的精髓，部分难以表达完整的地方，我们也添加了“译者注”，以便于大家的阅读与理解。当然，由于译者团队的水平限制，本译著肯定有些不恰当甚至错误之处，请大家不吝批评指正。

最后，我谨在此向所有参与和促成本书翻译出版的同道们，表达诚挚的谢意和美好的祝愿。

孟殿怀

2023 年 10 月，南京

第六版前言

步态分析是对人类行走的系统研究，其使用有经验的观察者的眼睛和大脑，并通过仪器测量人体运动、人体力学和肌肉活动。对于行走能力受损的个体，可使用步态分析进行详细评估并制订最佳治疗方案。

本书前五个版本对全球范围内步态分析的应用提供了显著帮助，本版主编和编者都受到迈克尔·W. 惠特尔（Michael W. Whittle）教授早期版本的影响。我们希望这个最新版本，与以前的版本一样，提供不需要高水平学术学习能力就能理解的文本，可以为步态分析科学研究和应用方面提供一个良好的基础。

在这个版本中，我们增加了一些主题，以及相关临床专家在各自领域步态分析方面的贡献。在过去的十年中，步态分析已经逐渐"成熟"，许多临床医生现在经常使用它来为许多患者群体提供最好的康复。这在脑瘫的治疗中最为显著；同时，步态分析现在也被更广泛地用于其他神经和肌肉骨骼疾病的临床管理中。本版教材进行了相应的更新，特别是第 4 章（步态分析方法）、第 5 章（步态分析应用）、第 6 章（神经系统疾病步态评估）和第 7 章（肌肉骨骼疾病、假肢和矫形器步态分析）。本版教材还增加了一个章节——第 8 章（跑步步态分析及常见损伤处理），专注于两个关注度不断增长的领域。由于步态分析方法的优点已经显现出来，希望它的使用能够继续传播，以便更多的人受益于使用步态分析做出的治疗决策。

自本书第五版以来，步态数据收集和分析报告越来越便捷，速度越来越快，加上设备成本和使用它所需技能水平的降低，促进了步态分析的重大进步。第六版旨在展示步态分析的当前用途，并就如何将其应用于更广泛的患者群体和损伤管理中提供指导。我们还列举了一些新的、尚在不断发展的分析方法的例子，这些方法将来可能会进一步提高我们对人类运动复杂性的理解。本书适合的阅读对象包括医生、理疗师、假肢师、矫形师、足踝科医生、运动康复专家，以及任何对人类步态分析感兴趣的人。

本书还包括了来自各种临床案例研究的真实步态数据示例，我们希望这样可以为读者提供更大的机会来感受这个迷人的主题及其临床影响。我们很荣幸再次被任命为这本教科书的编者。

吉姆·理查兹（Jim Richards），大卫·莱文（David Levine）

2022 年

迈克尔·W. 惠特尔传记

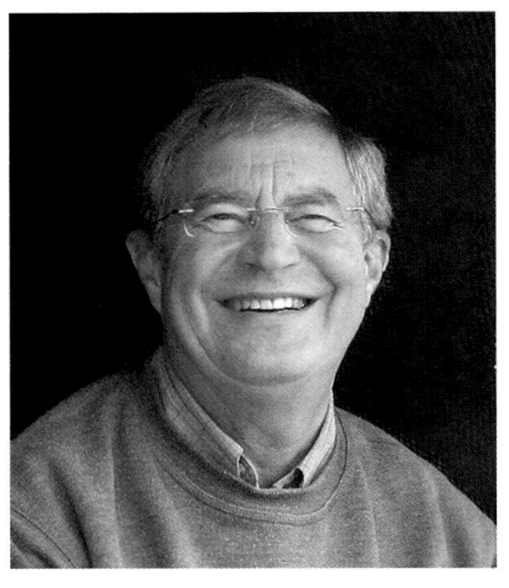

迈克尔·W. 惠特尔(Michael W. Whittle)是本书前四版的唯一作者和编辑。虽然他是一名医生,但他拥有萨里(Surrey)大学生物力学学位和人类生物学与健康博士学位,注定会成为一名研究科学家。20 世纪 70 年代,作为英国皇家空军的交换医官,他被借调到美国国家航空航天局(NASA),监督太空实验室(Skylab)太空计划的六项医学实验。后来,他加入了牛津(Oxford)大学的教师队伍,并在步态分析的科学测量方面进行了开创性的工作。Michael 于 1989 年搬到田纳西(Tennessee)大学查特怒加(Chattanooga)分校,担任物理治疗系教授,同时也是田纳西大学医学院矫形外科系教授。他继续研究步态分析,并建立了 H. Carey Hanlin 运动分析实验室(现名为 UTC 运动分析实验室),这是最早的运动分析实验室之一。David Levine 有幸与 Michael 一起工作了 15 年,我知道他是一位杰出的研究人员、教师和科学家,他最大的优点是拥有好奇心和令人愉快的性格。Michael 现在已经退休返回到英格兰南部,他喜欢旅行、航海、徒步走,与妻子 Wendy 及儿孙们共度时光。为了纪念他,我们继续将这本书命名为《Whittle 步态分析》。

目　录

单 位 换 算

所有变量国际单位（SI）使用一个基本数量和一系列的倍数，以 10^3 为一级：
皮（pico, p）10^{-12}、纳（nano, n）10^{-9}、
微（micro, μ）10^{-6}、毫（milli, m）10^{-3}
千（kilo, k）10^3、兆（mega, M）10^6、
吉（giga, G）10^9、太（tera, T）10^{12}

● **长度（Length）**
国际单位：毫米（mm）、米（m）、千米（km）
其他单位：英寸（in）、英尺（ft）、英里（mi）

1 mm＝0.039 370 in
1 m＝1 000 mm＝39.370 in＝3.280 8 ft
1 km＝1 000 m＝0.621 37 mi

● **面积（Area）**
国际单位：平方毫米（mm^2）、平方米（m^2）
其他单位：平方英尺（in^2）、平方英尺（ft^2）
1 mm^2＝0.001 550 0 in^2
1 m^2＝10^6 mm^2＝10.764 ft^2

● **体积（Volume）**
国际单位：立方毫米（mm^3）、立方米（m^3）
其他单位：毫升（ml）、升（l）、立方英寸（in^3）、立方英尺（ft^3）、液盎司（floz）、加仑（gal）
1 ml＝1 000 mm3＝0.061 024 in^3
1 l＝1 000 ml＝35.195 floz(UK)＝33.814 floz(US)
1 m^3＝1 000 l＝219.97 gal（UK）＝264.17 gal（US）＝35.315 ft^3

● **线速度（Linearvelocity）**
国际单位：米 / 秒（m/sorms^{-1}）
其他单位：英尺 / 秒（ft/sorfts^{-1}）、千米 / 小时（kph）、英里 / 消失（mph）
1 m/s＝3.280 8 ft/s＝3.600 0 kph＝2.236 9 mph

● **线加速度（Linearacceleration）**
国际单位：米 / 平方秒（m/s^2 或 $m{\cdot}s^{-2}$）
其他单位：英尺 / 平方秒（ft/s^2 或 $ft{\cdot}s^{-2}$）
1 m/s^2＝3.2808 ft/s^2

● **重力加速度（Accelerationduetogravity）**
g＝9.806 65 m/s^{-2}＝ 32.174 fts^{-2}

● **质量（Mass）**
国际单位：克（g）、千克（kg）
其他单位：盎司（oz）、磅（lb）、斯勒格（slug）
1 g＝0.035 274 oz
1 kg＝1 000 g＝2.204 6 lb＝0.068 522 slug

● **力（Force）**
国际单位：牛顿（N）（等于 $kg{\cdot}m/s^2$）
其他单位：达因（dyn）、千克力（kgf）、千磅（kp）– 与千克力、磅力（lbf）、磅达（pdl）意义相同
1 N＝10^5 dyn＝0.101 97 kgf＝0.224 81 lbf＝7.233 0 pdl

● **压力（Pressure）和应力（stress）**
国际单位：帕斯卡（Pa）、千帕（kPa）、兆帕（MPa）
其他单位：bar、毫米汞柱（mmHg）、英寸水柱（inH_2O）、大气压（atm）、每平方英尺磅力（psi）、每平方厘米千克力（kgf/cm^2）
1 Pa＝1 Nm^{-2}＝10^{-5} bar
1 kPa＝1 000 Pa＝4.014 6 inH_2O＝7.500 6 mmHg
1 MPa＝1 000 kPa＝9.869 2 atm＝145.04 psi＝10.197 kgf/cm^2

● **能量（Energy）**
国际单位：焦耳（J）、千焦（kJ）、兆焦（MJ）
其他单位：尔格、卡路里、千卡（kcal）、英国热量单位（Btu）、千瓦时（kWh）
1 J＝10^7 erg＝0.238 92 cal
1 kJ＝1 000 J＝0.238 92 kcal＝0.947 81 Btu
1 MJ＝1 000 kJ＝0.277 78 kWh

●**Power**
国际单位：瓦特（W）、千瓦（kW）
其他单位：马力（hp）
1 W＝1 Js^{-1}　　1 kW＝1.341 0 hp

● **平面角度（Planeangle）**
国际单位：弧度（rad）
其他单位：度（°）
180°＝πrad　　1 rad＝180/π＝57.296°
1°＝0.017 453 rad

表 5–1 常见步态异常、可能原因和确认所需的证据		
足跟触地时足拍地	足跟触地时足背屈暨活动低于正常	足跟触地时胫骨前肌肌电图或背屈力矩低于正常
初始触地时前足或平足触地	（a）摆动相末期踝跖屈肌过度活跃 （b）踝关节活动范围结构性限制 （c）步长短	（a）摆动相末期踝跖屈肌 EMG 高于正常 （b）踝背屈肌活动范围减小 （c）参见下面的 a~d
步长较短	（a）摆动前蹬地无力 （b）足趾离地和摆动相早期髋屈肌无力 （c）摆动相末期下肢减速过快 （d）对侧支撑时对侧髋伸肌活动高于正常	（a）蹬地时踝跖屈力矩、功率或 EMG 低于正常 （b）蹬离末期和摆动初期髋屈肌力矩、功率或 EMG 低于正常 （c）摆动末期腘绳肌 EMG 或膝屈肌力矩或功率高于正常 （d）对侧髋伸肌肌电图亢进
直腿承重	支撑相早期踝关节、膝关节或髋关节伸肌活动高于正常[a]	支撑相早期髋伸肌、膝伸肌或踝跖屈肌 EMG 活动或力矩高于正常
支撑相膝关节屈曲僵直	支撑相早期和中期踝关节和髋关节伸肌活动高于正常，但膝关节伸肌活动降低	支撑相早期和中期髋伸肌和踝跖屈肌 EMG 活动或力矩高于正常
蹬地无力伴显著拉离	蹬离时踝跖屈肌活动无力；蹬离后期和摆动早期髋屈肌活动正常或高于正常	蹬离时踝跖屈肌 EMG、力矩或功率低于正常；蹬离后期和摆动早期髋屈肌 EMG、力矩或功率正常或高于正常
摆动相提髋（伴或不伴有下肢划圈）	（a）摆动相髋关节屈曲、膝关节屈曲和踝关节背屈无力 （b）摆动相过度活跃的伸肌协同	（a）摆动相髋关节、膝关节屈肌或胫骨前肌 EMG 低于正常。 （b）摆动相髋关节、膝关节伸肌 EMG 或力矩高于正常
Trendelenburg 步态	（a）髋外展肌无力 （b）髋内收肌过度活跃	（a）髋外展肌（臀中肌和臀小肌、阔筋膜张肌）EMG 低于正常 （b）髋内收肌（长内肌、大收肌和短收肌和股薄肌）EMG 高于正常

[a] 注：可能有一个关节伸肌肌力低于正常，但只有在其他一个或两个关节伸肌肌力异常增高的情况下出现。

经许可转载自 Winter, D.A.,1985. Concerning the scientific basis for the diagnosis of pathological gait and for rehabilitation protocols. Physiotherapy, Canada 37: 245–252.

EMG，肌电图（Electromyography）。

1

步态分析基础

Michael Whittle, David Levine 和 *Jim Richards*

大 纲

简介

包括步行在内的所有自主运动都源自大脑、脊髓、周围神经、肌肉、骨骼和关节等一系列复杂作用过程。在深入探究步行过程、可能出现的问题以及如何研究分析之前,有必要对包括解剖学和生物力学在内的相关学科内容有一个基本的了解。本章将为不熟悉这些学科内容的人提供一些必要的基础知识,如果已经掌握,也可以回顾一下。本书之前版本中的一些其他信息可在网站(http://evolve.elsevier.com/Whittle/gait)上获得。

解剖学基础

本章的目的不是详细讨论运动系统的解剖结构,而是旨在提供一个内容纲要,以便于能够充分理解本书后续章节内容。本部分首先描述一些基本的解剖学术语,包括骨骼、关节、肌肉和肌腱的细节信息。

基本解剖学术语

描述身体不同部位之间关系的解剖学术语是基于人直立站立时的解剖位置,双脚并拢,手臂放在身体两侧,手掌朝前。该位置连同参考平面和描述物体不同部分之间关系的术语,如图 1-1 所示。

有 6 个术语用来描述与身体中心相关的方向。通过以下言语可以很好地识别:

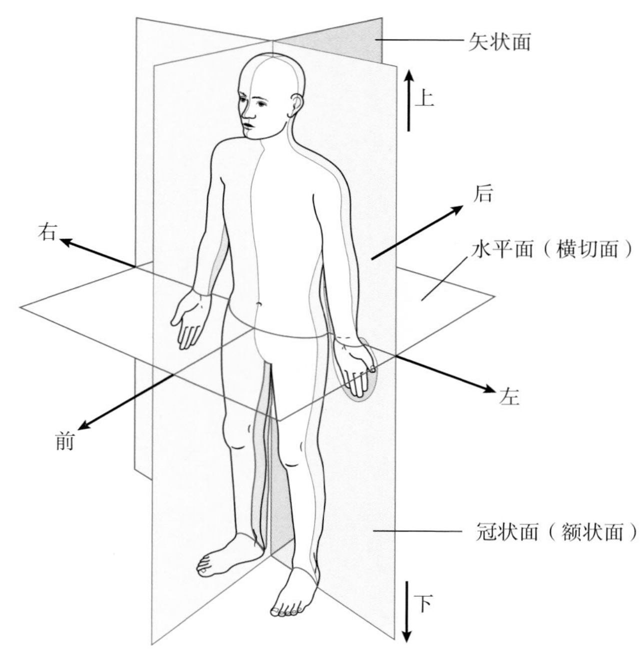

图 1-1 解剖位置,3 个参考平面,6 个基本方向

- 肚脐在**前面(anterior)**。
- 臀部在**后面(posterior)**。
- 头在**上面(superior)**。
- 脚在**下面(inferior)**。
- **左边(left)**很明显。
- **右边(right)**也很容易辨别。

身体前表面称为腹侧(ventral),后表面称为背侧(dorsal);另外,“dorsum(背部)”这个词也用于描述手背和足上表面。术语“cephal(头侧)”(朝向头部)和“caudal(尾侧)”(朝向“尾巴”)有时也被用来描述上面和下面。

对于身体的单一节段,可以使用另外 6 个术语来描述其位置关系:

- 内侧(medial)指靠近身体中线:大脚趾在脚的内侧。
- 外侧(lateral)指远离身体中线:小脚趾在脚的外侧。
- 近端(proximal)指相对靠近身体的部分:肩膀在手臂的近端。
- 远端(distal)指相对远离身体的部分:手指在手臂的远端。
- 表面(superficial)相对接近身体表面:皮肤在骨骼的外面。
- 深层(deep)相对远离身体表面:心脏在胸骨的深层。

四肢运动用 3 个参考平面来描述:

- 矢状面(sagittal plane)将身体分为左、右两部分。中位面是中线矢状面，将身体分为左、右两半。
- 冠状面(或额状面)(coronal/frontal plane)将身体分为前面和后面两部分。
- 水平面(或横切面)(transverse/horizontal plane)将身体分为上、下两部分。

冠状面又称额状面，水平面也称横切面。虽然冠状面和水平面在临床上非常重要，但多数关节在矢状面上活动范围最大。髋关节和膝关节的相关运动如图1-2所示，踝和足部的相关运动如图1-3所示。

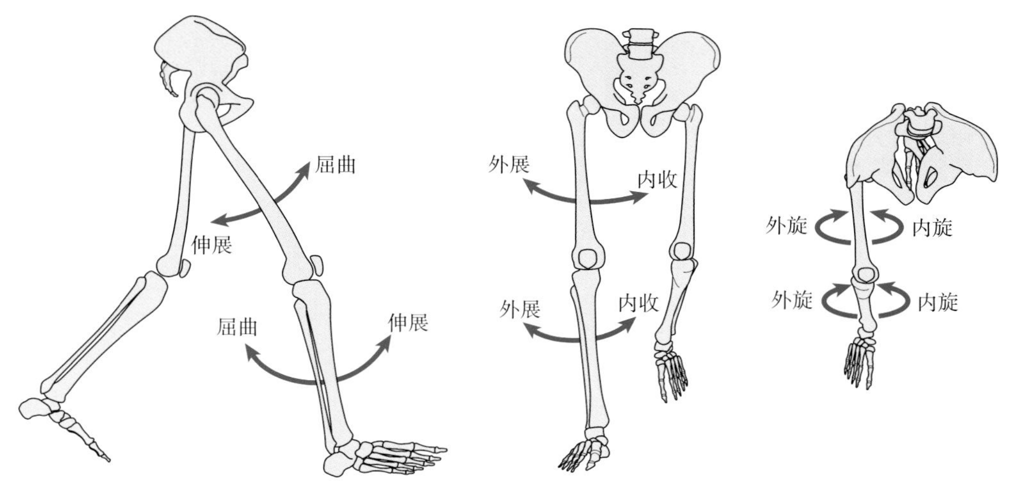

图1-2　髋关节(上部)和膝关节(下部)的运动

常见的运动包括：

- 屈曲(flexion)和伸展(extension)，发生在矢状面。但在踝关节，这些运动称为背屈(dorsiflexion)和跖屈(plantarflexion)，足(远端)分别相对于胫骨(近端)向上或向下活动。
- 外展(abduction)和内收(adduction)，发生在额状面/冠状面，远端节段相对于近端节段分别远离或靠近身体中线。
- 内旋和外旋，发生在水平面，指远端节段前表面相对于近端节段的运动。

其他用于描述关节或身体节段运动的术语有：

- 内翻(varus)/内收(adducted)和外翻(valgus)/外展(abducted)，指从冠状面上观察关节朝向身体中线或远离身体中线的角度。

特别的，足外翻时伴有膝外翻(genu valgum 或 knock knees)，足内翻时伴有膝内翻(genu varum 或 bowlegs)。

- 旋前(pronation)和旋后(supination)，指手围绕前臂长轴的内旋和外旋。双手旋前时拇指相互靠拢，旋后时小指相互靠拢。

足围绕胫骨长轴的内旋和外旋也常用来描述足和踝关节复合体的旋前和旋后。

- 足内翻(inversion)/内收(adduction)时两侧足底靠拢,足外翻(eversion)/外展(abduction)时足底朝向远离中线。

足部运动的术语经常令人困惑,缺乏标准化。本书采用了最常见的用法(图 1-3)。其中足旋前(pronation)指一组复合动作,主要动作为足外翻,还包括足背屈和前足外展;同样,足旋后(supination)主要动作是内翻,但也包括足跖屈和内收。这些运动也可以视为前足(远段)相对于后足(近段)的"扭转"。但也有一些专家认为旋前和旋后是基本动作,外翻和内翻为复合运动。同时,足部也越来越多地被分为多个节段进行分析,最常见的是分 3~4 个部分。这将增加足部不同节段的相对运动维度,本书后面章节将会进一步阐述这些内容。

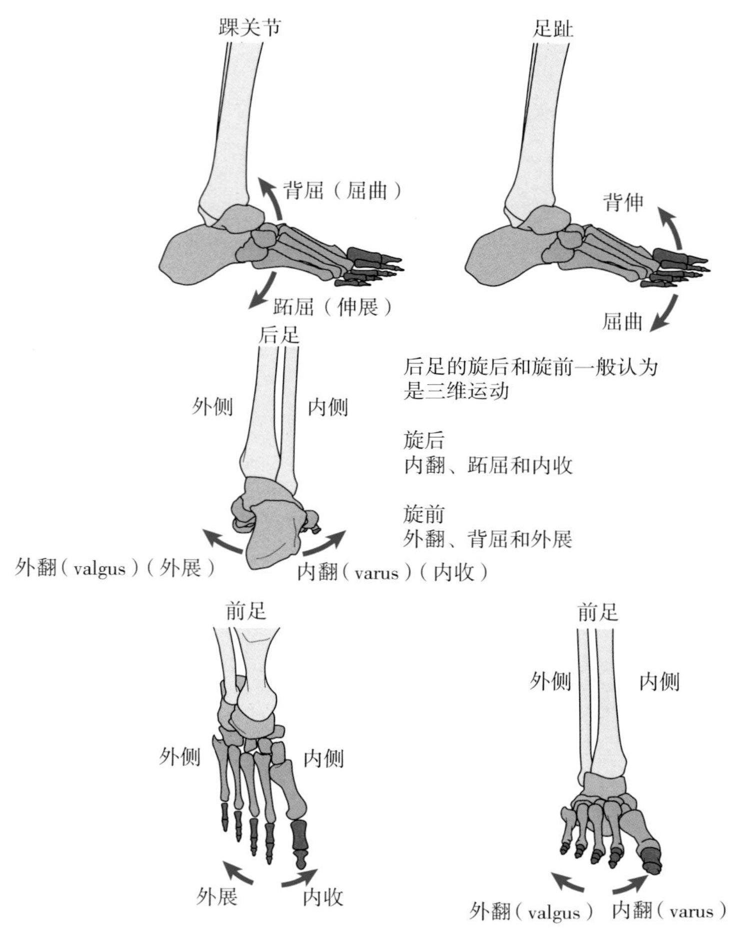

图 1-3 踝、足、后足和前足的运动

骨

可以说，人体几乎每一块骨都与步行有关，但主要相关的是骨盆和下肢骨。如图 1-4 所示。

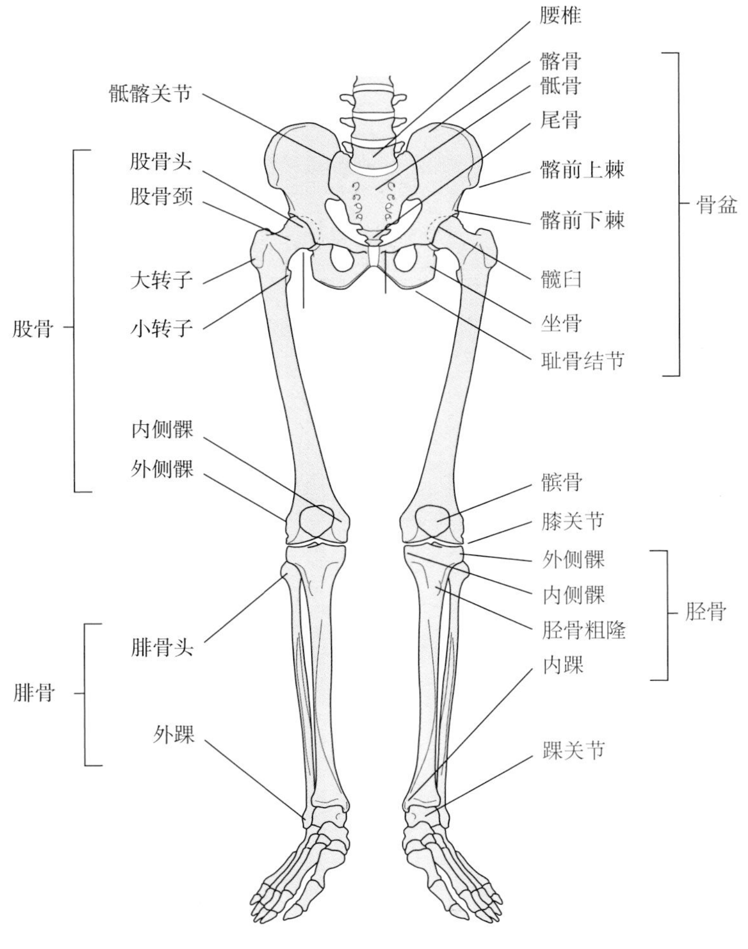

图 1-4 下肢骨和关节

骨盆(pelvis)由骶骨、尾骨和两侧盆骨组成。骶骨(sacrum)由五块骶椎融合在一起。尾骨(coccyx)是退化的“尾巴”，由 3~5 个原始尾椎骨组成。骨盆两侧的盆骨由髂骨(ilium)、坐骨(ischium)和耻骨(pubis)三部分骨融合而成。组成骨盆的各部分骨骼之间的真正运动发生在骶髂关节，该关节运动幅度在成人中通常非常小(译者注：两侧骨盆间的耻骨联合也是一个微动关节)。因此，在进行步态分析时，可以将骨盆视为一个单一的节段。骶骨的上表面与第五腰椎相连。骨盆下部两侧均有髋臼,是髋关节的近端部分,也是容纳股骨头的窝。

股骨(femur)是人体最长的骨。球形股骨头与骨盆髋臼相连形成髋关节。股骨颈连着股骨头,向外下延伸到股骨长轴,股骨长轴继续向下延伸到膝关节。股骨颈和股骨长轴交界处有两个骨突:外侧的是大转子,这里连接有许多肌肉,可以在皮下触摸到;内侧的是小转子。股骨下端变宽形成内侧髁和外侧髁,它们形成膝关节的近端,二者之间有一个沟槽(髁间窝),与髌骨相连。

髌骨(patella)或膝盖骨属于籽骨,嵌在股四头肌肌腱中,髌骨下方部分称为髌腱。髌骨上表面位于皮下(紧临皮肤下面),下表面与股骨下端前面相连形成髌股关节。髌骨一个重要的机械功能,就是将股四头肌腱向前移位(译者注:增大了力臂),从而提高其杠杆作用效果。

胫骨(tibia)从膝关节延伸到踝关节,其上端较宽,形成内侧髁和外侧髁,上表面几乎平坦,与股骨相连。胫骨粗隆是胫骨前侧与髌腱相连的一个小的骨性突起。胫骨前面位于皮下。胫骨下端形成踝关节的上表面和内侧面,有一个皮下的内侧突出,称为内踝。

腓骨(fibula)位于胫骨的外侧,中间大部分纤细,两端都变宽,上端称为头部。变宽的下端形成踝关节的外侧部分,为一个皮下的外侧突起,称为外踝。胫骨和腓骨在上下端均相互接触,称为胫腓关节。胫腓关节活动度比较小,后文均将其视为一个整体不再进一步分析研究。两骨之间有一层纤维组织,称为骨间膜。

足是一个非常复杂的结构(图1-5),包括四部分:

- 后足(hindfoot 或 rearfoot),由两块骨头组成,一块(距骨)在另一块(跟骨)上面。
- 中足(midfoot),由五块骨头(跗骨)紧密地排列在一起。
- 前足(forefoot),由五根跖骨组成。
- 足趾,由五组指骨组成。

距骨(talus 或 astragalus)是后足两

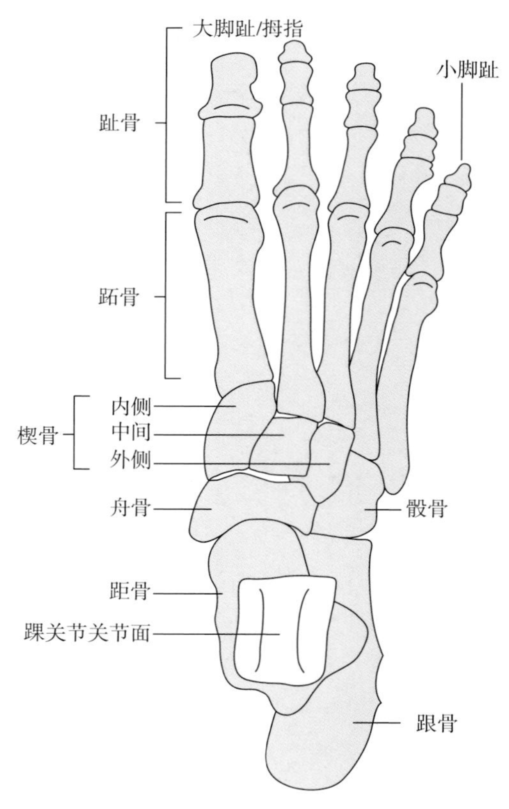

图 1-5 右足骨俯视图

块骨的上面一块。上表面形成踝关节关节面,和上方的胫骨和外侧的腓骨相连;下面通过距下关节与跟骨相连;前面与舟骨相连,舟骨位于足骨中的最内上部。

跟骨(calcaneus)位于距骨下方,二者间为距下关节。跟骨下表面有一层厚厚的脂肪、纤维组织和皮肤,即足跟垫,可以在承重时起到缓冲作用。跟骨前面与骰骨相连,骰骨是中足骨的最外下部分。

中足由五块骨头组成:

- 舟骨(navicular),位于内侧和上方。
- 骰骨(cuboid),位于外侧和下方。
- 楔骨(cuneiform),三块(内侧、中间和外侧),在舟骨远端排成一排。

五根跖骨(metatarsals)大致平行,外侧两根与骰骨相连,内侧三根与楔骨相连。趾骨(phalanges)是足趾的骨头;大脚趾有两个,其他脚趾各有三个。大脚趾也被称为踇趾。

关节和韧带

关节是骨与骨之间的连接。从功能角度,可以分为滑膜关节(活动范围较大)和其他类型关节(活动范围较微小)。步态分析通常只关注较大幅度的运动,因此,后文的阐述只涉及滑膜关节。组成滑膜关节(synovial joint)的骨末端被覆软骨(cartilage),并由关节囊(synovial capsule)包裹,关节囊还分泌滑液(synovial fluid)润滑关节。多数关节都是由韧带(ligaments)保持稳定,韧带是连接两块骨的相对无弹性的纤维组织。筋膜(fascia)是另一种类型的结缔组织,遍布人体各处,可以在关节周围发挥功能,如足底筋膜可以在步行时为内侧纵弓提供动态支持。

髋(hip)关节是人体唯一真正的球窝关节,“球”是股骨的股骨头,“窝”是骨盆的髋臼。髋关节的活动受限于:①骨盆和股骨之间的韧带;②包裹关节的关节囊;③圆韧带,连接股骨头中心和髋臼中心的小韧带。髋关节可以屈曲、伸展、内收、外展、内旋和外旋(图 1-2)。

膝(knee)关节由股骨内、外侧髁,以及相对应的胫骨髁组成。内侧和外侧的关节面是分开的,使得膝关节实际上可看作是两个并排的关节。股骨髁无论是前后方向还是侧边方向,都是有一定曲度的凸起,而胫骨髁几乎是平坦的。二者相接触区域留下的“间隙”由半月板填满,半月板的作用是分散负载,减少接触点的压力。膝关节的运动由五个结构控制:

- 内侧副韧带(medial collateral ligament,MCL),防止关节内侧过度松开,即对抗过度外展或外翻。
- 外侧副韧带(lateral collateral ligament,LCL),同样对抗过度内收或内翻。
- 后侧关节囊,防止关节过度伸展。

- 前交叉韧带(anterior cruciate ligament,ACL),位于股骨内外侧髁间、关节中心位置,连接胫骨前部和股骨后部。前交叉韧带阻止胫骨相对于股骨向前移动,并有助于防止膝关节过伸和胫骨过度内旋。
- 后交叉韧带(posterior cruciate ligament,PCL),也位于关节中心,连接胫骨后方和股骨前方。后交叉韧带可以防止胫骨相对于股骨向后过度移动,并有助于限制胫骨外旋。

前交叉韧带和后交叉韧带是根据它们附着在胫骨上的位置而命名的。它们共同作用,就像工程师们所说的"四连杆",在关节上施加滑动和滚动的组合。当膝关节伸展时,接触点向前滑移;当关节屈曲时,接触点向后滑移。这意味着关节屈曲和伸展所围绕的旋转轴不是固定的,而是随着屈曲或伸展的角度而变化。但Pollo 等人(2003)对这一描述提出了质疑,他们认为这种情况只发生在没有负重的膝关节,并且在步行中当膝关节屈曲时,胫骨相对于股骨向后滑移。

膝关节的正常运动是屈曲和伸展,有少量的内旋和外旋。明显增大的外展和内收动作仅见于受损的膝关节。当膝关节完全伸展时,会有少量度数的外旋,称为"锁膝"(screw-home)机制。

髌股(patellofemoral)关节位于髌骨后面和股骨前面之间。关节面由髌骨的浅 V 形脊与股骨内、外侧髁之间的浅槽相吻合而成。髌股关节主要运动是膝关节屈曲和伸展时,髌骨分别在这个凹槽中上下滑动。因此,在膝关节屈伸过程中,髌骨后面的不同区域与股骨关节表面的不同部分相接触。此外,髌骨也有一些内、外侧滑动。

踝(ankle)关节或距小腿关节有三个关节面:上面、内侧面和外侧面。上面是主要关节,呈圆柱形,由近端的胫骨和远端的距骨构成。内侧面位于距骨和胫骨内踝内侧之间;相应的,外侧面位于距骨和腓骨外踝内侧之间。踝关节韧带主要包括两个部分:一是位于胫骨和腓骨之间的韧带,防止胫腓骨分离;二是两侧的副韧带,连接内外踝和距骨、跟骨,保持踝关节的稳定。踝关节仅在矢状面有明显的活动度,即背屈和跖屈。

距下(subtalar)关节位于上方距骨和下方跟骨之间,有三个接触的关节面:两个前部和内侧,一个后部和外侧。距骨、跟骨之间,以及二者和周围骨之间有大量的韧带相连。关节活动轴是斜向的,主要向前,偏向上和内侧。从功能角度来看,距下关节的重要性在于它允许后足外翻/内翻(外展和内收或旋后/旋前运动)。在进行步态分析时,一般无法区分是属于踝关节的运动还是距下关节的运动,因此,通常将此类运动统称为发生在"踝/距下关节复合体"。正常步行过程中,这种运动包括踝背屈/跖屈、后足外展/内收和围绕胫骨长轴的内旋/外旋。

跗骨间(midtarsal)关节位于每个跗骨及其邻近骨之间,结构非常复杂。大多数关节的活动度都非常小,因为有许多韧带紧密相连,且关节表面形态不适合大幅度运动。因此，跗骨间关节通常被视为一个整体，为后足和前足之间提供灵活的连接，可以在任意平面上进行小幅度运动。

近端骰骨和楔骨与远端跖骨之间的跗跖（tarsometatarsal）关节，由于关节表面相对平坦，且跖骨之间、跗骨和跖骨之间也有许多韧带紧密相连，因此也只能进行小幅度运动。除了内侧跖骨外，相邻跖骨之间也有关节面。

跖趾（metatarsophalangeal）关节和趾间（interphalangeal）关节由凸的近端表面贴合到一个浅凹的远端关节面组成。跖趾关节允许外展和内收、屈曲和伸展；趾间关节受其韧带的限制，只能进行屈伸动作，且屈曲范围大于伸展范围。在步行时，该区域最重要的运动是跖趾关节的伸展。

如果不提到足弓，对足部解剖结构的描述就不完整。足部骨骼由韧带紧密连接在一起，通过肌肉肌腱强化，形成一个灵活的结构，就像两个并排放置的、坚固的、弯曲形态的弹簧。这种形态就是足纵弓，使得体重可以通过后面的跟骨和前面的跖骨头传递到地面。中足内侧抬高，直接承重相对较少。两侧足弓的后端是跟骨。内侧足弓（medial arch）（图 1-6）向上穿过距骨，然后向前并再次逐渐向下通过舟骨和楔骨到达内侧三块跖骨，形成足弓的远端。外侧足弓（lateral arch）（图 1-7）从跟骨向前通过骰骨到达两个外侧跖骨。

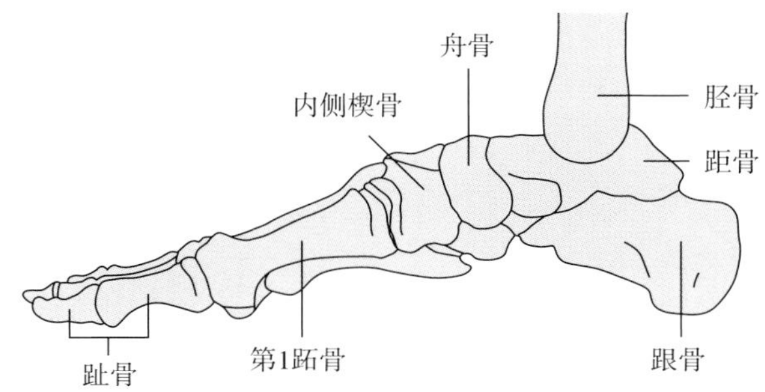

图 1-6 右足内侧。内侧足弓由跟骨、距骨、舟骨、楔形骨和内侧三跖骨组成

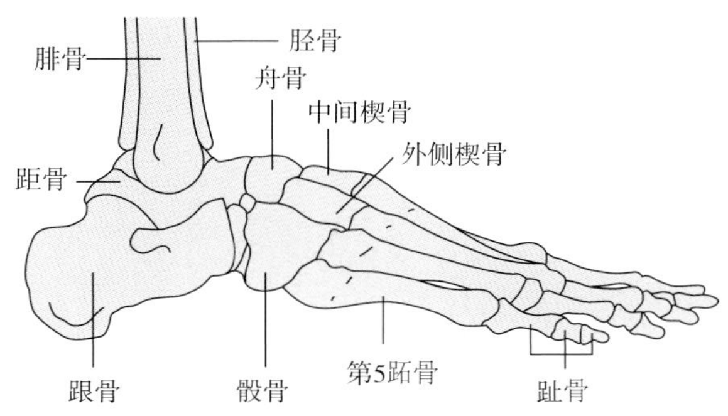

图 1-7 右足外侧。外侧弓由跟骨、骰骨和外侧两跖骨组成

肌肉和肌腱

肌肉负责关节的运动。大多数肌肉两端附着在不同的骨骼上,并跨越一个关节(单关节肌,monarticular muscles)、两个关节(双关节肌,biarticular muscles)或多个关节(多关节肌,polyarticular muscles)。多数情况下,肌肉的一端附着在某一骨上的区域相对较大,而在另一端,它形状变窄,最终以肌腱连接到另一块骨上。韧带和肌腱经常会混淆,简单来说,韧带直接连接两块骨,而肌腱连接肌肉和骨。下面是骨盆和下肢肌肉的简要介绍,包括它们的主要作用。大多数肌肉还有次要作用,取决于具体的关节位置,尤其是双关节肌肉。较大和浅层的肌肉如图 1-8 所示。

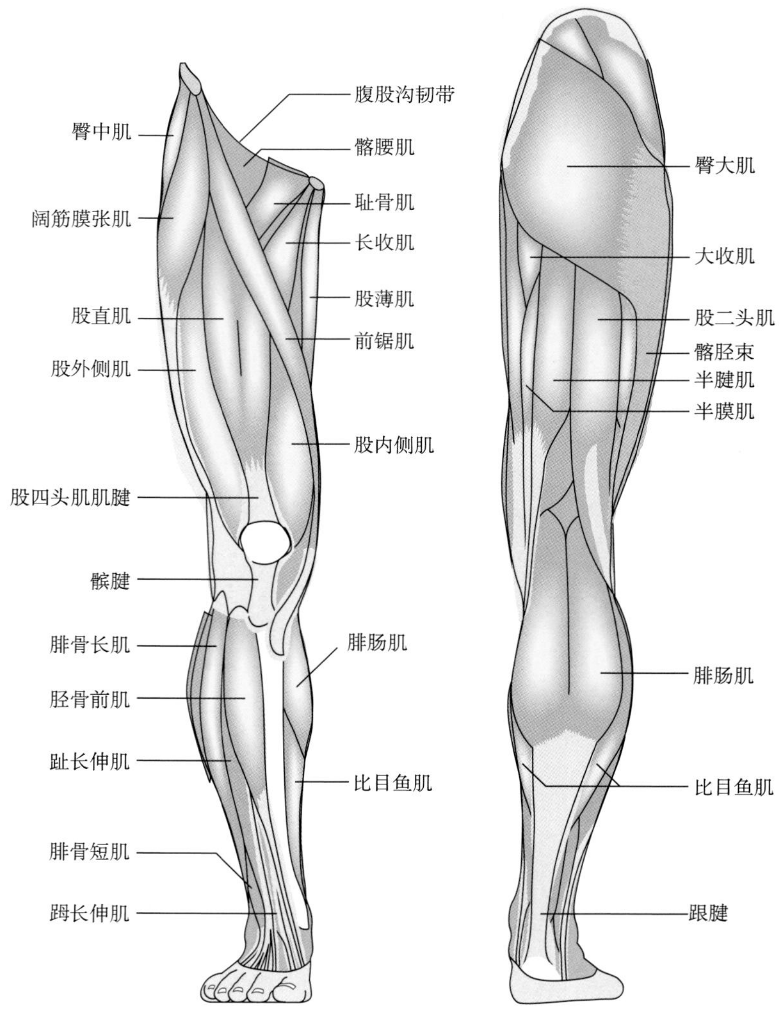

图 1-8　右腿浅层肌肉:前面和后面观

作用于髋关节的肌肉

- 腰大肌(psoas major)起源于腰椎的前外侧。髂肌(iliacus)起源于骨盆的髂窝。两块肌肉汇合成髂腰肌(iliopsoas),止于股骨小转子。主要作用是屈曲髋关节。
- 臀大肌(gluteus maximus)起源于骨盆后部,止于臀肌粗隆和髂胫束。主要作用是伸展髋关节。
- 臀中肌(gluteus medius)和臀小肌(gluteus minimus)起源于骨盆侧面,止于股骨大转子。主要作用是外展髋关节。
- 大收肌(adductor magnus)、短收肌(adductor brevis)和长收肌(adductor longus)起源于骨盆的坐骨和耻骨。它们沿着股骨内侧止于股骨粗线,内收髋关节。
- 股方肌(quadratus femoris)、梨状肌(piriformis)、闭孔内肌(obturator internus)、闭孔外肌(obturator externus)、上孖肌(gemellus superior)和下孖肌(gemellus inferior)起源于骨盆,止于股骨顶部的转子窝。主要作用是股骨外旋,此外,每块肌肉还有相应的次要作用。
- 耻骨肌(pectineus)起源于骨盆的耻骨(耻骨上支),向外侧延伸,止于股骨前部,靠近小转子下部的耻骨肌线,主要作用是屈曲和内收髋关节。

上面没有提到股骨的内旋,因为这个动作是臀中肌、臀小肌、腰大肌、髂肌、耻骨肌和阔筋膜张肌(参见下文)等肌肉联合的次要动作。

作用于髋和膝关节的肌肉

- 股直肌(rectus femoris)起源于骨盆的髂前下棘,向下汇合成股四头肌肌腱。主要作用是屈曲髋关节;同时,它是股四头肌的一部分,股四头肌由伸展膝关节的四块肌肉组成。
- 阔筋膜张肌(tensor fascia lata)起源于骨盆,靠近髂前上棘,止于髂胫束。髂胫束是一条宽阔的纤维结缔组织条带,沿大腿外侧向下延伸,止于腓骨头。主要作用是外展髋关节和膝关节。
- 缝匠肌(sartorius)是起源于骨盆髂前上棘的一条带状肌肉,沿着大腿前内侧止于胫骨上端内侧。主要作用是屈曲髋关节,并和股薄肌一起辅助稳定膝关节内侧。
- 半膜肌(semimembranosus)和半腱肌(semitendinosus)是腘绳肌(hamstrings)中的两条。二者均起源于骨盆坐骨结节,止于胫骨内侧髁。主要作用是伸展髋关节、屈曲膝关节。
- 股二头肌(biceps femoris)是腘绳肌中的第三块机构。它有两个起源:“长头”来自坐骨结节,“短头”来自股骨粗线中部,止于胫骨外侧髁,主要作用是伸展髋关节和屈曲膝关节。

- 股薄肌(gracilis)起于耻骨,沿向大腿内侧走行至胫骨内后方。主要作用是内收髋关节,屈曲膝关节,并和缝匠肌一起辅助稳定膝关节内侧。

仅作用于膝关节的肌肉

- 股内侧肌(vastus medialis)、股中间肌(vastus intermedius)和股外侧肌(vastus lateralis)是股四头肌的三个组成部分。它们都起源于股骨上部,分别在内侧、前部和外侧。股四头肌的第四个部分是股直肌,如上所述。四块肌肉向下融合,并通过股四头肌腱连接,股四头肌腱包绕着髌骨,向下继续延伸,以髌腱止于胫骨粗隆。股四头肌是唯一伸展膝关节的肌肉群。
- 腘肌(popliteus)是膝关节后面的一块小肌肉。在膝关节开始屈曲时,通过内旋胫骨来帮助膝关节放松。

作用于膝关节和踝关节的肌肉

- 腓肠肌(gastrocnemius)起源于股骨内、外侧髁的后部,其肌腱与比目鱼肌(有时还包括跖肌)肌腱相连,形成跟腱,止于跟骨后部。主要作用跖屈踝关节,同时也可以屈曲膝关节。
- 跖肌(plantaris)是一种非常纤细的肌肉,在腓肠肌深部从股骨外侧髁延伸至跟骨,可以辅助跖屈踝关节。

作用于踝关节和距下关节的肌肉

- 比目鱼肌(soleus)位于腓肠肌深面,起源于胫骨、腓骨后面。其肌腱与腓肠肌(有时还有跖肌)汇合,跖屈踝关节。比目鱼肌和腓肠肌一起统称为小腿三头肌(triceps surae)。
- 踇长伸肌(extensor hallucis longus)、趾长伸肌(extensor digitorum longus)、胫骨前肌(tibialis anterior)和第三腓骨肌(peroneus tertius)构成胫骨前侧肌群。它们起源于胫骨和腓骨前部,以及骨间膜。前两块向下延伸止于足趾,后两块止于跗骨,抬高中足内侧(胫骨前肌)或中足外侧(第三腓骨肌)。胫骨前肌是踝关节主要的背屈肌,其他几块也可以辅助。
- 踇长屈肌(flexor hallucis longus)、趾长屈肌(flexor digitorum longus)、胫骨后肌(tibialis posterior)、腓骨长肌(peroneus longus)和腓骨短肌(peroneus brevis)是小腿后群深层肌肉,它们都起源于胫骨、腓骨和骨间膜的后部。前两个是足趾屈肌;腓骨长短肌在小腿外侧,可以外翻足;胫骨后肌在小腿后内侧,内翻足。这五块肌肉都是踝关节跖屈肌。

足内在肌

- 趾短伸肌(extensor digitorum brevis)和背侧骨间肌(dorsal interossei)位于

足背。前者向前延伸止于趾骨,后者可以外展和屈曲足趾。

- 趾短屈肌(flexor digitorum brevis)、 趾展肌(abductor hallucis)和小趾展肌(abductor digiti minimi)构成脚底的浅层。它们分别屈曲脚趾、外展大 趾和小足趾。
- 跖方肌(flexor accessorius)、 短屈肌(flexor hallucis brevis)和小趾短屈肌(flexor digiti minimi brevis)构成脚底的中间层。它们屈曲所有足趾。
- 内收肌(adductor hallucis)由斜头和横头两部分组成,内收大 趾。
- 足底骨间肌(plantar interossei)和蚓状肌(lumbricals)位于足底最深层。前者内收和屈曲足趾,后者屈曲近端趾骨,伸展远端趾骨。

前面列出的五组肌肉合起来称为足部固有肌群(intrinsic muscles)。

生物力学基础

生物力学是一门通过机械工程方法研究生物系统(如人体)的学科。步态是一个由生物系统执行的机械过程,因此用这种方法研究步态是合适的。机械工程是一门庞大的学科,下文的描述仅限于与步态分析最相关的几个方面:重心(centre of gravity)、运动学(kinematics)、动力学(kinetics)、关节力矩(joint moments)和功率(power)。本书前一版中的其他信息可在网站 http://evolve. elsevier. com/whittle/gait 上获得。生物力学会用到许多数学原理。要想进一步学习,可以参考 Jim Richards 编写的《实用临床生物力学教材》(爱思唯尔,2018)。

重心

尽管任何物体的质量都分散分布在物体的每一部分,但就施加力的作用而言,通常可以把整个物体的质量视为集中在一个点上。这个点称为质心(centre of mass),也称重心(centre of gravity)。对于由均匀材料制成的规则形状,例如立方体,很容易知道重心就在物体的几何中心。然而,对于不规则和不断变化形状的物体,如人体,就需要通过直接测量来确定重心;当然也可以分别确定身体每个部分的重心,并通过将这些进行计算来找到整个身体的重心。一般而言,身体重心在腰骶关节前面。对于一个以解剖位置保持静态站立的人来说,这是对的,但身体的任何运动都会移动重心。甚至有时候重心会出现在身体外部,如弯腰触碰足趾的人,其重心通常在身体外面,大腿根部前面(图 1-9)。一个有趣的例子是技艺高超的跳高运动员所使用的技巧,他们会用一种特殊方式弯曲身体,最终使得身体的每个部分轮流越过横杠,但其重心实际上是从横杠下方经过的!

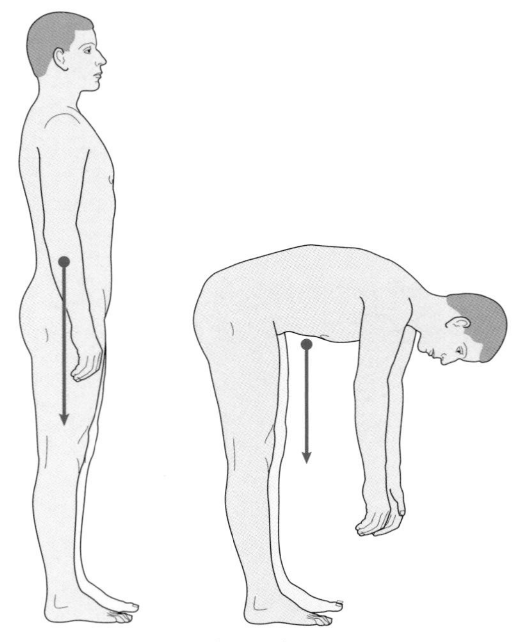

图 1-9 站立和弯腰时的重心

运动学

运动学描述运动,但不关注所涉及的力。运动学检测器械的一个典型例子是摄像机,它可以用来观察行走过程中躯干和四肢的运动,但它不能提供有关力的信息。

动力学

动力学是对力、力矩、质量和加速度的研究,但不涉及物体的位置或方向等详细信息。例如,步态分析时使用的一种称为测力平台的仪器来测量行走时脚下的力,但它不能提供关于肢体位置或关节角度的信息。对于一项活动(如行走)的完整定量描述,动力学和运动学数据都是必需的。

关节力矩

矩(moments),也称力矩(moments of force),最容易理解的是平衡跷跷板中所涉及的力矩(图 1-10)。围绕旋转支点轴的力矩可以通过力的大小乘以它与支点间的垂直距离来计算,这个距离通常称为杠杆臂或力臂。力矩也称为“扭矩”“转向力矩”,简称“矩”。力矩的计算公式:

$$力矩(M)=力(F)\times力臂(D)$$

M 是力矩(牛·米,Nm),F 是力(牛,N),D 是力臂(米,m)。

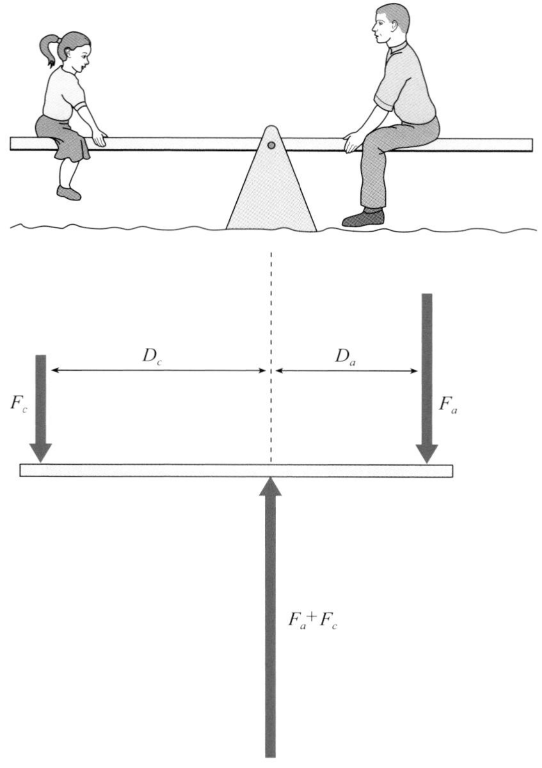

图 1-10 跷跷板平衡力矩。F_a 乘以力臂 D_a 等于力 F_c 乘以力臂 D_c

当考虑膝关节弯曲站立时的弯矩(图 1-11)时,地面反作用力作用于与承重点垂直的距离"*a*"处。股四头肌腱相对于垂直方向以一个斜角向上拉伸,它提供的力矩是肌腱张力和垂直距离"*b*"的乘积。髌骨的存在增加了 *b* 的值,因此减少了产生某一力矩所需的肌力。为了达到平衡,两个力矩($F1\times a$)和($F2\times b$)必须相等(图 1-11)。

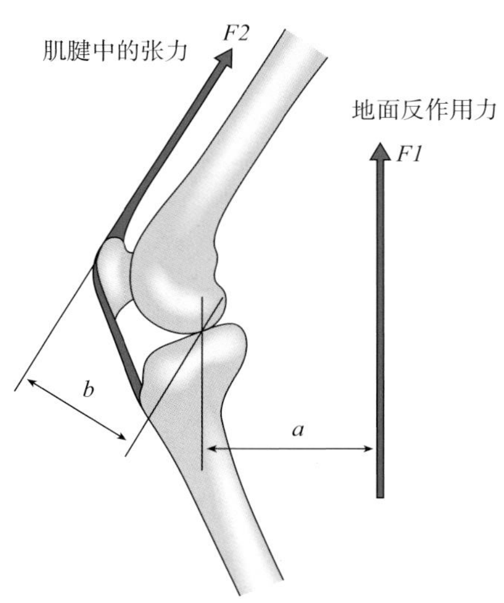

图 1-11 地面反作用力产生的力矩($F1$ 乘以 a),与股四头肌收缩产生的力矩($F2$ 乘以 b)相等

关节力矩的测量和理解对于充分了解正常和病理步态至关重要。"主动"内力矩由肌肉收缩(向心、等长或离心)产生,而"被动"内力矩由骨对骨的作用力,以及软组织张力产生,尤其是韧带;力矩也可以从相邻的关节传递。目前的步态分析系统能够测量行走

过程中主要关节的"净力矩",即某一状态下所有主动和被动力矩的总和。这种方法可以用来评价特定肌肉的收缩力,一般科研中使用,而临床少见。

文献中有时会出现混淆,经常使用诸如"屈肌力矩"之类的术语,但其没有指明是内部力矩还是外部力矩。屈肌收缩产生内部屈肌力矩,相反,外部屈肌力矩试图弯曲关节,很可能会受到伸肌收缩的抵抗。例如,跳高落地时膝关节弯曲,此时膝关节伸肌可以抵抗这种外部力矩,防止膝关节过度屈曲。为了避免这种混淆,有必要弄清楚所描述的是内部力矩还是外部力矩。

力矩可以用国际单位表示(牛·米,Nm),也可以除以体重来"标准化",单位为牛·米/千克(Nm/kg),这样更容易比较不同体重的个体之间的结果。还有人建议参考体重、身高或肢体长度将关节力矩标准化(Pierrynowski 和 Galea,2001;Stansfield 等,2003)。

功(work)、能量(energy)和功率(power)

正常步态的显著特征之一是如何通过一系列优化来保存能量。异常步态模式下某些优化能力丧失,这可能导致过度的能量消耗,从而导致疲劳。测量行走过程中单个关节的能量传递和总的能量消耗是科学步态分析的重要组成部分。就功、能量和功率而言,物理学家和生物学家在观点上有细微的不同。对物理学家来说,当力使物体移动一定距离时,功就完成了。可以用作用力和距离的乘积来计算,如果 2 N 的力使物体移动了 3 米,所做的功为:

$$2\ \text{N} \times 3\ \text{m} = 6\ \text{J}(\text{焦耳})$$

焦耳(joule)也称为牛·米,这与力矩的单位相同,可能会出现混淆。能量(energy)代表做功的能力与结果,也以焦耳为单位。它以两种基本形式存在:势能(potential)(储能)和动能(kinetic)(运动能量)。步行过程中,势能和动能交替转换。功率是做功的速率。

生物学家对这些问题的看法与物理学家略有不同的原因是,肌肉可以在不缩短的情况下消耗能量——换句话说,没有做功。以 ATP 的形式储存在肌肉中的势能,在肌肉动作电位的作用下被转化为机械能。这种能量也用于离心收缩,肌肉收缩但长度变长,产生一种力,这在物理上是做负功。换句话说,大家都认为上山需要做功,物理学家通常认为下山会获得能量,而实际上下山时肌肉也被激活,并消耗能量。即使在向心收缩时,肌肉收缩变短,代谢能转化为机械能的效率也相对较低,一般约为 25%。新陈代谢能量的旧单位是卡路里(大写 C 表示 1 000 卡路里或 1 千卡);生物力学中使用的标准国际(SI)单位的换算系数为 4 200 J 或 4.2 kJ 等于 1 卡路里。

关节产生的机械功率的计算是步态生物力学研究的重要组成部分。在旋转运动中，当关节屈曲或伸展时，功率为关节力矩与其角速度(ω)的乘积：

$$P=M(\text{牛}\cdot\text{米})\times\omega(\text{弧度/秒})$$

当肌肉向心收缩时(如屈肌收缩同时关节屈曲)，就会产生功率。当肌肉离心收缩时(如屈肌收缩同时关节伸展)，就会吸收功率。当肌肉等长收缩时(如屈肌在关节角度不变的情况下收缩)，不会发生能量交换。虽然在步态周期中，能量的产生和吸收通常是源自肌肉收缩，但需要意识到韧带和其他软组织的张力也参与能量转换。如果韧带被拉伸，它就会吸收能量，从而储存势能。这些储存的部分或全部能量以后可能会被释放出来，从而形成动力。步态分析中的常见做法是将关节功率除以体重来“标准化”，单位为瓦特/千克，与处理关节力矩的方法类似。

实例演示

当一个没有疼痛和病理损害的人走路时，膝关节中心与地面反作用力方向之间的位置关系会引发相应的肌肉反应。一个常见的步态问题是蹲伏步态(crouch gait)，见于多种疾病患者群体，如脑瘫患者。通过考虑所涉及的力，能够估算膝关节的力矩和功率，以及股四头肌的拉力。

为了求出膝关节力矩，需要知道地面反作用力与膝关节中心之间的垂直距离，以及地面反作用力的大小。图 1-12 显示了前足承重反应过程中的某个瞬间。两种状态下地面反作用力都是 500 N。正常人群地面反作用力与膝关节中心的力臂距离为 0.08 m，蹲伏步态个体地面反作用力与膝关节中心的力臂距离为 0.2 m。此时力矩可以用力乘以垂直距离来计算。因此，相应力矩为：

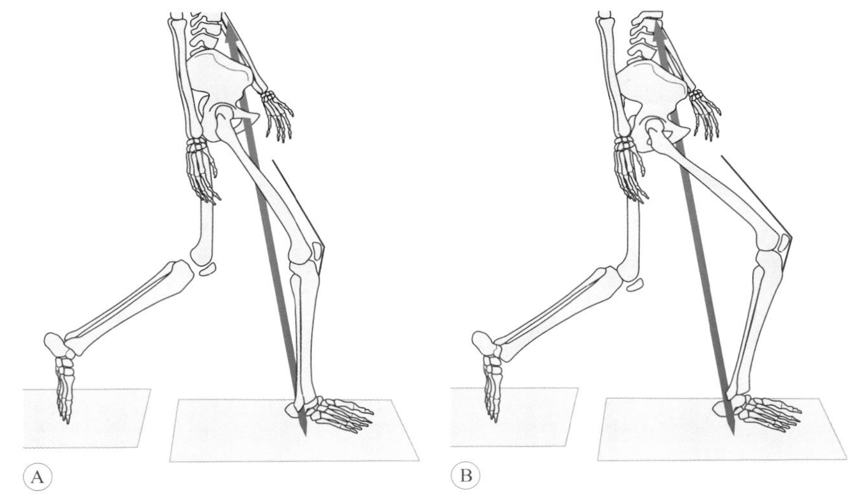

图 1-12 (A)正常步态和(B)蹲伏步态的地面反作用力(GRF)

- 正常人群的力矩 = 500×0. 08 = 40 Nm
- 蹲伏步态个体的力矩 = 500×0. 2 = 100 Nm

为了求出离心功率,需要知道膝关节运动的角速度。如果正常人群的角速度为 150°/秒,而蹲伏步态个体的膝关节角速度为 40°/秒,则可以先将角度/秒转换为弧度/秒来计算离心功率:

- 150°/秒 = 150/57. 296 = 2. 62 弧度/秒
- 40°/秒 = 40/57. 296 = 0. 70 弧度/秒

然后使用以下公式计算:

- 功率 = 力矩×角速度
- 正常人群的离心功率 = 40×2. 62 = 104. 8 瓦
- 蹲伏步态个体的离心功率 = 100×0. 70 = 70 瓦

为了计算肌力,需要知道膝关节力矩和肌肉长轴距离膝关节中心的垂直距离。如果在以上两种情况下,股四头肌在膝关节前面的力臂距离只有 0. 06m,那么股四头肌的肌力可以通过:

- M = 股四头肌肌力×0. 06
- 股四头肌受力 = M/0. 06
- 正常人群股四头肌肌力 = 40/0. 06 = 666. 7 N,即 1. 3 倍体重
- 蹲伏步态者股四头肌肌力 = 100/0. 06 = 1666. 7 N,即 3. 3 倍体重

显然,蹲伏步态改变了膝关节和周围结构的力学和负荷模式。屈膝姿势在蹲伏步态时产生的力矩要大得多。但是,蹲伏步态个体的离心控制能力不强,导致其离心功率较低。膝关节增加的力矩必须由股四头肌来提供,但这导致膝关节负荷是正常人群的 2 倍多。

参考文献

Pierrynowski, M. R. , Galea, V. , 2001. Enhancing the ability of gait analyses to differentiate between groups: scaling gait data to body size. Gait Posture 13, 193-201.

Pollo, F. E. , Jackson, R. W. , Komdeur, P. , et al. , 2003. Measuring dynamic knee motion with an instrumented spatial linkage device. In: Gait and Clinical Movement Analysis Society. Eighth Annual Meeting, Wilmington, Delaware, USA, pp. 15-16.

Richards, J. , 2018. The Comprehensive Textbook of Clinical Biomechanics. Churchill Livingstone.

Stansfield, B. W. , Hillman, S. J. , Hazlewood, M. E. , et al. , 2003. Normalization of gait data in children. Gait Posture 17, 81-87.

(孟殿怀　贾园园译,孟殿怀校)

正常步态

Michael Whittle, David Levine 和 *Jim Richards*

大　纲

要理解病理步态,首先要理解健康、无痛个体的步态,即“正常范围内的正常步态”,这为评价患者步态提供了标准。但在使用这种方法时,有一些“陷阱”需要我们考虑。首先,“正常”一词涵盖了不同性别、不同年龄范围和不同高矮胖瘦身体形态等情况,因此要为所研究个体选择适当的“正常”标准。如果将老年女性患者的评估结果与身体健康的青年男性的正常数据进行比较,无疑会有很大的差异;而与健康老年女性的数据进行比较,则可能显示患者的步态完全符合其性别和年龄的正常范围。另一个"陷阱"是,即使患者的步态异于正常,但也许并非不可接受,不应设法使之转变为正常步态。许多步态异常是对患者某些问题的补偿,尽管异于正常,但却是有用的。因此,在研究病理步态之前,理解正常步态以及描述正常步态的术语就非常重要。本章先简要回顾历史,再概述步态周期,接着深入研究运动系统各部分在步行中的作用。

步行和步态

正常人步行和跑步是指"一种交替使用两条腿来提供支撑和前进的运动方法"。若要排除跑步,则需加上"始终至少一只脚与地面接触"。然而,这一定义排除了一些"通常认为是步行"的病理性步态,例如三点过步步态(图 3-21),即轮流使用两根拐杖和一条或两条腿步行。因此,试图用一句简单的话给"步行"下一个普适性定义,既不合理也无意义。

和步行一样,步态也很难简单定义,许多字典将其理解为与"马"密切相关的词语。这是可以理解的,因为四足动物有其自然步态(步行、小跑、踱步、疾驰等),也有一些人工步态,如作者之一所居住地区的田纳西步马。大多数人倾向于交替使用"步态"和"步行"这两个词语。但二者还是有一个区别:步态描述的是步行方式或风格,而不是步行过程本身。因此,讨论两个人之间的步态差异比步行差异更有意义。

步态分析简史

毫无疑问,人类自诞生以来就一直在观察步行,但对步态的系统研究似乎可以追溯到文艺复兴时期,当时达·芬奇(Leonardo da Vinci)、伽利略(Galileo)和牛顿(Newton)对步行进行了有意义的阐述。最早使用科学方法的记载出现在经典著作《动物的运动》中,该书出版于 1682 年,作者是在意大利工作的 Borelli,他是 Galileo 的学生。Borelli 测量了身体的重心,并描述了如何通过双脚支撑区域的不断前移以保持步行的平衡。1836 年,德国的 Weber 兄弟首次明确阐述了步态周期。他们精确测量了步态的时间,以及尸体腿像钟摆一样摆动的时间。

运动学

19 世纪 70 年代,运动测量学的两位先驱分别在大西洋两岸工作。1873 年,在巴黎工作的 Marey 发表了一项关于人类肢体运动的研究报告。他在一张底片上拍摄了多张照片，拍摄对象穿着黑色衣服，四肢有明亮的条纹。他还研究了身体重心的路径和足底压力。Eadweard Muybridge（原名 Edward Muggeridge，出生于英格兰）于 1878 年在加利福尼亚声名鹊起，因为他证明了马在小跑时，有时它的四只脚会同时离地。他的测量是使用 24 台摄像机完成的，当马撞到横贯跑道的细电线时，这些摄像机会快速连续触发。随后的几年里，Muybridge 对裸体人类开展了一系列深入研究，包括行走、奔跑和其他令人惊讶的活动！

德国的 Braune 和 Fischer 于 1895 年出版了《人类步态》一书，这是 19 世纪力学科学在人类步态方面最重要的应用。他们所用的方法与 Marey 相似，但不同的是将四肢上的白色条纹替换为荧光条纹。由此产生的照片被用于确定身体节段的三维轨迹、速度和加速度。通过获得身体各部分的质量和加速度，他们就能够估算步行周期的各个阶段所涉及的力。

20 世纪 30 年代，Bernstein 在莫斯科对动态运动进行了进一步有价值的研究。他发展了多种运动测量的摄影技术，尤其关注单个肢体和整个身体的重心。

测力平台

随着测力平台（force plateforms）（也称为测力板）的研发，步态学科取得了进一步发展。该仪器为步态的科学研究做出了巨大贡献，现已成为步态实验室的标准设备。它能够测量足底地面反作用力的方向和大小。Amar 在 1924 年描述了其早期设计雏形，Elftman 在 1938 年进行了改进。二者都是纯机械的，通过施加在平台上的力驱动指针的移动。

肌肉活动

为了充分了解正常步态，有必要了解在步态周期的不同时期哪些肌肉是活跃的。20 世纪 40 年代，瑞士的 Scherb 对肌肉的作用进行了研究，最初是通过触摸受试者在跑步机上步行时肌肉的活动来确定，后来使用肌电图（EMG）进行记录。20 世纪 40 年代和 50 年代，加州大学旧金山分校（University of California at San Francisco）和加州大学伯克利分校（University of California at Berkeley）的一个研究小组在研究肌肉活动和正常步态的诸多其他方面取得了进展，其中较为著名的是 Verne Inman。该小组撰写了《人类行走》（Inman 等，1981），这本书在 Inman 去世后不久出版，对许多人来说，这是正常步态方面的权威教科书。《人类行走》已经历经了几个版本，最新版本由 Rose 和 Gamble 于 2005 年出版。另一本关于肌电图的经典著作是《活着的肌肉：肌电图揭示的功能》，作者是 John Basmajian 和 Carlo De Luca（Basmajian 和 De Luca，1985）。虽然这本书自 1985 年以来就没有更新过，但《临床生物力学综合教科书》(Richards,2018)包含了 De Luca 及其同事撰写的一篇有用的总结章节。

肌电图在步态分析中的应用备受关注,但最具影响力的论文可能是 Carlo de Luca 发表的“表面肌电图在生物力学中的应用”(De Luca,1997),该论文总结了一些建议,但更重要的是总结了当时需要解决的问题。Hermie Hermens 和 Bart Freriks 通过 SENIAM(非侵入性肌肉评估表面肌电图,*Surface ElectroMyoGraphy for the Non-Invasive Assessment of Muscles*)项目实现了进一步标准化,该项目现在被许多人认为是针对特定肌肉传感器定位的确切建议。

力学分析

同样来自加利福尼亚小组的 Bresler 和 Frankel(1950)对步行的力学分析做出了重大贡献。他们对髋关节、膝关节和踝关节进行了自由体计算,并考虑了地面反作用力、重力对肢体的影响和惯性力。这些工作者开发的分析技术构成了许多当前建模和分析方法的基础。

Saunders 等人(1953)发表了一篇重要论文,描述了人体在步行中使用最小化能量消耗的可能机制。Cavagna 和 Margaria(1966)发表了关于能量消耗的进一步重要工作,特别是步行时身体各部分之间的能量转移。在 20 世纪 60 年代,研究也开始集中在步行变异性、儿童步态发育和老年步态退化上。Patricia Murray 发表了一系列关于这些主题的论文,包括了一篇详细的综述(Murray,1967)。

数学建模

一旦已经检查并记录了身体各部分运动和不同肌肉活动后,人们的注意力就转移到关节产生的力上。尽管之前已有对此类型研究的有限计算,但 Paul(1965)的研究首次详细分析了步行过程中髋关节受力情况。Paul 随后的一篇论文也包括了对膝关节受力的分析(Paul,1966)。自那时起,出现了许多关于力的产生和跨髋、膝和踝关节力的传递的数学研究。

20 世纪 70 年代和 80 年代,测量方法有了很大改进。更方便的运动学系统的发展进步,基于电子记录而不是摄影,意味着可以在几分钟而不是几天内产生结果。还出现了具备可靠的高频响应的测力平台,以及方便可靠的 EMG 系统。因为步行动力学和运动学的高质量三维数据的可用性,以及强大计算机的易用性,使得开发日益复杂的数学模型成为可能。步态实验室现在常规测量髋关节、膝关节和踝关节的关节力矩和功率,并且还可以对肌肉、韧带和关节作用力进行估算。

近几十年来,开始出现了越来越强大的系统、更高速度的摄像机、更大便携性的器械、更小的标记物、各种各样的标记模型和更大的数据收集量。

临床应用

在20世纪60年代，那些在步态测量领域工作的人开始探索步态分析在步行障碍患者管理中的作用。从那时起，步态分析不断发展，并开始从实验室研究进入临床实践。随着测量和分析技术的改进，今天的主要限制不是无法产生高质量的数据，而是如何最好地利用这些数据为患者造福。客观地说，在早期，科学步态分析方面取得了较多的进展，但大都是针对正常受试者，而不是将这些技术应用于步态障碍患者。然而，在患者的临床管理中，步态分析的有效使用已经稳步增加。除此之外，人们对使用观察性或视觉步态分析也越来越感兴趣。

步态分析术语

步态周期（gait cycle）被定义为连续两次重复行走事件之间的时间间隔。尽管可以选择任何事件来定义步态周期，但通常使用一只脚接触地面的瞬间（初始触地）最方便。假定从右脚初始触地开始，然后循环开始，直至右脚再次触地。如图2-1所示。

以下术语用于识别步态周期中的主要节点：

（1）初始触地（initial contact）

（2）对侧足趾离地（opposite toe off）

（3）足跟抬高（heel rise）

（4）对侧初始触地（opposite initial contact）

（5）足趾离地（toe off）

（6）双足相邻（feet adjacent）

（7）胫骨垂直（tibial vertical）

这7个节点将步态周期细分为7个周期，其中4个发生在支撑相，即足在地面上时；3个发生在摆动相，即足在空中向前移动时（图2-1）。支撑相（stance phase），也称为支持相（support phase）或接触相（contact phase），从初始触地持续到足趾离地。可以进一步细分为：

（1）承重反应（loading response）

（2）支撑相中期（mid-stance）

（3）支撑相末期（terminal stance）

（4）摆动前期（pre-swing）

摆动相（swing phase）从足趾离地持续到下一次初始触地。可以进一步细

分为:

(1) 摆动相早期(initial swing)

(2) 摆动相中期(mid-swing)

(3) 摆动相末期(terminal swing)

一个完整步态周期的持续时间称为周期时间(cycle time),分为支撑时间(stance time)和摆动时间(swing time)。不幸的是,用于描述步态周期的术语在不同的出版物之间差异很大。本书尽量使用在步态分析领域工作的大多数人都能理解的术语;在需要的时候,也会使用替代术语。但需要注意的是,常规的术语不足以描述某些严重的病理步态,Wall 等人(1987)在论文《两步长等于一步幅意味着什么?正常步态命名法对异常步行模式的适用性》中强调了这一点。

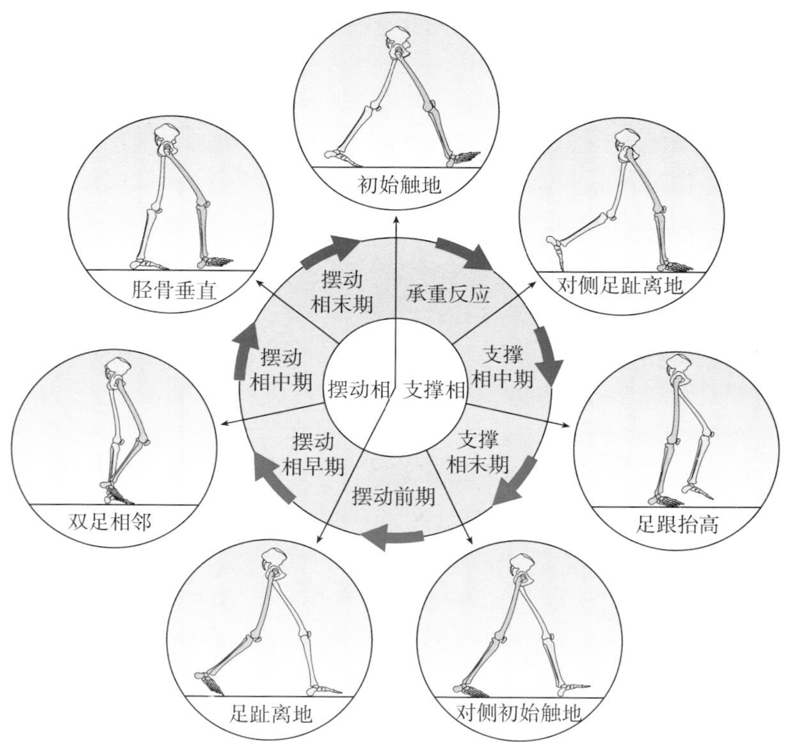

图 2-1 右腿(蓝色)在单个步态周期中的位置

步态周期时相

图 2-2 显示了在一个多步态周期中双脚初始触地和足趾离地间的时相。右脚初始触地时,左脚仍在地面上,且在右脚初始触地和左脚足趾离地之间有一段时间

的双支撑(double support)(也称双支撑相,double limb stance)。当左脚处于摆动相时,只有右脚在地面上,形成一段时间的右侧单支撑(single support)(或称单支撑相,single leg stance),直至左脚初始触地时结束。然后是另一段时间的双支撑,直至右脚足趾离地。左侧单支撑相对应于右侧摆动相,直至右脚下一次初始触地时结束。

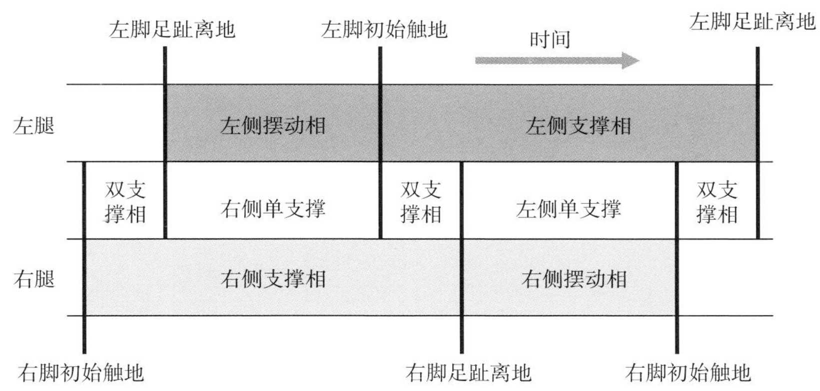

图 2-2 在一个多步态周期的时段内,从右脚初始触地开始,单支撑和双支撑时相

在每个双支撑相中,一只脚在前刚刚落地,而另一只脚在后即将离开地面。当需要区分双支撑相阶段的两条腿时,前面的腿通常被称为前导(leading)腿,后面的腿被称为尾随(trailing)腿。前导腿处于承重反应,也称为制动双支撑、初始双支撑或承重过程;尾随腿处于摆动前期,也称为第二、终末或动力双支撑,或减重过程。

因此,每个步态周期有两个双支撑相和两个单支撑相。支撑相通常约占步态周期的 60%,摆动相约占 40%,每个双支撑相约占 10%。然而,这些占比随着步行速度的变化而变化,随着速度的增加,摆动相成比例地增长,而支撑相和双支撑相变短(Murray,1967),具体可参见 Blanc 等人对步态周期计时的详细研究(1999)。如果双支撑相最终消失,则标志着从步行到跑步的转变。跑步序贯时期中有一个"飞行"(flight phase)期,也称为漂浮(float)、双漂浮(double float)或无支撑(non-support)相,此阶段两只脚都不着地。更多细节,参见本书关于跑步的步态分析章节(第 8 章,跑步步态分析及常见损伤处理)。

足位置

用于描述足在地面上位置的术语如图 2-3 所示。步幅(stride length),是指同一只脚连续两次触地位置之间的距离。它由左和右两个步长(step lengths)组成,每一步长都是该侧足摆动后触地点和对侧足相同触地点之间的距离。在病理步态中,左右两侧步长不等很常见。如果左足向前迈出一步落地后,右足在它旁边平齐而不是在它后面,则左步长为零。甚至有可能一侧的步长为负值,例如,如果左足总是落后于右足,则左足迈步后代表左步长的左右足之间的距离将为负值。但是,从左足触地开始的步幅长度必须始终与从右足触地开始的步幅长度相同,除非受试者绕曲线行走,此时内侧腿步幅短于外侧腿。步幅的定义是双侧足交替行走,因此,某些特殊的病理步态中,如一侧足进行一系列跳跃动作,而另一侧足保持在空中(Wall 等,1987),这种情况下步幅定义就被打破了。没有令人满意的术语对应这种情况。

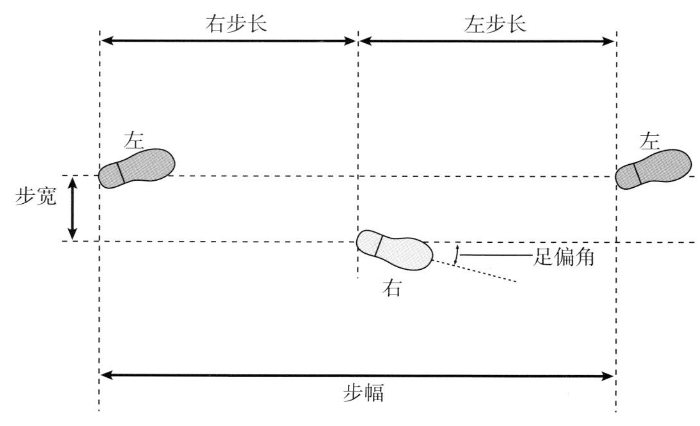

图 2-3 描述足在地面上位置的术语

步宽(walking base),也称为步幅宽度(stride width)或支撑基底(base of support),是两只脚之间的左右向距离,通常在足跟后部的中点测量,有时也取踝关节中心下方测量。步幅和步长首选单位是米,而步宽首选单位是毫米。串联步态(tandem gait)是指步行时一侧足的足跟直接位于另一侧足的足趾前面的步态模式,此时步宽接近于零。这种步态模式并不常见,因为即使是病理步态,也需要良好的平衡和协调能力。

足(外)偏角(toe out),或者相对少见的称呼为足内偏角(toe in),是指前进方向与足底参考线之间的角度。参考线标准因研究而异,可参考使用解剖学定义,但通常指足的纵轴线,可以通过眼睛判断。

很明显,在冰上步行比在柏油路上要更加小心。步行时足是否打滑取决于两个因素:一是足与地面之间的摩擦系数,二是垂直力与平行于行走表面(前后和左右)的力之间的关系。水平力与垂直力之比称为实用摩擦系数(utilised coefficient of friction),如果这超过足与地面之间的实际摩擦系数(actual coefficient of friction),就会产生滑移。在正常步行时,一般 0.35~0.40 的摩擦系数足以防止滑动;

步态周期中最容易发生滑动的时相是初始触地。关于足与地面的摩擦和滑动的文献较多,如 Cham 和 Redfern(2002)以及 Burnfield 等人(2005)的研究。

步频、周期时间和步速

步频(cadence)是指单位时间内行走的步数,单位是“步/分”。在大多数其他类型的科学测量中,通常用完整周期进行计算,但由于一个步态周期中左右两侧足交替迈步,每一侧迈步都增加一次步频,因此步频是半周期测量参数。表 2-1 显示了不同年龄、不同性别人群步频和周期时间的正常范围,表中详细阐述了年龄的影响。

表 2-1 步态参数的正常范围

不同年龄段正常女性自由速度步行时步态参数的参考范围(95%界限)

年龄(年)	步频(步/分)	周期时间(s)	步幅(m)	步速(m/s)
13~14	103~150	0. 80~1. 17	0. 99~1. 55	0. 90~1. 62
15~17	100~144	0. 83~1. 20	1. 03~1. 57	0. 92~1. 64
18~49	98~138	0. 87~1. 22	1. 06~1. 58	0. 94~1. 66
50~64	97~137	0. 88~1. 24	1. 04~1. 56	0. 91~1. 63
65~80	96~136	0. 88~1. 25	0. 94~1. 46	0. 80~1. 52

不同年龄段正常男性自由速度步行时步态参数的参考范围(95%界限)

年龄(年)	步频(步/分)	周期时间(s)	步幅(m)	步速(m/s)
13~14	100~149	0. 81~1. 20	1. 06~1. 64	0. 95~1. 67
15~17	96~142	0. 85~1. 25	1. 15~1. 75	1. 03~1. 75
18~49	91~135	0. 89~1. 32	1. 25~1. 85	1. 10~1. 82
50~64	82~126	0. 95~1. 46	1. 22~1. 82	0. 96~1. 68
65~80	81~125	0. 96~1. 48	1. 11~1. 71	0. 81~1. 61

不同年龄段正常儿童[1~7 岁,参照 Sutherland 等(1988)]自由速度步行时步态参数的参考范围(95%界限)

年龄(年)	步频(步/分)	周期时间(s)	步幅(m)	步速(m/s)
1	127~223	0. 54~0. 94	0. 29~0. 58	0. 32~0. 96
1. 5	126~212	0. 57~0. 95	0. 33~0. 66	0. 39~1. 03
2	125~201	0. 60~0. 96	0. 37~0. 73	0. 45~1. 09
2~5	124~190	0. 63~0. 97	0. 42~0. 81	0. 52~1. 16
3	123~188	0. 64~0. 98	0. 46~0. 89	0. 58~1. 22
3. 5	122~186	0. 65~0. 98	0. 50~0. 96	0. 65~1. 29
4	121~184	0. 65~0. 99	0. 54~1. 04	0. 67~1. 32
5	119~180	0. 67~1. 01	0. 59~1. 10	0. 71~1. 37
6	117~176	0. 68~1. 03	0. 64~1. 16	0. 75~1. 43
7	115~172	0. 70~1. 04	0. 69~1. 22	0. 80~1. 48

(续表)

年龄(年)	步频(步/分)	周期时间(s)	步幅(m)	步速(m/s)
8	113~169	0.71~1.06	0.75~1.30	0.82~1.50
9	111~166	0.72~1.08	0.82~1.37	0.83~1.53
10	109~162	0.74~1.10	0.88~1.45	0.85~1.55
11	107~159	0.75~1.12	0.92~1.49	0.86~1.57
12	105~156	0.77~1.14	0.96~1.54	0.88~1.60

步速是整个身体在单位时间内行走的距离,单位为米/秒。有人使用术语"速度(velocity)"来代替"步速(speed)",但这是错误的,因为单纯讲"速度(velocity)"一般指标量,只有大小而不包括步行方向,而"步速(speed)"通常代表矢量,既有大小,又有方向。在步行周期中,各个不同瞬间的瞬时速度是不断变化的,但在使用合适单位的情况下,以周期观察,平均速度是步频和步幅的乘积。步频用每分钟行走的步数表示,相当于每60秒半步幅或每120秒全步幅。因此,步速可以根据步频和步幅使用以下公式计算:

步速(m/s)=步幅(m)×步频(步/分)/120

如果使用周期时间代替步频,计算会更加简单:

速度(m/s)=步幅(m)/周期时间(s)

因此,步速取决于左右两侧的步长,而两侧步长又在很大程度上取决于每一侧摆动相时间。步长是在摆动相中足向前移动的长度,摆动相时间缩短通常会导致该侧步长减小。在病理步态中,步长往往会减小,但其临床表现却可能与直觉相反。当疾病对一侧足的影响大于另一侧足时,患者通常会尝试在"坏"足上花较短的支撑时间,而相应地花相对较长的支撑时间在"好"足上。缩短"坏"足的支撑相时间意味着"好"足更快地落地,缩短了其摆动相时间和步长。因此,一侧步长减小可能是对侧单支撑功能有问题。

在个体之间,尤其是儿童之间进行比较时,考虑体型的差异是必要的。可以将测量结果除以某些身体部位的尺寸,如身高或腿长,这一过程通常称为标准化(normalisation)。因此,用每秒身高表示步速(即步速除以身高)或用步长系数(即步长除以腿长)表示步速也比较常见(Sutherland,1997)。

由于步速取决于步频和步幅,因此只需改变其中一个变量就可以改变步速,例如,增加步频的同时保持步幅不变。然而,在实践中,人们通常通过同时调整步频和步幅来改变步速。Sekiya 和 Nagasaki(1998)定义了一个新的参数"步行比",即步长(m)除以步频(步/分),结果发现,在从非常慢到非常快的步速范围内,男性和女性的步行比都基本恒定。Macellari 等人(1999)对性别、体型、步速、步态时间和足的位置之间的关系进行了详细的研究。

步态周期概述

本节的目的是对步态周期进行概述,以便更易理解后续的详细描述。步态周期如图2-4和图2-10至图2-18所示,图中所有数据均取自一名22岁健康女性的单次步行记录;该女性体重540 N(55 kg,121 lb),赤脚步行,步行周期为0.88秒(步频136步/分),步幅为1.50米,步速为1.70米/秒。由于个体间的差异,尽管该受试者的个体测量值都接近正常范围,但不总是对应于"平均值"。测量在前进平面(plane of progression)中进行,该平面与步行方向垂直,在正常步行时即为身体矢状面。使用Vicon运动系统和Bertec测力平台获取数据。应该指出的是,不同实验室可能使用不同的测量方法,因此其他出版物也可能会对某些测评变量引用不同的数值。因此,读者应该关注步态周期中变量的变化,而不是其绝对值。

当评估不同步态周期的关节角度时,首先要理解角度是如何定义的。一般来说,膝关节角度定义为股骨和胫骨之间的角度,通常没有歧义。踝关节角度通常定义为胫骨与足部任意一条线之间的角度;虽然该角度在90°左右,但通常将其定义为0,背屈和跖屈分别是正向和负向运动。在本书中,背屈是正向角度,但在其他一些出版物中,它可能是负向的。髋关节角度可以用两种不同的方法测量:股骨和垂直线之间的角度,以及骨盆和股骨之间的角度。一般认为,后者是"真正意义上的"髋关节角度,且通常将竖直站立状态下的髋关节角度定义为0。当以骨盆为参照来定义髋关节角度时,躯干前屈可以等价于髋关节屈曲,而以垂直方向为参照来定义髋关节角度时,躯干前屈则不影响髋关节角度。

以下描述是基于身体两侧是对称的假设。虽然详细的研究表明每个人都有一定程度的左右不对称,但对于正常个体来说,这个假设是基本正确的(Sadeghi,2003)。因为这种细微的不对称是可以忽略不计的,尤其是与大多数病理步态相比时。

在一些步态研究中受试者是赤脚的,而在另一些研究中受试者是穿鞋的。Oeffinger等人(1999)发现这两种情况下儿童的某些步态参数存在微小差异,但作者认为这不具有临床意义(译者注:鞋的种类对步态的影响是显著的,通常认为低帮、软底、贴脚的鞋子相对影响较小;Oeffinger等人比较的是儿童穿与不穿低帮运动鞋的步态,结果发现穿鞋对步速、步频和步幅等参数在统计学上都是有显著影响的,只是作者认为不具有临床意义)。通常由研究者自行决定是否穿鞋,但在某些情况下,也可能把穿鞋作为某种干预措施(例如,使用踝足矫形器或矫形鞋垫时)。

在步态分析中,重要的运动基本上都发生在三个平面内:矢状面、冠状面和水平面。但本章将集中讨论发生最大幅度运动的矢状面。图 2-4 展示了在一个步态周期内,每隔 40 ms 右腿的连续位置。图 2-5 为髋关节、膝关节和踝关节对应的矢状面角度,图 2-6 为髋关节、膝关节和踝关节的矢状面角速度。

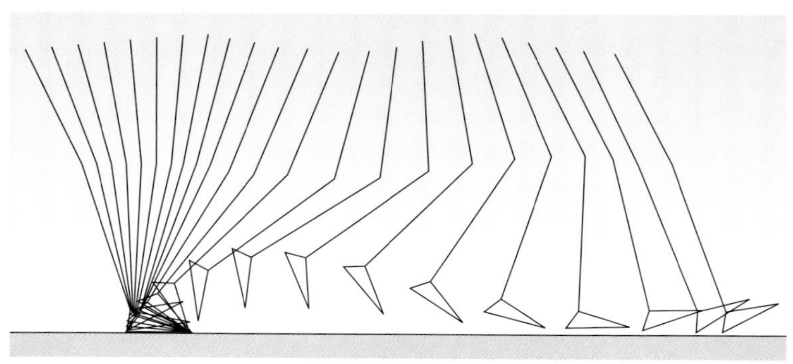

图 2-4 一个步态周期中每隔 40 ms 右腿在矢状面内的位置

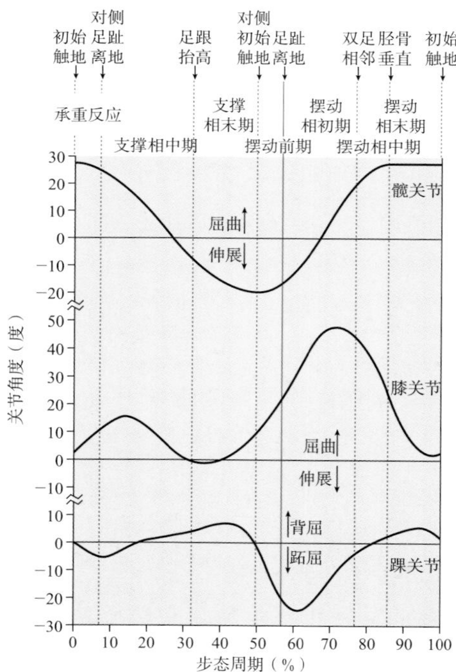

图 2-5 一个步态周期中右髋关节(正向屈曲)、右膝关节(正向屈曲)和右踝关节(正向背屈)矢状面内的关节角度(度)

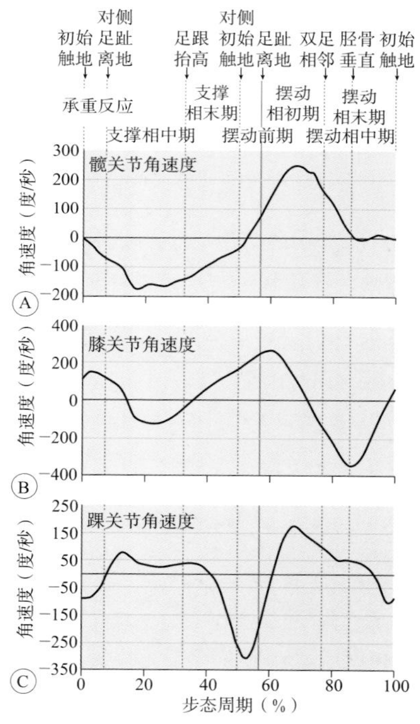

图 2-6 (A~C)一个步态周期中的矢状面内关节角速度

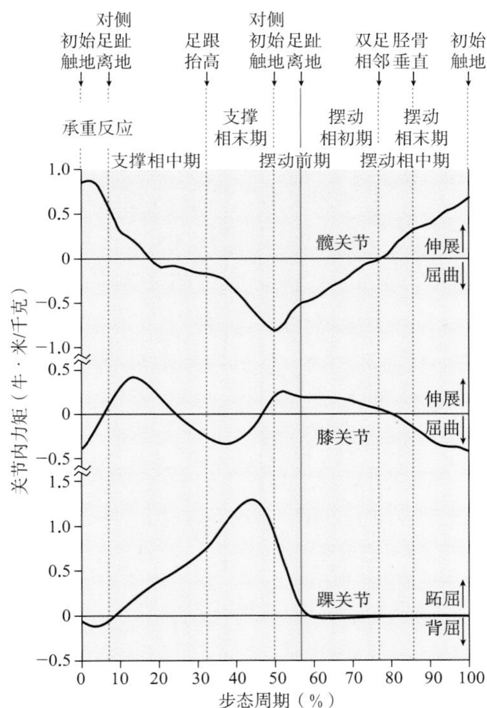

图 2-7 右髋关节(正向伸肌力矩)、膝关节(正向伸肌力矩)和踝关节(负向跖屈肌力矩)在一个步态周期中矢状面关节内力矩(牛·米/千克体重)

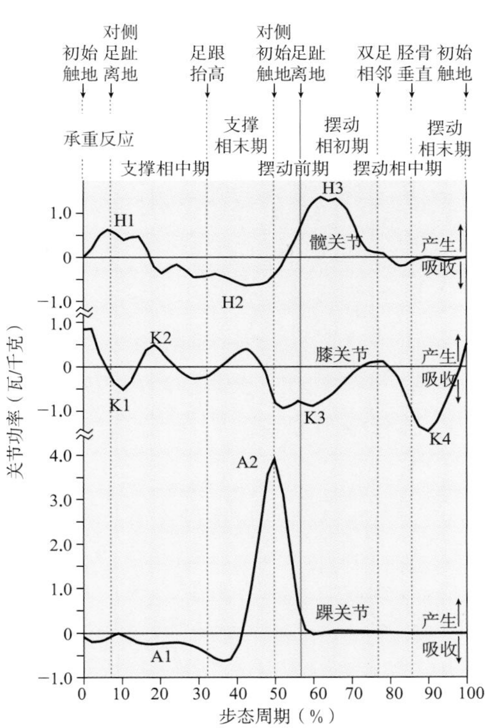

图 2-8 右髋关节、膝关节和踝关节在一个步态周期中矢状面关节功率(瓦特/千克体重)。生成是正向,吸收是负向。H1、H2 等的含义见正文

图 2-7 展示了关节内力矩(单位为牛·米/千克体重),图 2-8 展示了关节功率(单位为瓦特/千克体重)。不同的作者会使用不同的单位来测量力矩和功率,这里使用的力矩和功率是按身体质量进行标准化,而不是肢体长度。图 2-8 中的注释 H1～H3、K1～K4 和 A1～A2 指的是 Winter(1991)所描述的功率吸收和生成的峰值。

图 2-9 显示了 Pedotti(1977)描述的“蝶形图”。它是地面反作用力矢量图连续描记而成,每隔 10 ms 记录地面反作用力大小、方向和作用点。该力向量从左到右排布,构成一个类似于蝴蝶翅膀的形状。

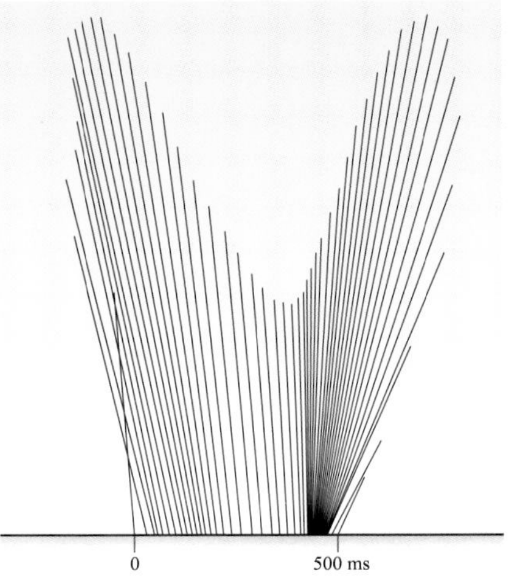

图 2-9 每隔 10 ms 地面反作用力矢量蝶形图。前进方向为从左到右

图 2-10 给出了步态周期中一些关键肌肉或肌群的典型活动情况。这主要基于 Perry(1992)、Inman(1981),以及 Rose 和 Gamble(1994)等的研究数据。Sutherland(1984)和 Winter(1991)也给出了这些肌肉和其他肌肉相似但不完全相同的数据。需要注意的是,虽然图 2-10 显示了一个典型模式,但它并不是唯一模式。步态的一个有趣之处在于,同样的动作可以通过多种不同方式来完成,尤其是肌肉活动情况。因此,两个不同个体可能以相同的"正常"步态模式行走,但却各自使用了不同的肌肉活动组合。肌肉活动模式不仅因个体而异,还受疲劳度等影响,表现为步速的变化。同时,肌肉系统还具有冗余性,这意味着如果某块肌肉不能使用,其功能可以由另一块肌肉或另一组肌群接管。Shiavi(1985)对步态中的肌肉活动进行过很好的综述。

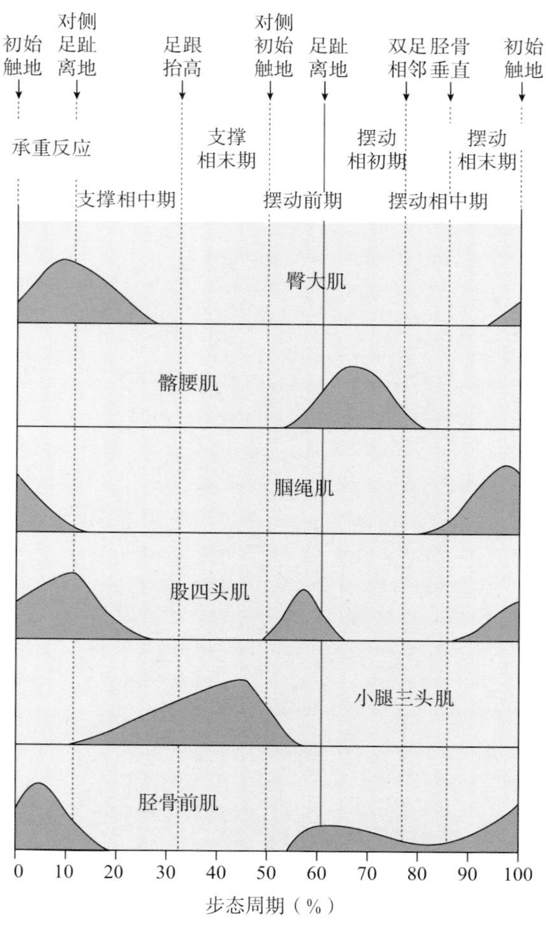

图 2-10 步态周期中主要肌群典型活动状态。步态周期中各事件时间是典型均值,而不是来自某个受试者

上身

在整个步态周期中,上身向前移动。其移动速度变化不大,在双支撑相阶段最快,在支撑相中期和摆动相(对应单支撑阶段)最慢。躯干围绕垂直轴旋转,肩带旋转方向与骨盆相反。上肢与下肢交替摆动,会出现“左下肢和左侧骨盆”与“右上肢和右侧肩带”同时向前移动的时刻。Lamoth 等人(2002)详细研究了不同步速下骨盆和躯干之间的相对运动。Murray(1967)发现,成年男性以自由速度行走时,肩带平均总偏移角度为 7°,骨盆平均总偏移角度为 12°。步行协调性和效率在一定程度上取决于躯干和手臂的运动,但这些运动在临床步态分析中常常被忽略,在步态研究中也经常被忽视。在整个步态周期中,躯干上升和下降两次,其总范围约为 46 mm(Perry,1992),双支撑相时最低,支撑相中期和摆动相(对应单支撑相)最高。图 2-4 中可以看到髋关节位置也有类似的垂直上下运动。从冠状面观察,躯干也在从一侧移动到另一侧,每个步态周期中移动一次;由于支撑体重的需求,躯干在支撑相时位于支撑侧腿上。侧方移动的总范围也约为 46 mm(Perry,1992)。骨盆围绕垂直轴旋转,并向前、后轻微倾斜(伴有腰椎前后曲度相应变化)移动的同时也从一侧移动到另一侧。脊柱肌肉选择性激活,使得头部的运动幅度小于骨盆,这对于提供稳定的视觉平台很重要(Prince 等,1994)。

髋

髋关节在一个步态周期屈曲和伸展一次(图 2-5)。髋关节屈曲角度峰值出现在摆动相中期,然后保持屈曲状态直到初始触地瞬间。髋关节伸展角度峰值出现在支撑相结束之前,随后髋关节再次开始屈曲。

膝

膝关节在每个步态周期中有两个屈曲和伸展高峰。膝关节在初始触地之前近乎完全伸展,在承重反应和支撑相中期的早期阶段屈曲(支撑相膝关节屈曲);在支撑相中期的后期阶段再次伸展,然后再次开始屈曲,并在摆动相早期达到峰值(摆动相膝关节屈曲)。接着,膝关节在下一次初始触地之前再次伸展。

踝和足

初始触地时,踝关节通常处于中立位附近,即背屈/跖屈中立位上下几度范围内。初始触地后,踝关节跖屈,使前脚掌着地。在支撑相中期,胫骨在足和踝关节上向前移动使踝关节形成背屈。在对侧初始触地之前,踝关节角度再次发生变化,直到足趾离地前,踝关节才出现较大角度的跖屈。在摆动相,踝关节回到背屈状态,直至前足廓清时(双足相邻期),接着保持接近中立位置,直至下一次初始触地。在冠状面上,足在初始触地时轻度内翻(inverted,也写为 supinated、adducted 或 varus)(译者注:这几个词都有内翻的含义,不过也有一定的区别,主要是应用的学科不一样;当然,也有些微区别,如 adducted 可以表示内偏等。产生这些的主要原因在于内翻是一个综合动作,一般在踝关节内翻的同时,会出现内偏和背屈)。足蹬离地面(译者注:原文为"接触地面",可能是笔误)时外翻,然后随着踝关节角度从跖屈变为背屈时回复到内翻;这种内翻姿势在足跟上升和踝关节跖屈的过程中持续保持。足在整个摆动相均保持一定程度的内翻。

步态周期

下面每一部分都从围绕步态周期中特定阶段事件的一般描述开始,然后阐述上身、髋、膝、踝和足部活动的规律,并重点关注肌肉活动。这些部分描述得比较详细,可能由于内容太多而无法一次性理解。建议在第一次阅读时跳过关于力矩和功率的部分,后续再回顾这些内容,以对步态周期的机械过程形成更深层次的理解。本节所示的图展示了步态周期中不同事件时下肢和骨盆的正常位置,以及预期的地面反作用力向量。Murray(1967)、Perry(1992)、Inman 等人(1981),以及 Rose 与 Gamble(1994)等都曾给出正常步态事件更加详细的描述。

图 2-11 至图 2-19 显示了步态周期的 7 个主要分期,以及两个额外时间节点,即接近承重反应开始时(图 2-12)和支撑相中期时(图 2-14),双下肢的位置和右足下方的地面反作用力向量。以上描述基于从右下肢初始触地到下一次右下肢初始触地之间的一个步态周期。

在整个章节中,将参考地面反作用力向量相对于关节轴线的位置,以及由此产生的关节力矩。这种方法称为矢量投影(vector projection),只是一种简单的近似处理,它忽略了所讨论关节以下部分腿的质量(尤其是髋关节),也忽略了肢体的加速和减速过程(主要导致摆动相阶段的误差)。但是,使用这种方法,更容易理解关节力矩。关节力矩(图 2-7)和关节功率(图 2-8)曲线是使用反向动力学方法计算出来的,该方法基于运动学、地面反作用力和受试者的人体测量学数据进行。

初始触地(图 2-11)

概述

初始触地是承重反应的开始,也是支撑相的第一个阶段。初始触地常被称为足跟着地，因为对于正常个体而言，在步行过程中初始接触并产生撞击地面的部位通常是足跟，也称为足跟着地瞬间。这个阶段也称足跟接触（heel contact）、足着地（foot strike）或足接触（foot contact）等。在足跟着地瞬间，地面反作用力的方向从向上为主转变为随后承重反应期的向上和向后（图 2-12），这种方向上的变化也可以在蝶形图中看到（图 2-9），力向量在初始触地后立即改变方向。

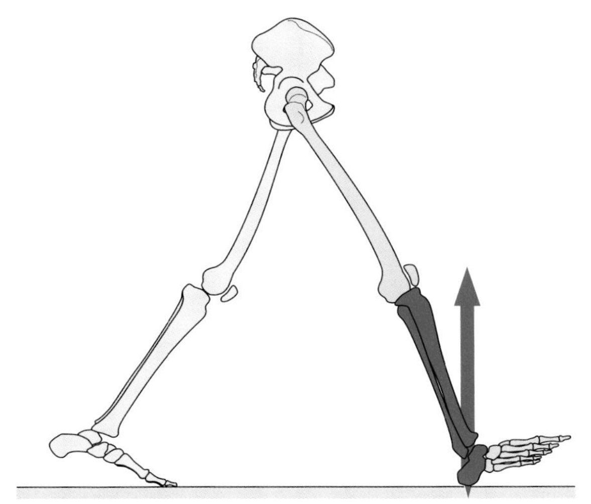

图 2-11　初始触地。足跟着地瞬间右腿（蓝色）、左腿（灰色）和地面反作用力向量位置。该图也适用于终末足触地

上身

初始触地时，躯干在前脚（右脚）后面约半步长。左右方向上，躯干在其移动范围内越过中线，当右足触地时向右移动。躯干左侧旋前，此时左肩和骨盆右侧处于最靠前位置，左臂处于最高位置。手臂摆动幅度因人而异，且随步速增加而增加。初始触地时，Murray（1967）发现肘关节平均屈曲 8°，肩关节平均屈曲 45°。

髋

初始触地时双下肢姿态如图 2-11 所示。髋关节在摆动相中期达到最大屈曲角度（一般为 30°左右），随后直至初始触地阶段一直变化不大。在摆动相末期，腘绳肌收缩（防止膝关节过伸），而臀大肌在初始触地时开始收缩；这些肌肉一起启动髋关节伸展，并在对侧初始触地时完成（图 2-5）。

膝

在摆动相末期，膝关节快速伸展，在初始触地之前几乎完全伸直，然后再次开始屈曲(图 2-5 和图 2-11)。这种伸展常被认为是被动的,尽管 Perry(1992)指出它是股四头肌收缩所致。除了非常缓慢地行走之外,腘绳肌在摆动相末期离心收缩,作为一种制动机制,阻止膝关节过度伸展。这种收缩一直持续到支撑相开始。

踝和足

初始触地时,踝关节通常近乎处于跖屈/背屈的中立位置。此时胫骨向后倾斜,足向上倾斜,只有足跟接触地面(图 2-11)。同时,足部通常轻微内翻,也因此,多数人鞋跟外侧磨损最为明显。胫前肌在整个摆动相和支撑相早期都是活跃的,在摆动过程中保持背屈,并为初始触地后踝跖屈活动做好准备。

力矩和功率

初始触地时,髋关节存在一个内伸肌力矩(图 2-7),由髋伸肌(臀大肌和腘绳肌,图 2-10)收缩产生。当髋关节伸展动作时,这些肌肉向心收缩并产生动力(图 2-8 中的 H1)。由于腘绳肌的收缩(图 2-10),膝关节产生内屈肌力矩,在摆动相结束时阻止膝关节过度伸展。当膝关节开始屈曲时,腘绳肌向心收缩,同时释放储存在伸展位膝关节的韧带中的能量,产生一个短时功率(图 2-8 中未命名峰)。直到初始触地后,踝关节很少产生力矩或能量交换。足跟着地涉及足跟部位弹性组织(脂肪垫)和鞋底柔韧材料对能量的吸收,其中很少一部分能量可以在随后的支撑相阶段得到恢复(弹性储存和释放)。不过整体而言,以声音和热量方式散失到环境中的能量也很少。

承重反应(图 2-12)

概述

承重反应是初始触地至对侧足趾离地之间的双支撑相阶段。在此期间,足通过踝关节跖屈(胫前肌离心收缩)降至地面。地面反作用力的大小迅速增加,其方向是向上和向后。在用作本文阐述说明的示例中,承重反应占整个步态周期的 0~7%时间段(图 2-8);这有点短了,承重反应期通常占整个步态周期的前 10%~12%。图 2-12 表示步态周期 2%的瞬间状态。

上身

承重反应期间,躯干处于其垂直方向最低位,大约低于其整个周期平均水平 20 mm;其瞬时前进速度最大,比整个周期平均速度高出约 10%。躯干继续横向移动至右脚。手臂达到最大向前(左)和向后(右)位置后,开始返回。

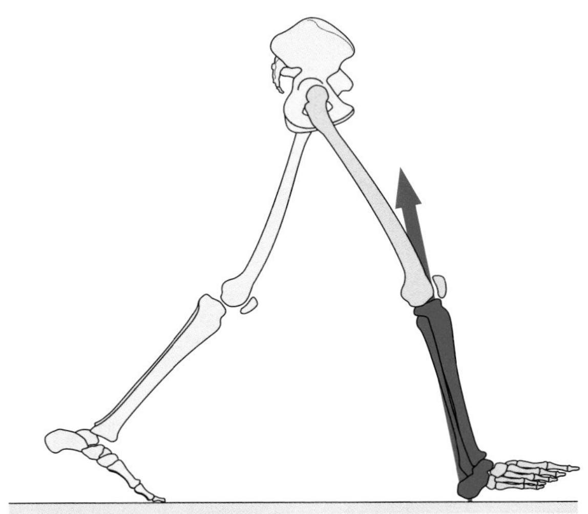

图 2-12 承重反应。右腿(蓝色)、左腿(灰色)的位置和初始触地后 20 ms 时地面反作用力向量

髋

承重反应期间,髋部通过髋伸肌、臀大肌和腘绳肌(图 2-10)的向心收缩开始伸展(图 2-5)。

膝

从初始触地时近乎完全伸展位开始,膝关节在承重反应期屈曲(图 2-5),开始其支撑相阶段的屈曲。这伴随着股四头肌的离心收缩(图 2-10),以控制屈曲的速度和幅度。

踝和足

步态周期的承重反应期,也称首次滚动(initial rocker)、足跟滚动(heel rocker)或足跟转动(heel pivot),涉及踝关节的跖屈(图 2-5)。踝跖屈受胫前肌离心收缩控制。踝跖屈动作同时会伴有足外翻和胫骨内旋,这是因为在足外翻/内翻和胫骨内旋/外旋之间存在自动耦合(Inman 等, 1981;Rose 和 Gamble, 1994)。在 10~20 ms 内,力向量方向从图 2-11 所示方向改变至图 2-12 所示方向。

力矩和功率

如前面"初始触地"期所述一样,在承重反应过程中,髋关节表现出内伸肌力矩并相应做功,而膝关节则表现出内屈肌力矩并相应做功。在踝关节,力向量的后部(图 2-12)产生外跖屈肌力矩。在正常个体中,这由胫前肌(图 2-10)产生的内背屈肌力矩(图 2-7)拮抗,即胫前肌离心收缩,吸收能量(图 2-8),使足平缓落地。如果胫前肌不能产生足够力矩,则足跖屈过快,产生可听见的“足底撞击声”。

对侧足趾离地(图 2-13)

概述

对侧足趾离地,也称为对侧足离地,标志着双支撑相(即承重反应期)的结束,以及支撑相中期的起始,也是单支撑相的开始。由于踝关节跖屈而降低的前足完全放平接触地面,即足扁平(foot flat),也称为前足触地,通常发生在对侧足趾离地的时候。在对侧(左侧),这标志着支撑相的结束和摆动相的开始。在用于解释的示例图中,对侧足趾离地(图 2-13)发生在步态周期的 7%,足扁平发生在步态周期的 8%。

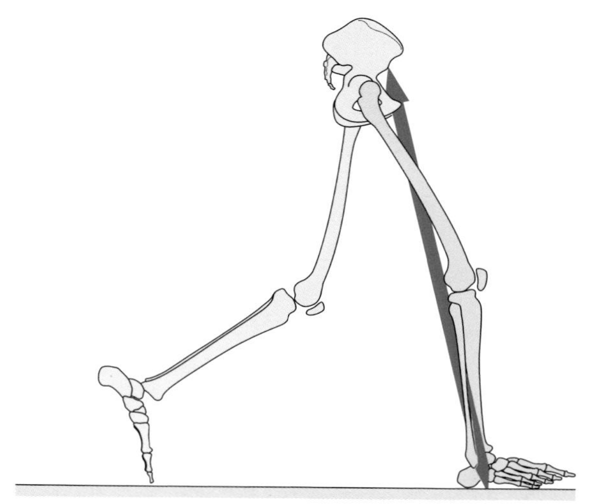

图 2-13 对侧足趾离地。右腿(蓝色)、左腿(灰色)和地面反作用力向量位置

上身

在对侧足趾离地时,左肩和左臂到达其最前端位置,并开始向后移动。同样,右侧骨盆开始向中立位置旋转。在承重反应期已经到达其最低位置的躯干,此时开始升高,但同时也会失去向前的速度,因为此时作用在身体重心上的地面反作用力变为向后和向上。这是一种动能到势能的转换,类似于一个孩子荡秋千时到达最低点后开始向上。

髋

在对侧足趾离地时，髋关节屈曲角度大约为25°(图2-5)。髋关节通过臀大肌和腘绳肌的向心收缩继续伸展运动。

膝关节

在对侧足趾离地时，膝关节继续屈曲动作，在支撑相中期开始时到达支撑相膝关节屈曲峰值，接着再次开始伸展(图2-5)。支撑相屈曲幅度对步行速度非常敏感，缓慢步行时可以消失。股四头肌收缩(离心，然后向心)使得膝关节能像弹簧一样工作，防止垂直应力过快增加(Perry，1974)。

踝和足

一旦足在对侧足趾离地时平放在地面上，踝关节运动方向从跖屈变为背屈，表现为胫骨在相对静止的足上向前移动(图2-5)。足外翻和胫骨内旋都在对侧足趾离地时达到峰值，并开始反转。这两个运动是“耦合”动作，也就是说，它们总是同时发生，部分原因是踝关节和距下关节的几何形态(Inman等，1981；Rose和Gamble，1994)。胫前肌停止收缩，取而代之的是小腿三头肌的收缩(图2-10)。

力矩和功率

如同前面“初始触地”所述，在对侧足趾离地期，髋关节继续出现做功的内伸肌力矩。力向量在膝关节处位于关节的后方(图2-13)，产生外屈曲力矩。这与股四头肌(图2-10)产生的内伸肌力矩相反(图2-7)。这些离心收缩吸收能量(图2-8中K1)。地面反作用力力线开始沿着足向前移动(图2-13)，导致踝关节内背屈肌力矩变小，接着逆转成为跖屈肌力矩(图2-7)。此时踝关节处的能量交换很少。

支撑相中期(图2-14)

概述

支撑相中期在步态周期中是指从对侧足趾离地到足跟上抬之间的时期，尽管这个术语过去曾经用来描述步态周期中摆动侧下肢经过支撑侧下肢这一时间段；支撑相中期对应对侧摆动相，或者地面反作用力前后分量为零的时间点。在示意图中，支撑相中期占据步态周期的7%~32%；图2-14A表示步态周期的18%，图2-14B表示地面反作用力前后分力为零时间点。

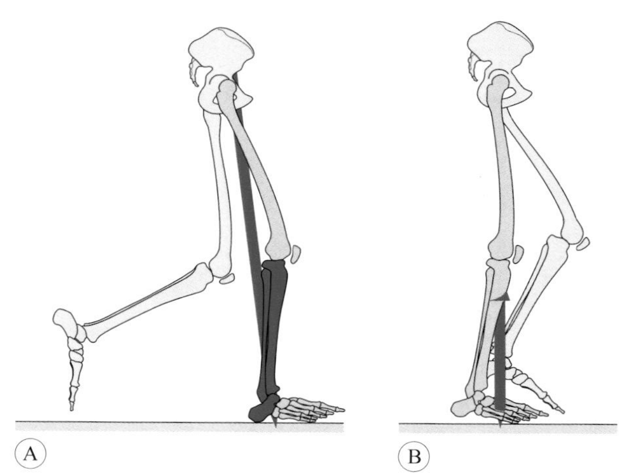

图 2-14 (A)支撑相中期。右腿(蓝色)、左腿(灰色)的位置和对侧足趾离地后 100 ms 的地面反作用力向量。(B)地面反作用力前后分力为零时的支撑相中期时间点

上身

在支撑相中期,躯干上升到最高点,比平均水平高约 20 mm,此时前进的动能转化为高度势能,躯干的前进速度减慢。躯干的左右运动也在支撑相中期达到峰值,躯干从其中心位置向支撑腿(右)侧移动约 20 mm。像足一样,双臂在支撑相相互交叉,每侧手臂会跟随对侧腿一起运动。躯干旋转消失,因为肩带和骨盆在旋转向另一个方向之前都会穿过中线。

髋

在支撑相中期,髋关节继续伸展,从屈曲位转变为伸展位(图 2-5)。臀大肌和腘绳肌的向心收缩在此期间停止,因为髋关节伸展是通过惯性和重力实现的。整个支撑相中期和末期,髋关节周围的肌肉活动主要发生在冠状面。一旦对侧足离开地面,骨盆仅由支撑腿的髋关节支撑。此时摆动腿侧骨盆稍向下倾斜,但骨盆的位置主要由支撑腿侧髋关节外展肌的收缩来维持,主要是臀中肌和阔筋膜张肌。

膝关节

在支撑相中期,膝关节达到其支撑相阶段的屈曲峰值,并开始再次伸展(图 2-5),由股四头肌向心收缩启动。支撑相阶段屈曲峰值通常出现在步态周期的 15%~20%。屈曲峰值大小因人而异,也因步速而异,但通常在 10°~20°。

踝和足

支撑相中期滚动，也称为第二滚动（second rocker）或踝关节滚动（ankle rocker），发生在支撑相中期和支撑相末期。其特征是当足保持平放在地面上时，胫骨围绕踝关节向前滚动，踝关节角度从跖屈变为背屈，小腿三头肌离心收缩。实际的角度随测量方法的不同而不同，大多数作者报道的角度比图 2–5 中所示的角度更大。胫骨外旋和耦合足内翻动作也发生在支撑相中期和支撑相末期。地面反作用力向量从足放平时开始沿着足向前移动，并在足跟抬高之前移动至前足部位。足在支撑相中期达到内翻峰值，然后反转，开始外翻。

力矩和功率

支撑相中期，由髋关节伸肌收缩产生的髋关节内伸肌力矩降低并消失，取而代之的是相反方向的力矩（图 2–7）。在膝关节处，力向量保持在关节后侧并产生外屈肌力矩，与股四头肌收缩（图 2–10）产生的内伸肌力矩（图 2–7）相对。根据 Perry（1992）的研究，此时只有股外侧肌活动而不是股直肌。当膝关节运动方向从屈曲变为伸展时（图 2–5），开始生成能量（图 2–8 中 K2）。由于力向量移动到前足，踝关节在整个支撑相中期和支撑相末期（图 2–7）内跖屈肌力矩增加（图 2–7）。这个力矩由小腿三头肌产生（图 2–10），它离心收缩并吸收能量（图 2–8 中 A1）。

足跟抬高（图 2–15）

概述

足跟抬高（heel rise），也称为足跟抬离（heel off），标志着从支撑相中期到支撑相末期的过渡。它指的是足跟开始从步行的地面抬起的瞬间（译者注：此时地面反作用力向量方向不再垂直向上，而是开始朝向前方）。足跟抬高在步态周期中的时刻变化很大，因人而异，也与步行速度有关。示例图显示了在步态周期 32%时的足跟抬高。

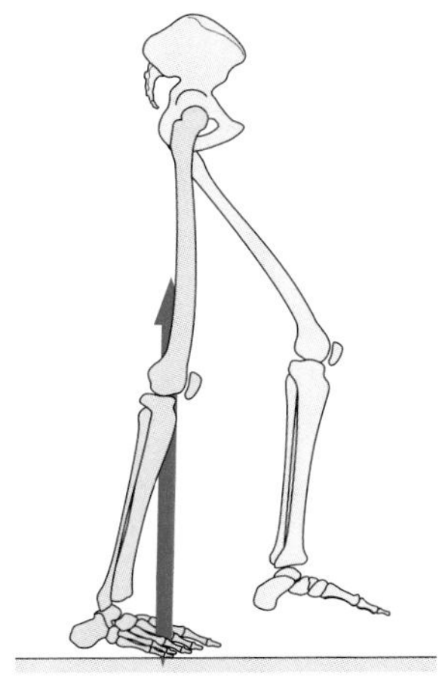

图 2–15 足跟抬高。右腿（蓝色）、左腿（灰色）和地面反作用力向量位置

上身

在足跟抬高时，躯干从支撑相中期时的最高点开始下降。支撑腿（右腿）的侧方位移也开始减少，为将体重转移回左腿做准备。当右髋伸展且右腿向后移动时，骨盆右侧随之向后旋转，右侧手臂和肩带向前移动。

髋

在足跟抬高进入支撑相末期时,髋关节继续伸展(图 2-5)。髋部伸展峰值在对侧初始触地时达到。冠状面髋外展肌仍需收缩以稳定骨盆,直至对侧初始触地之前停止。

膝

膝关节在接近足跟抬高时出现伸展峰值(图 2-5)。此时,踝关节主动跖屈使地面反作用力向前,将其移动到前足下方和膝关节前方(图 2-15 中几乎看不到)。这是为了伸展膝关节,这种作用效果称为踝跖屈/膝伸展耦合效应,在一些病理步态分析中非常重要。就踝关节而言,腓肠肌的收缩增强了比目鱼肌的作用,但它也作为膝关节的屈肌,可以防止膝关节过伸,并在随后启动膝关节屈曲。

踝和足

踝关节背屈角度峰值出现在足跟抬高一段时间后(图 2-5)。当膝关节开始屈曲时,小腿三头肌最初作用是保持踝关节角度,但在支撑相末期开始进行跖屈。胫骨开始逐渐外旋,足部开始逐渐内翻,二者是距下关节的耦合运动。当足跟抬高时,足趾仍平放在地面上,但跖趾关节(MTP)开始伸展,以一条横过足部的斜线为轴,这条斜线称作跖骨线或足趾线。从足跟抬高时起,可见后足内翻(内收、背屈)。

力矩和功率

在足跟抬高时,髋关节内屈肌力矩虽小但不断增大(图 2-7)。这种内屈肌力矩的来源似乎并没有在已有文献中得到充分解释,可能是因为髋关节伸展时长收肌和股直肌的收缩,以及韧带拉伸的联合作用所致,最终吸收相应的能量(图 2-8 中 H2)。在膝关节处,股四头肌收缩在足跟抬高之前已经停止,且膝关节内力矩已经反转为屈肌力矩。根据 Perry(1992)的研究,这是因为上身向前移动的速度比胫骨快所致。如果踝关节完全独立自由活动,身体的向前运动只会使踝关节背屈。然而,小腿三头肌的收缩(图 2-10)减慢并控制了胫骨的向前运动,因此,当股骨向前移动时,在膝关节处产生外伸肌力矩,与内屈肌力矩相对(图 2-7)。在足跟抬高时,在膝关节处只有少量变化的能量交换。在踝关节区,内跖屈肌力矩持续增加,先是比目鱼肌收缩,然后是比目鱼肌和腓肠肌共同作用(图 2-10 中小腿三头肌),收缩越来越强烈。收缩开始是离心的,且伴随能量吸收(图 2-8 中 A1)。

对侧初始触地(图 2-16)

概述

正如所预期的那样,对称步态中的对侧初始触地发生在步态周期的近 50%处。它标志着单支撑相的结束和摆动前期的开始,即终末双支撑相。对侧初始触地(也称为对侧足触地)时,髋关节开始屈曲,膝关节已经屈曲,踝关节也在跖屈。足跟抬高和足趾离地之间的时期(支撑相末期和摆动前期),有时被一起称为"终末滚动期"(terminal rocker phase)。这个称呼比较形象,因为这一时期下肢围绕前足而非踝关节向前滚动。这一时期还有一个术语是蹬离期(push off phase)。但 Perry (1974)反对使用这一术语,建议使用"滚离"(roll off)代替,因为"后期地面反作用力峰值主要是身体力线杠杆作用的结果,而不是主动向下蹬踏的结果"。但显而易见的是,蹬离并不是简单的被动活动,因为这一时期踝关节做功最大(Winter, 1983)。目前尚不清楚的是,这个能量是用来加速整个身体(Winter 的观点),还是仅用来加速腿部(Perry 的观点),或者(似乎最有可能)是二者的结合。Buczek 等人(2003)认为,踝关节做功是维持正常步行所必需的。借用 Mueller 等人(1994)一项姿势控制研究中的术语,正常步行涉及"踝策略",但这一策略有可能被"髋策略"所取代,此时受试者"减少蹬地,并通过髋关节将腿向前拉"。

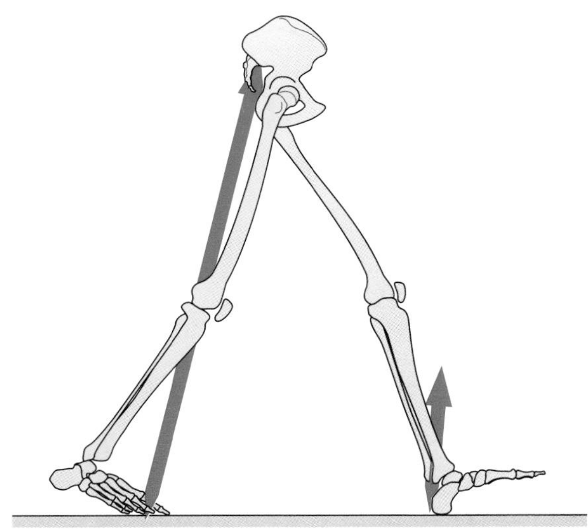

图 2-16 对侧初始触地。右腿(蓝色)、左腿(灰色)和地面反作用力向量位置

上身

对侧初始触地时,上身的姿势与前文所描述的初始触地时的姿势相似,不同之处在于躯干现在向左而不是向右移动,并且躯干旋转,使得右肩、右臂和骨盆的左侧向前。

髋

在对侧初始触地时,髋关节达到其最大伸展峰值(通常在 10°~20°,和测量方式相关),其运动也反转为屈曲方向(图 2-5)。随着髋关节的伸展,长收肌作为主要的屈髋肌(Perry,1992),可能会产生足够的力矩来启动髋关节屈曲,与伸展的髋关节韧带张力和重力作用共同完成。

膝

在对侧初始触地时,膝关节已经进入屈曲状态(图 2-5)。地面反作用力向量移动到膝关节后方辅助膝关节屈曲(图 2-16),股直肌开始离心收缩(图 2-10 中的股四头肌之一)防止过快屈曲。术语“拉离”(pull off)用于描述在摆动前期的髋关节和膝关节屈曲。

踝和足

从对侧初始触地开始,直到足趾离地期足离开地面,小腿三头肌向心性收缩(图 2-10)踝关节进入跖屈状态(图 2-5)。足趾在 MTP 关节处继续伸展,导致足底筋膜收紧。足达到最大内翻(旋后),伴有后足内翻(内收),并耦合胫骨外旋。这些不同的因素结合在一起,锁住跗骨中关节,形成足部的高度稳定以承受负荷(Inman 等,1981;Rose 和 Gamble,1994)。

力矩和功率

髋关节内屈肌力矩的峰值出现在对侧初始触地附近(图 2-7)。如同前面“对侧初始触地”中所述,这可能是长收肌收缩、髋关节韧带被动张力和重力共同作用的结果。当髋关节运动方向从伸展转变为屈曲时,能量也从吸收状态(图 2-8 中 H2)转换为释放状态(图 2-8 中 H3)。在支撑相末期,膝关节屈曲,将关节中心移动到地面反作用力向量前方(图 2-16),使得外力矩从伸肌转到屈肌,也使得内力矩从屈肌转到伸肌(图 2-7)。股直肌的离心收缩(图 2-10 中股四头肌之一)限制了膝关节屈曲的速率,吸收能量(图 2-8 中 K3)。在踝关节处,地面反作用力向量在对侧初始触地时位于关节前方(图 2-16)。由此导致的较大外背屈肌力矩受到一个相应的较大内跖屈肌力矩拮抗(图 2-7),这个内力矩由小腿三头肌向心收缩产生(图 2-10)。最终结果是释放大量的能量(图 2-8 中 A2),这也是整个步态周期最高的能量释放量。这种能量释放的即刻效应是加速肢体向前运动进入摆动相。

足趾离地(图 2-17)

概述

足趾离地通常发生在步态周期的约 60%处(示例中的受试者为 57%)。它分隔摆动前期与摆动相初期,也是支撑相结束和摆动相开始的时间点。由于在病理步态中,足趾可能不是足最后离开地面的部分,因此也有建议将该节点命名为终末触地(terminal contact)。

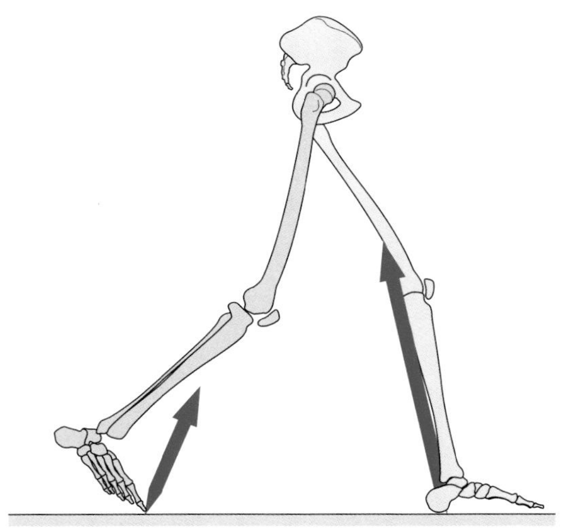

图 2-17 足趾离地。右腿(蓝色)、左腿(灰色)和地面反作用力向量位置

上身

因为躯干达到一定高度并向前(左)支撑足移动,肩、上肢和躯干都开始从最大旋转位向中立位运动。

髋

当足离开地面时,髋关节继续屈曲(图 2-5)。这由重力、髋关节韧带张力,以及股直肌(图 2-10 中股四头肌之一)和长收肌收缩实现。

膝关节

足趾离地时,膝关节已经屈曲到约摆动相屈曲峰值一半的角度。这种屈曲是通过位于膝关节后方的地面反作用力向量来实现的(图 2-17),尽管该力的大小迅速下降,当足离开地面时达到零。膝关节屈曲主要由髋关节屈曲连带产生:下肢像一个链接的"双重钟摆",因此当髋关节屈曲时,小腿由于其惯性而"落后",导致膝关节屈曲。摆动相一开始,股直肌就开始离心收缩以防止膝关节过度屈曲,尤其是步速较快时(Nene 等,1999)。

踝和足

踝关节跖屈峰值正好出现在足趾离地之后。其跖屈的大小因测量方法而异,图 2-5 中为 25°。在足趾离地前,小腿三头肌收缩停止,胫前肌开始收缩(图 2-10),使得踝关节在摆动相上抬至中立和背屈位。

力矩和功率

在足趾离地时,髋关节仍然显示出内屈肌力矩(图 2-7),这是由重力、韧带弹性和长收肌与髂腰肌收缩生成的。由于此时髋关节屈曲,因而产生能量(图 2-8 中 H3)。在摆动前期和摆动相早期过程中,髋关节屈曲带动膝关节弯曲。股直肌(图 2-10 中股四头肌之一)离心收缩控制膝关节的屈曲速度,产生内伸肌力矩(图 2-7),以拮抗双重钟摆运动产生的膝关节外屈肌力矩。这一离心收缩吸收能量(图 2-8 中 K3)。在踝关节,内跖屈肌力矩在摆动前期随着地面反作用力的减小而迅速降低,并在足趾离地期足离开地面时降为零(图 2-7)。在此期间,踝关节能量产生峰值也下降到接近零(图 2-8)。

双足相邻(图 2-18)

概述

双足相邻分隔摆动相初期和摆动相中期。它是摆动下肢经过支撑侧下肢,双足并排的时期。摆动相约占步态周期 40%,双足相邻大约发生在这一阶段的中间;在示例受试者中,双足相邻发生在步态周期的 77%。双足相邻也称为足廓清(foot clearance)和摆动相中期,后一个名称通常作为步态周期的一段时期,而不是某个特定时刻。

上身

当双足相邻时,躯干处于最高位置,并在支撑下肢(左)上出现最大位移。上肢彼此水平，左上肢向前移动，右上肢向后移动。

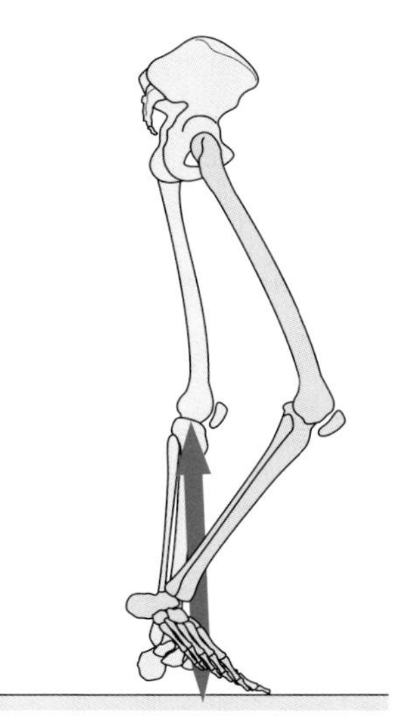

图 2-18 双足相邻。右腿（蓝色）和左腿（灰色）位置

髋

髋关节在足趾离地之前开始屈曲，当双足相邻时呈现屈曲状态（图 2-5 中 20°）。这是髂腰肌强力收缩产生的，由重力辅助（图 2-10）。

膝关节

膝关节在摆动相的屈曲主要是由髋关节的屈曲带动的。如前文“足趾离地”部分中所述，下肢关节像钟摆一样运动，膝关节周围肌肉无须收缩（这使得膝上截肢患者在佩戴假肢的情况下能够实现摆动相的膝关节屈曲）。摆动相膝关节屈曲峰值角度通常在 60°～70°（图 2-5）。它发生在双足相邻之前，在那之后膝关节开始再次伸展。在快速步行时摆动相缩短，膝关节屈曲角度小于自然速度步行时。这是通过股直肌和腘绳肌的共同收缩实现的（Gage，2004）。

踝和足

双足相邻时，踝关节从足趾离地时的跖屈位逐步变化为摆动相末期的中立位或背屈姿势（图 2-5）。实现足趾廓清所需的摆动相下肢缩短主要来自膝关节的屈曲，但踝关节也需要从跖屈位开始改变。这种运动需要胫前肌的收缩，但所需收缩力远小于控制初始触地后足下降所需的力量（图 2-10）。足趾最接近地面的时期主要发生在双足相邻左右。正常步行时，足趾廓清地面（toe clearance）的距离很小；Murray（1967）发现其平均间隙为 14 mm，范围为 1～38 mm。足趾离地后，足部内翻程度减少，但仍保持轻度内翻直至随后的初始触地。

力矩和功率

当髋部运动至屈曲时，从对侧初始触地开始，并经过摆动前期、摆动相初期，直到双足相邻，产生内屈肌力矩（图 2-7）。这是由重力、股直肌和内收肌，以及运动开始时的韧带张力和髂腰肌收缩（图 2-10）产生的。作为该力矩的作用效果，髋关节屈曲导致髋部能量生成达到最高峰值（图 2-8 中 H3），该能量用于加速下肢向前摆动。摆动侧下肢在摆动相结束时再次减速，产生的动能随后传递到躯干。在足趾离地和双足相邻之间，膝关节持续呈现一部分小内伸肌力矩，这是股直肌（图

2-10 中股四头肌之一)为了防止膝关节因髋关节传递的外屈肌力矩而过快地屈曲。当膝关节仍在屈曲时,能量吸收发生(图 2-8 中 K3)。由于只涉及足的重量,因此在踝关节处只能观察到相对较小的力矩和力量交换。

胫骨垂直(图 2-19)

概述

摆动相中期和摆动相末期之间的划分以摆动下肢的胫骨垂直地面为标志,这发生在示例受试者步态周期的 86%处。摆动相末期也称为“抵达”(reach)。

上身

当摆动腿(右)胫骨垂直时,躯干开始失去垂直高度,从其在支撑腿(左)上的最大高度向中线移动。左上肢现在在右上肢的前面,骨盆的右侧在左侧的稍前方。

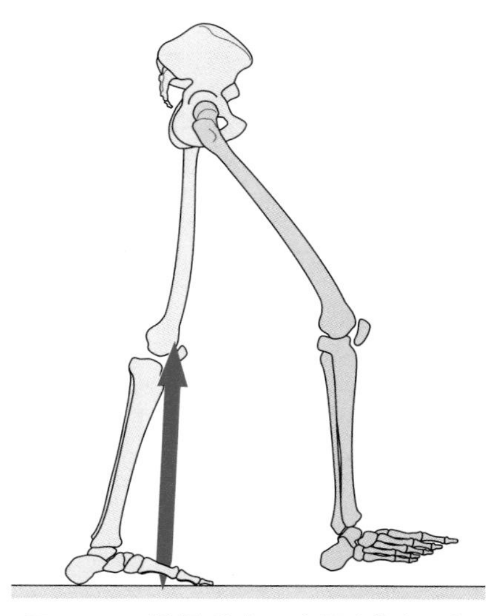

图 2-19　胫骨垂直。右腿(蓝色)和左腿(灰色)位置

髋

胫骨垂直可以视为髋关节停止屈曲的标志,示例受试者从胫骨垂直到下一个初始触地处的髋关节屈曲角度约为 27°(图 2-5)。腘绳肌在摆动相末期收缩逐渐增强(图 2-10)以控制膝关节伸展的速率,同时将髋关节保持在屈曲位置。

膝关节

胫骨垂直时,膝关节快速伸展,此时,膝关节从双足相邻之前处于摆动相屈曲峰值位置,到下一次初始触地之前基本完全伸展(图 2-5)。这种伸展在很大程度上是被动的,即前面“足趾离地”中提到的双重钟摆的下段部分(小腿)的返回摆动。腘绳肌离心收缩可以防止摆动相结束时膝关节的突然过伸(图 2-10)。

踝和足

一旦足趾廓清启动,通常在胫骨垂直之前,踝关节姿势将变得不那么重要:在下一次初始触地(图 2-5)之前,踝关节可能在跖屈和背屈之间的任一位置。胫前肌继续收缩以将踝关节保持在适当位置,但其活动通常在初始触地之前增加,因为预期在承重反应期间将需要更大的收缩力(图 2-10)。

力矩和功率

胫骨垂直时，可见髋关节内伸肌力矩增加（图 2-7）；这主要是由腘绳肌收缩产生，尽管臀大肌也在下一次初始触地之前开始收缩（图 2-10）。该力矩可能允许动量从摆动腿转移到躯干，以恢复一些在摆动相初期时传递给下肢的动能（图 2-8 中 H3）。由于在摆动相末期时髋关节角度基本上是静态的，因此在关节内仅发生非常小的能量交换。膝关节内屈肌力矩增加（图 2-7），这是由腘绳肌离心收缩产生（图 2-10），并伴有能量吸收（图 2-8 中 K4）。这是由摆动小腿的惯性产生的外伸肌力矩引起的，如果不加控制，会使膝关节过伸。踝关节力矩仍然可以忽略不计（图 2-7），功率交换很少（图 2-8）。

终末足触地（图 2-11）

步态周期在同一只脚（示例中是右脚）下一次初始触地时结束。因为将循环的结束称为初始触地会使人产生困惑，故可以称其为终末足触地（terminal foot contact）。

地面反作用力

测力平台（或测力板）是步态分析常用的器械之一。它给出了足对地面施加的力，尽管没有显示出该力的不同部分（如足跟和前足）在步行表面上的分布。有些测力平台只给出了力的一个分量（通常是垂直的），但大多数都会给出地面反作用力向量的完整三维数据。测力平台可以将电输出信号处理成为力的三个分量（垂直-F_Z、内外-F_Y、前后-F_X）。由于测力板可以安装在多个方向上，因此最好将力描述为 F_V、F_{A-P} 和 F_{M-L} 以避免混淆。测力板还会生成压力中心的二维坐标和围绕垂直轴的力矩。压力中心（center of pressure，COP）是地面上的一个点，合力向量作用于该点上，实际上合力是由分布在测力平台表面有限区域上的不可分割的各小力向量组成的。

由于地面反作用力是一个三维矢量，为了便于理解，最好直接将其显示为三维矢量。但在书面上显示是很难做到的。最常见的显示形式如图 2-20 所示，地面反作用力的三个分量根据前面图中所示的步态周期绘制。图 2-20 中使用的符号约定与温特（1991）使用的相同，地面反作用力向上、向前和向右为正。遗憾的是，这种显示方式并不是标准方式，还没有达成统一意见。

垂直分力表现为特有的双峰曲线：第一个峰是支撑相早期（F1）重心向上加速、支撑相中期（F2）身体“飞越”下肢时向下的力减小形成的，第二个峰是由于支

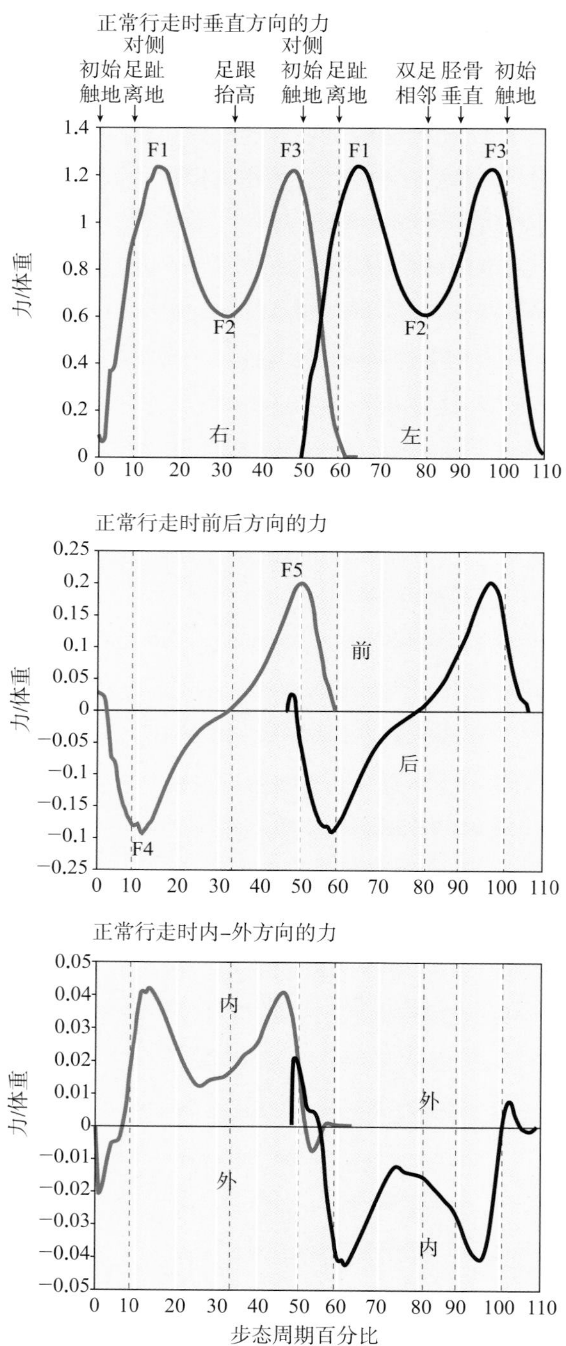

图 2-20 右脚(蓝线)和左脚(黑线)的地面反作用力的垂直、前后和内外分量,单位为牛/体重

撑相末期向下运动被抑制导致减速(F3)而产生。右足的前-后轨迹显示右脚在支撑相(F4)的前半段制动,在后半段助动推进(F5)。左足表现出相同的模式,但侧向力的方向相反。横向分力一般很小;在右足支撑相的大部分时间内,地面反作用力使重心向身体左侧移动,而在左足支撑相,移动方向为右侧。

这种类型的图很难解释,建议将力向量作为一个独立分量而不是作为三维力分开来考虑。图 2-9 所示的蝶形图就是对此的改进,因为它将两个分力(垂直和前后)和前后方向的压力中心结合在一起。它还保留了时间序列信息,表示力向量的线之间有规律的间隔(示例中为 10 ms)。冠状面和水平面的蝶形图较难理解,也少有人用。

从测力平台可以获得的另一类信息为双足在地面上的压力中心位置,如图 2-21,同样是在一个步态周期中。这可以用于识别足触地的异常模式,包括异常的足趾外偏或内偏度。如果有可识别的初始触地点,也可以用这种方法测量步长和步宽。

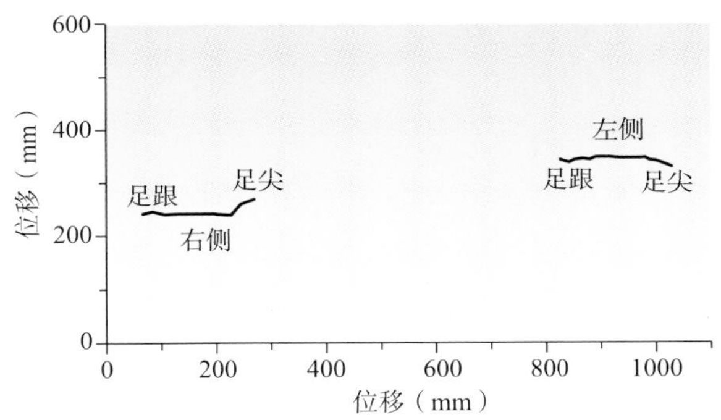

图 2-21 上面观下的步行表面视图,展示了两足下面的压力中心位置,右足跟首先触地,受试者向图的右侧移动

如果对足触地的模式特别感兴趣,最好将压力中心的数据与通过其他方式(如地面上的粉笔或墨水足印)获得的足的轮廓结合起来。这种类型的显示,加上地面反作用力向量的矢状面如图 2-22 所示,示例受试者为穿鞋的正常男性。该轨迹显示足跟后外侧部初始触地,地面反作用力中心沿着足中线向跖骨头延伸,然后向内侧移动,在踇趾处结束。力向量的间距表示压力中心在任何一个区域中所停留的时间。值得注意的是,在足跟边缘的前面有一组矢量,此处鞋与地面没有接触,这再次证明一个事实,即压力中心只是作用在足底的多个力的平均值。

初始触地时,施加于地面的力的大小,在不同个体之间存在着相当大的差异。在某些情况下,这会导致所谓的足跟撞击瞬变(heelstrike transient)。这是由摆动的肢体以向后的速度撞击地面所致,当下肢减速时,会产生一个快速的冲击峰值。图

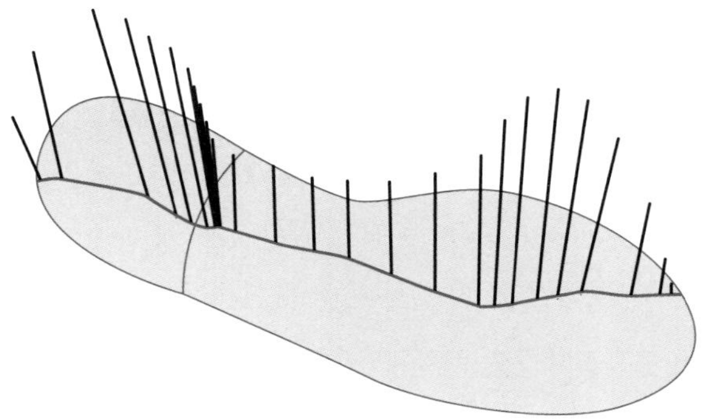

图 2-22 穿鞋步行的正常男性受试者的右足轮廓、压力中心和地面反作用力向量的矢状面观

2-23 显示了一个人穿着高跟鞋快速步行时产生的地面反作用力的垂直分量，该受试者存在明显的足跟撞击。这一数据是从 Bertec 测力平台以 1 000 Hz 的频率记录的，该平台具有特别高的频率响应。有研究表明，由足跟撞击引起的关节瞬时力可能会导致退行性关节炎（Radin，1987）。足跟撞击瞬变表示从移动腿到地面的动量转移。这是一个相当短时间的事件，通常持续 10～20 ms，并且只能使用具有足够快的响应时间（频率）的测量设备来观察。Whittle（1999）发表了一篇关于足跟撞击瞬变及相关主题的综述。

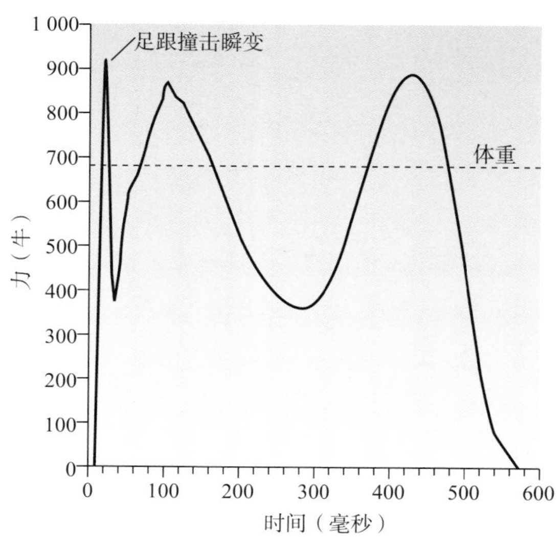

图 2-23 垂直地面反作用力随时间的变化图，图中展示了一个穿着硬底鞋的特别“有力”的步行者的足跟撞击瞬变。来自 Bertec 测力平台的未滤波数据，采样频率为 1 000 Hz

垂直轴力矩很少有人研究报道。在比较正常儿童和马蹄内翻足儿童这些力矩时，Sawatzky 等人（1994）惊讶地发现，二者间只有很小的、统计学上不显著的差异。然而，正如将在第 4 章“步态分析方法”中所解释的那样，这些力矩在很大程度上是摆动相下肢的加速和减速的结果，接触地面的支撑足预计只会引起其很小的变化。

支撑力矩

温特（1980）创造了术语“支撑力矩”来描述关于髋关节、膝关节和踝关节的矢状面力矩的总和：

$$MS = MH + MK + MA \quad \text{Winter}(1980)$$

其中 MS、MH、MK 和 MA 分别是指支撑力矩、髋关节力矩、膝关节力矩和踝关节力矩。

Winter 注意到，支撑力矩的变化远远小于它的各个组成部分，这表明，一个关节的力矩减少可以通过另一个或两个关节的力矩增加来补偿。然而，很难用生物力学术语来解释这一点，因为公式计算习惯是基于屈曲和伸展方向，而不是顺时针和逆时针方向的力矩，这就导致膝关节力矩的方向与髋关节力矩和踝关节力矩的方向相反。Hof(2000)发表了对于支撑力矩的合理说明，认为它是防止膝关节塌陷的原因。根据他的分析，他建议采用以下经修订的计算公式：

$$MS = \tfrac{1}{2}MH + MK + \tfrac{1}{2}MA \quad \text{Hof}(2000)$$

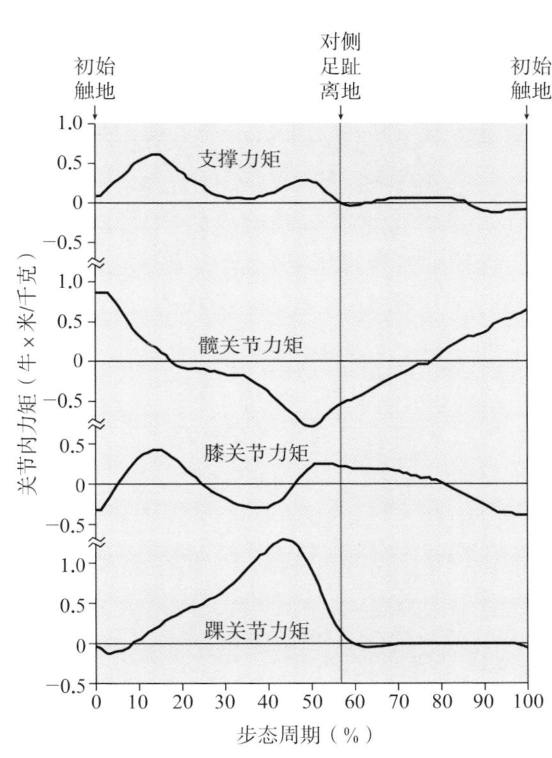

图 2-24　使用 Hof(2000)的公式，从矢状面髋关节、膝关节和踝关节内力矩计算得到的支撑力矩

图 2-24 显示了从矢状面髋关节、膝关节和踝关节内力矩计算得到的支撑力矩，本章使用 Hof(2000)提出的公式进行说明。Anderson 和 Pandy(2003)认为，一个更好的替代支撑力矩的方法是步行过程中单个肌肉的垂直分量之和。

能量消耗

测量一辆汽车的能量消耗相对容易，但测量人类行走的能量消耗要困难得多，原因有两方面。首先，车辆油箱中的燃料数量与所消耗的能量之间存在明确的关系，然而知道一个人吃了多少食物并不能提供在某一特定活动中消耗的能量信息。其次，车辆关闭状态下不使用能量，而人无论步行与否，都会一直消耗能量。

第一个问题，即测量燃料消耗，可以通过测量用于氧化燃料的氧气而不是所消耗的燃料来解决。摄氧量的测量,虽然对受试者来说不是特别愉快(必须戴面罩或口罩),但却非常实用,并且经常用于测量不同活动的代谢值。

第二个问题是缺乏一个合适的基线来测量人类的能量消耗,这个问题不容易解决,需要用不同的方式进行思考。一个人在走路所消耗的能量可以分为三部分:

1. 用于行走的肌肉消耗能量,因为它们在不同方向上加速和减速躯干和肢体。

2. 步行会有一个"开支",因为肌肉的能量消耗会增加心脏和呼吸肌的活动,而心脏和呼吸肌本身也会消耗能量。保持直立姿势也要消耗能量。

3. 基础代谢率(BMR)是身体在休息时为维持正常身体功能所消耗的能量。这种持续的工作占我们消耗能量的 60%~70%,包括呼吸、心血管功能和维持体温。代谢能和体能之间的关系是非常复杂的。正如第 1 章"步态分析基础"中所解释的,如果一块肌肉进行等长收缩,尽管长度没有改变,并且所做功为零,但它仍然会消耗能量。当肌肉收缩张力下被拉长,即离心收缩时,它会消耗能量,而从物理学传统观念上看,人们会认为该肌肉获得储能而不是消耗能量。

以往人们通常通过观察基础状态和以给定速度行走之间的耗氧量差异来估计行走的机械效率。Inman 等人(1981)、Rose 与 Gamble(1994)认为,使用站立或非常缓慢地行走作为测量较快行走的基线更现实。尽管这样做存在不确定性,但在包括步行在内的广泛活动中,代谢能量转化为机械能的效率通常为 25%。Waters 和 Mulroy(1999)对正常和病理步态的能量消耗进行了全面综述。

步行的能量需求可以用两种方式表示:单位时间消耗的能量和单位距离消耗的能量。由于能量消耗通常是从消耗的氧气量推算而来,因此也常分别称为耗氧量和氧价(oxygen cost)。

单位时间能耗(耗氧量)

Inman 等人(1981)、Rose 和 Gamble(1994)引用了一个基于多项研究的方程,来描述步行速度和单位时间能量消耗之间的关系。能量消耗包括基础代谢和日常消耗。毫不奇怪,他们发现慢走比快走单位时间的能量消耗更少。将他们的方程转换为国际单位制,即变成:

$$E_w = 2.23 + 1.26v^2$$

其中,E_w 是能量消耗,单位是瓦/千克体重,v 是速度,单位为米/秒。

举例来说,一个 70 kg 的成年人以 1.4 m/s(成年人的常见速度)的速度行走,将以 330 W 的速率消耗能量。方程中的项 v^2 表示能量消耗与行走速度的平方成正比。

单位距离能耗(氧价)

每米步行的能量消耗,也称为氧价,与步行速度的关系不那么直接,因为非常慢和非常快的步行速度比中等步行速度每米消耗更多能量。再次将描述这一关系的等式转换为国际单位制单位:

$$E_m = 2.23/v + 1.26v$$

其中,E_m 是能量消耗,即氧价,以焦耳/(米·千克体重)为单位,v 是速度,以米/秒为单位。儿童步行的氧价较高,但随着年龄的增长而稳步下降,直至成年。

在 1.33 m/s 的速度下,通过该方程可预测最小能量消耗。一个 70 千克的人以这个速度行走将消耗 235 J/m,或 235 kJ/km。一个常见的棒棒糖含有大约 1 000 千焦能量,其提供的能量足以行走 4.26 千米,或大于 2.5 英里。

以上公式仅给出成年人的平均值,可能会受到年龄、性别、行走路面、鞋类等因素的影响。由于异常动作、肌肉痉挛和拮抗肌的共同收缩等情况,病理步态的能量消耗通常显著高于平均值。为了给病理步态的研究提供基线,Waters 等人(1988)对 260 名正常儿童和成人不同速度行走的能量消耗进行了详细的研究。

优化能量使用

如果给人装上轮子,那么在平地上运动所需要的能量就很少了,而上坡时所消耗的一些能量在下坡时就可以释放。由于这个原因,轮椅和自行车都是非常有效的交通工具,尽管它们的通用性比腿差得多。在行走过程中,每条腿轮流启动和停止,身体的重心上升、下降,并从一边移动到另一边,所有这些运动都要消耗能量。尽管如此,通过两种形式的优化策略,步行并不像它可能的那样低效:能量转移优化和重心位移最小优化。

能量转移

行走过程中会发生两种类型的能量转移:势能和动能之间的转换,以及一个肢体和另一个肢体之间的能量转移。势能和动能之间最明显的转换是躯干的运动。在双支撑相,躯干垂直位置最低,前进速度最快。在单支撑相的前半段,躯干被支撑侧下肢抬起,随着速度的降低,部分动能转化为势能。在单支撑相的后半段,躯干在支撑侧下肢的前面,再次下降并降低其高度,同时再次加快速度。势能和动能之间的这种交换就像儿童荡秋千一样,当秋千向下摆动时,最高点的势能转化为动能,然后当秋千向上摆动到另一侧时,动能又转化为势能。

除了躯干的垂直运动,步行中还有其他势能和动能之间的交换。肩带和骨盆在相反方向上的扭转,将势能以张力的形式储存在弹性结构中,当躯干展开时转化为动能,然后当躯干向另一方向扭转时,再次转化为势能。

Winter 等人(1976)研究了肢体节段和 HAT(头部、手臂和躯干)的能量水平。他们批判了一些早期的研究,这些研究包括了线性运动的动能,但忽略了旋转产生的动能,这部分动能约占小腿总能量的 10%。Winter 等人只研究了矢状面,忽略了其他平面的能量交换。他们证实了之前所述势能和动能之间的交换,并估计 HAT 部分大约有一半的能量以这种方式守恒。大腿通过这种交换保存了大约三分之一的能量,而小腿几乎没有。他们还注意到,身体总能量的变化小于单个节段能量的变化,这表明能量从一个节段转移到另一个节段。单个受试者在一个步态周期中,能量变化为小腿 16 J、大腿 6 J、HAT 10 J,共 32 J。然而,全身能量变化仅为 22 J,表明肢体节段间的转移节省了 10 J。Siegel 等人(2004)详细分析了步态中下肢关节力矩和机械能之间的关系。

步态的六个决定因素

Saunders 等人(1953)在一篇经典论文中将用于最小化重心偏移的六种优化方法称为步态的决定因素,Inman 等人(1981)和 Rose 与 Gamble(1994)重申了其中的要点,但略有变化。此处给出简要描述,参考了其中一个来源,以获得详细且图文并茂的说明。在最初的描述中,第四个和第五个决定因素是合在一起的,但为了容易理解,本文作者将它们分开,并做了一些微小的改动。

在首次出版后的 50 多年里,步态的决定因素被普遍接受,并在许多出版物中重新描述,包括本书先前的版本。然而,最近在一系列出版物中提出了这一建议(例如,Della Croce 等人,2001;Gard 和 Childress,1997),尽管这些运动必然发生,但其中一些运动可能在减少能量消耗方面作用很小,甚至没有作用。Kerrigan(2003)认为,只有步态的第五个决定因素,即足部机制,才能显著减少重心的垂直偏移。Baker 等人(2004)否定了通过限制重心的垂直运动来保存能量的观点,并提出了如前所述的能量主要通过势能和动能之间的来回交换而保存的观点。但是,在提供了这些提醒之后,我们仍将重申 Saunders(1953)等人的原始描述!步态的六个决定因素如下。

骨盆旋转

如果膝关节保持伸直,髋部从屈曲到伸展的运动,比如步态的支撑相阶段,将导致身体重心向前移动,但也会导致其上升和下降。向前运动的量与上升和下降的量都取决于髋关节从屈曲到伸展运动的总角度(图 2-25A)。由于向前移动等于步幅,因此步幅越大,髋部的屈伸角度越大,重心在最高和最低位置之间的垂直位移越大。步态的第一个决定因素是在步态周期中骨盆绕垂直轴旋转的方式,当髋关节屈曲时其向前,当髋关节伸展时其向后。这意味着对于给定的步幅,髋关节本身向前移动的距离比脚要小,因此需要的髋关节屈曲和伸展也小。步幅的一部分来自髋关节的前后运动。髋关节屈伸范围的减小会导致髋关节垂直运动的减少(图 2-25B)。

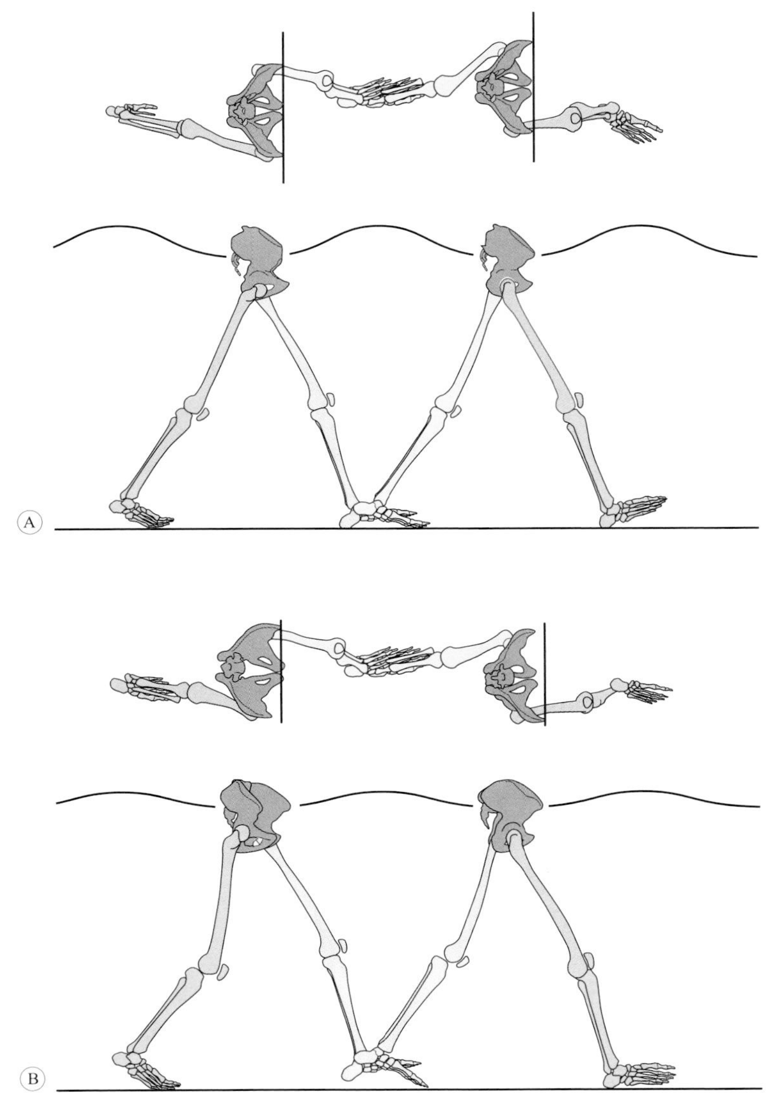

图 2-25 步态的第一个决定因素。骨盆旋转和重心垂直运动;如果骨盆不旋转,整个步幅将来自髋关节屈曲和伸展(A)。骨盆绕垂直轴或水平面旋转会减少髋关节的屈伸角度,进而减少髋关节的垂直运动(B)

骨盆倾斜

如前一节所述,髋关节的屈伸伴随着髋关节高度的升降。如果骨盆保持水平,躯干会跟随着上下运动。因此,步态的第二个决定因素是骨盆围绕前后轴倾斜的方式,先抬高一侧,然后抬高另一侧;当支撑下肢髋部处于最高点时,骨盆向对侧倾斜,导致摆动下肢髋部低于支撑下肢的髋部。由于躯干的高度并不仅仅取决于任一髋关节的高度,而是取决于两侧髋关节的平均高度,因此这种骨盆倾斜减少了躯干的总垂直偏移(图 2-26)。然而,当其髋关节的高度降低时,摆动侧下肢需要能够充分缩短(通常通过屈曲膝关节和背屈踝关节),才能够保证地面廓清。

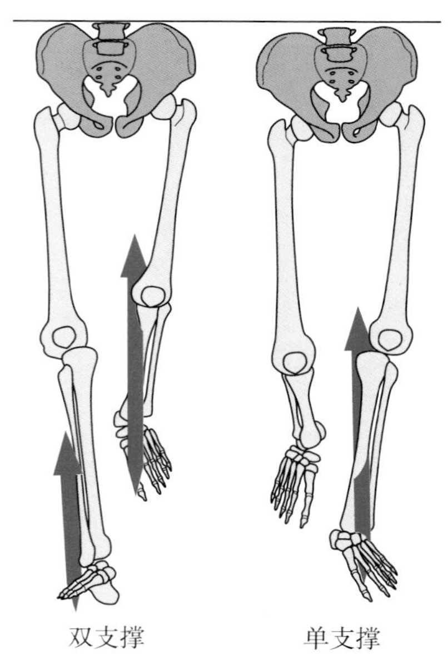

图 2-26 步态的第二个决定因素。躯干的垂直运动小于髋部的垂直运动,这是由于骨盆在冠状面上围绕前-后轴的倾斜

支撑相屈膝

步态的第三、第四和第五个决定因素(图 2-27)与调整腿的有效长度有关,通过在支撑相的开始和结束时伸长腿,并在中间缩短腿,以尽可能保持髋部高度不变。第三个决定因素是支撑相膝关节屈曲。当股骨从髋关节屈曲转变为伸展时,如果腿保持伸直,髋关节将会上升然后下降,如前所述。然而,在这个动作的中间,膝关节弯曲使腿变短,降低了曲线顶点的高度。

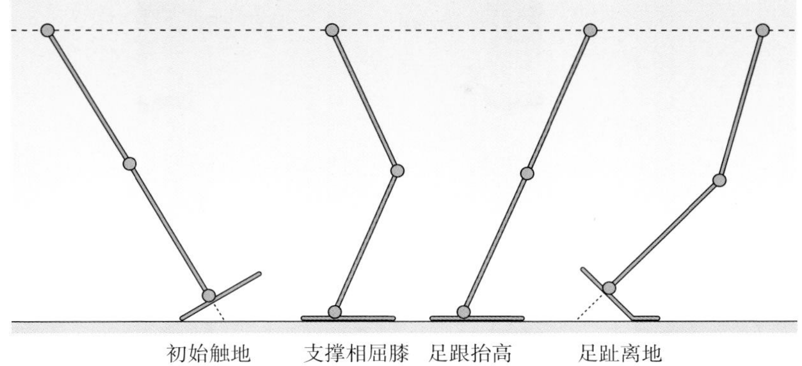

图 2-27 步态的第三、第四和第五个决定因素。支撑相屈膝使下肢在支撑相中期缩短(第三个决定因素);在初始触地时,足跟向后可使下肢伸长(第四个决定因素),前脚掌在摆动前期向前(第五个决定因素)也是如此

踝关节机制

在从髋关节屈曲到伸展的运动中,通过缩短腿来降低曲线顶点,与此相辅相成的是,在支撑相或初始触地开始时,通过延长腿来提高曲线。这是由步态的第四个决定因素,或踝关节机制来实现的。因为足跟在踝关节后面朝前伸出,所以在承重反应期有效地延长了腿(图 2-27)。

足机制

步态的第五个决定因素,或终末转动(图 2-27),就像足跟在支撑相开始时伸长下肢一样,前脚掌在支撑相结束时伸长腿。从足跟抬高时起,随着踝关节从背屈到跖屈,小腿的有效长度增加。

躯干横向位移

步态的前五个决定因素都与减少重心的垂直偏移有关。第六个决定因素是关于左右移动的。如果双脚分开的距离(步宽)与髋一样,那么在行走过程中,身体需要左右倾斜以保持平衡(图 2-28A)。如果保持较窄的步宽,仅需要很小的横向运动来保持平衡(图 2-28B)。横向加速和减速的减少导致肌肉能量使用的减少。允许窄步宽的主要适应性改变为膝关节轻微外翻,这允许胫骨垂直,而股骨从轻微内收的髋关节向内倾斜。

显而易见的是,尽管已经分别描述了步态的六个决定因素,但它们在每个步态周期中都是综合在一起的。综合效果为更平滑的重心轨迹和(与单个因素考虑相

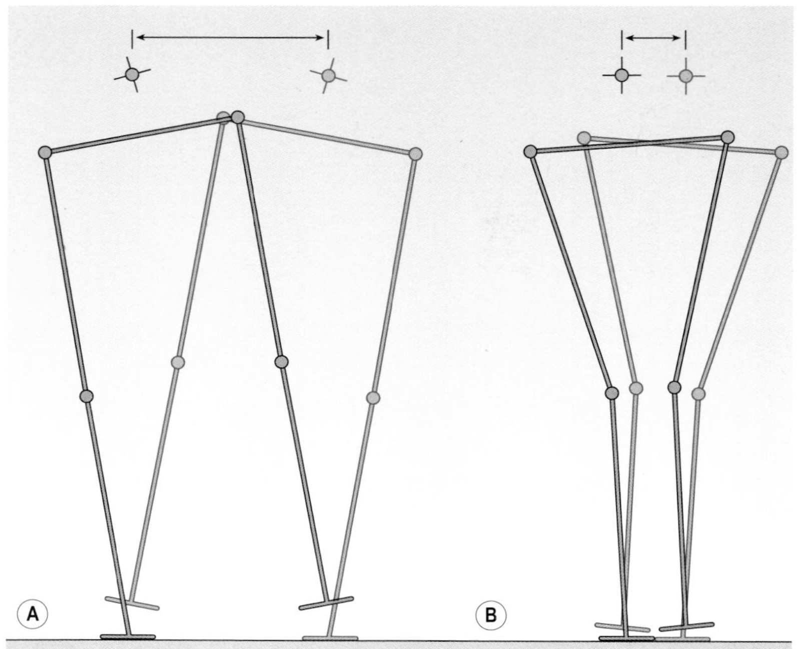

图 2-28 步态的第六个决定因素。如果双脚分开放置于地面上(A),需要较大幅度的重心左右移动来保持平衡;让双脚靠近(B)可以减少其幅度

比)更低的能量消耗。根据 Perry(1992)的研究,步态的决定因素使躯干的垂直偏移减少约 50%,水平偏移减少约 40%。

启动和停止

到目前为止,只考虑了平稳状态下连续步行的情况。为了实现这种状态,个体必须启动步行,并在其到达目的地时,停下来。Winter(1995)很好地描述了步态启动和步态终止。在步态开始时,从双足站立开始,身体重量转移到一只脚上,从而允许另一只脚离开地面并向前移动。举个例子,假设左脚先向前移动(摆动侧),而身体重量由右脚(支撑侧)支撑。重心向右脚上转移是通过左脚向后和向左的一个短暂的初始推动来实现的。这会使身体的重心向前和向右移动。一旦重心落在右脚上,就可以安全地将左脚抬离地面并向前移动。同时,躯干也开始向前移动。左脚落在受试者前方的地面上,其步伐与平稳状态下的步态几乎完全相同。身体重量转移到左腿,右脚离开地面,足趾离地,受试者行走。当左脚接触地面时,躯干向前移动的速度约为最终步速的 85%,而在达到平稳速度和模式之前只需要再走一两步。最慢的调整可能是左右平衡,它可能需要数步才能稳定。

评估步态启动情况的一种方法是考虑身体重心与压力中心离散或分离的机械过程,使得身体围绕踝关节向前倾斜(Halliday 等,1998;Henriksson 和 Hirschfeld,2005;Martin 等,2002;Viton 等,2000)。步态启动的过程一般认为由两个阶段组成,第一阶段是准备(姿势)阶段,第二阶段是迈步(单足)阶段(Fiolkowski 等,2002;Mickelborough 等,2004;Viton 等,2000)。准备阶段是当身体开始离散过程时,首先将压力中心向摆动肢体的方向移动,然后向支撑侧下肢的方向移动(Halliday 等,1998)。迈步阶段是从摆动肢体离开地面、不再与地面接触的那一刻开始,直到其紧随其后的初始触地期(图 2-29)。

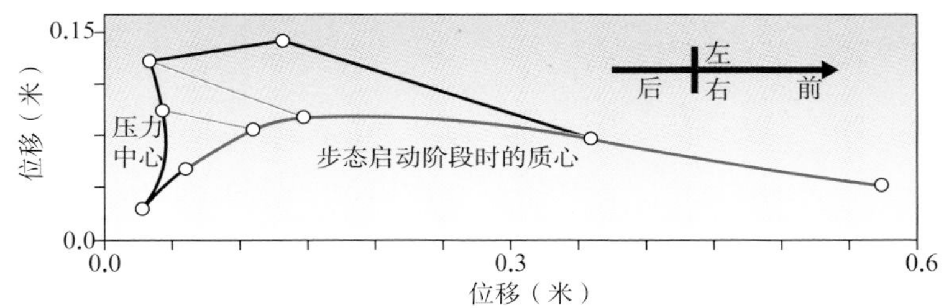

图 2-29 步态启动阶段时的质心(COM)和压力中心(COP)位移

一种引发步态启动特定病理表现的疾病是帕金森病,Halliday 等人(1998)对这种情况下的步态启动进行了综述。帕金森病步态将在第 6 章"神经系统疾病步态分析"中进一步讨论。

尽管步态终止似乎对神经控制系统提出了更大的挑战,但对步态终止的研究较少。步态终止包括一侧的支撑相且随后不再有摆动相,另一侧是缩短的摆动相,随后将移动的脚放在静止的脚旁边。如果左脚是摆动的,则终止步态的力由右脚提供,右脚引导地面反作用力向前和向右,从而对身体重心施加向后和向左的力,阻止其向前运动,并将其带到两脚之间的中点。然后将左脚放在右脚旁的地面上,步行就结束了。

其他种类的步态

除了正常步行之外,人类还可以倒走、跳跃、奔跑、上下斜坡和楼梯、跨越障碍物,以及用手、背部或头顶负重等。这些特殊类型的运动已经有了或多或少的研究,主要是因为神经肌肉系统异常的患者在这些活动中往往比步行有更大的问题。不过,这些问题不是本书研究的范围。

步态随年龄的变化

儿童步态

尽管有许多研究描述了儿童步态的发育,但 Sutherland 等人(1988)的研究是其中最详细的之一。以下是儿童步态与成人步态的主要不同之处:

(1) 步宽更宽。

(2) 步幅和速度较低,周期时间较短(步频较高)。

(3) 儿童没有足跟着地,初始触地时整个脚掌着地。

(4) 支撑相膝关节屈曲较少。

(5) 整个下肢在摆动相外旋。

(6) 没有手臂交替摆动。

这些步态的差异以不同的速度发育成熟。特征(3)、(4)和(5)在 2 岁时转变为成人模式,特征(1)和(6)在 4 岁时转变为成人模式。周期时间、步幅和步速随着生长继续变化,在 15 岁左右达到正常成人值。

大多数儿童在 1 岁生日后的 3 个月内开始走路。在此之前,即使是年幼的婴儿,如果他们保持双脚着地的站立姿势并缓慢向前移动,也会做出相应的踏步动作。然而,这并不是真正的步行,因为几乎没有尝试在腿上承受任何重量。

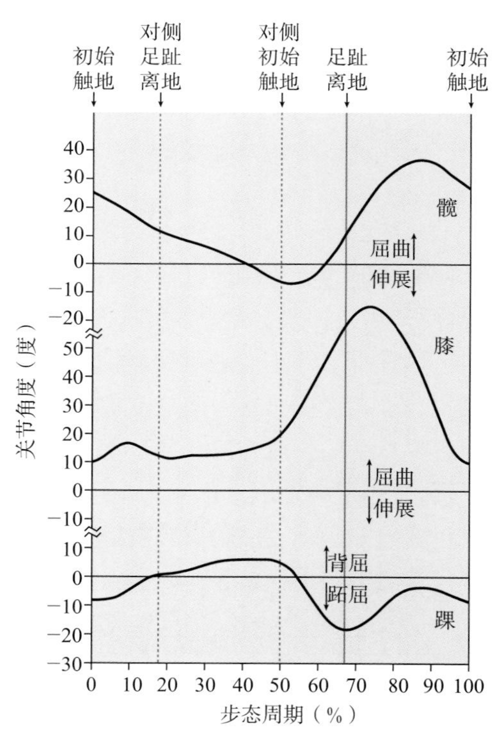

图 2-30 一岁儿童髋关节、膝关节和踝关节的矢状面角度。髋关节角度已经向伸展方向调整 15°以匹配不同的测量方法(基于 1998 年 Sutherland 等人的数据)

图 2-30 基于 Sutherland 等人(1988)的研究数据,展示了 49 名 11~13 个月大的儿童髋关节、膝关节和踝关节的平均矢状面运动。这可以与显示了正常成年女性相同参数的图 2-5 进行比较。Sutherland 等人只给出了两侧初始触地和足趾离地的时间,并使用了不同的髋关节角度定义;图 2-30 中的数据已经向伸展方向调整 15°,以使其与本书中

的其他数据具有可比性。

儿童髋关节屈伸模式与成人的不同之处在于,髋关节的伸展度降低,且在摆动相结束时,髋关节不会长时间保持屈曲状态。膝关节则不会完全伸展,但在 Sutherland 的研究数据中,这在所有年龄段都可以看到,这可能是测量方法的不同所致。婴儿有一些支撑相的膝关节屈曲,但其幅度比成人小,出现时间也比成人早。在 1 岁时,摆动相膝关节屈曲角度也有所降低,大多数成年人摆动相屈曲角度比图 2-5 中所示的要多。

幼童的初始触地为整个脚,用足底代替足跟着地。踝关节在初始触地时是跖屈的,并在支撑相早期保持这种状态,这与成人模式相反;在成人模式中,踝关节在初始触地时近似中立,但快速进入跖屈。在支撑相的剩余时间内,背屈和跖屈交替的模式在所有年龄段基本相同。

由于儿童比成人体型小,因而他们走路的步幅较短、速度较慢也就不足为奇了。Sutherland 等人(1988)的研究表明,步幅与身高密切相关,儿童步幅与身高的比值与成年人相似。步幅随年龄的变化反映了身高的变化,在 4 岁之前增长迅速,之后增长放缓。Todd 等人(1989)详细研究了儿童身高与其一般步态参数之间的关系。幼儿步行周期时间短(步频快),1 岁时平均约为 0.70 秒(171 步/分)。周期时间随着年龄的增长而增加,但在 7 岁时仍约为 0.85 秒(141 步/分),这远低于男性 1.06 秒(113 步/分)和女性 1.02 秒(118 步/分)的典型成人值。较短的周期时间部分补偿了较短的步幅和速度范围,从 1 岁时的 0.64 m/s 到 7 岁时的 1.14 m/s,而男性和女性成人的正常值分别为 1.46 m/s 和 1.30 m/s。Sutherland 没有报道 7 岁以上儿童的步态,也没有区分男性和女性儿童的结果。表 2-1 给出了儿童一般步态参数的正常范围,部分来自 Sutherland 的数据。然而,仅以年龄为基础的数据可能会产生误导。步幅大小取决于身高和步行速度,残疾儿童这二项的数值可能低于同龄正常儿童。

从图 2-30 可以看出,在年龄非常小的儿童中,摆动相在步态周期中所占的比例较成人小,从而最大限度地减少了不太稳定的单腿支撑状态的时间。摆动相的相对持续时间(占比)随着年龄的增长而增加,在 4 岁左右达到成人比例。双侧的活动在任何年龄段都应该是对称的。Sutherland 等人(1988)将步宽与骨盆上方的身体宽度关联起来,使用了有点令人困惑的"骨盆跨度/踝间距"比值。为了更容易理解,我们改变其测量单位,这样 1 岁时的步宽约为骨盆宽度的 70%,到 3 岁半时降至约 45%,直到 7 岁时仍保持在这一水平。成年人的平均值还没有获得,但可能低于 30%。

肌电图显示,与成年人相比,年龄越小,在步态周期中大多数肌肉被激活的比例更高。除小腿三头肌外,大多数肌肉在 2 岁时就形成了成人模式。Sutherland 等人(1988)发现,根据小腿三头肌是以延长(婴儿)模式还是以正常(成人)模式激活,可将儿童分为两组。2 岁以下儿童 60%以上表现为婴儿型;到 7 岁时,这一比例下降到 30%以下。作者推测,这可能与周围神经感觉支的髓鞘形成延迟有关。

Sutherland(1997)对儿童时期步态发生的主要变化做了非常好的综述。Grimshaw 等人(1998)对 2 岁以下儿童的步态进行了详细研究。Hallemans 等人(2005)研究了同一群组的关节力矩和功率。

老年步态

Cunha(1988)讨论了老年人的步态,指出许多病理性步态被错误地认为是正常衰老过程的一部分。辨识出可治疗的潜在病因,可以改善患者的生活质量,降低跌倒和骨折的风险。Cunha 将老年步态障碍的病因分类为:神经、心理、骨科、内分泌、全身、药物、老年步态和相关疾病。他描述了许多影响老年人的步态特征,并提出了对这些患者进行调查和管理的计划。

许多人已经对随着年龄增长而发生的步态变化进行了研究,尤其是 Murray 等人(1969),他们研究了小于 87 岁男性的步态。尽管 Murray 等人也研究了快走,但下面的描述仅限于年龄对自由速度步行的影响。另一篇文章(Murray 等,1970)研究了 70 岁以下女性的步态。该文章没有提供太多关于年龄影响的信息,但总体上和之前男性的步态观察结果一致。

老年人的步态受到两方面的影响:年龄本身的影响和病理因素的影响,如骨关节炎和帕金森病,这些疾病随着年龄的增长而变得越来越常见。如果仔细排除有病理状况的患者,老年人的步态似乎只是年轻人步态的“减速”版本。Murray 等人(1969)谨慎地指出,“老年男性的行走表现并不像病态步态”。

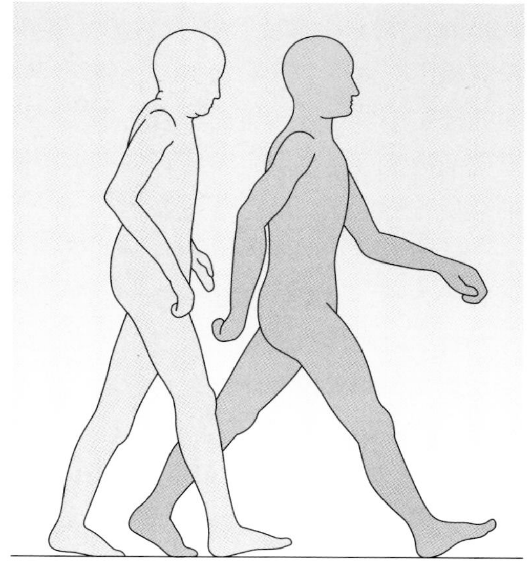

图 2-31 老年男性(左)和年轻男性(右)在右侧初始触地时的身体姿势(Murray 等,1969)

通常,与年龄相关的步态变化发生在 60~70 岁。表现为步幅减少、变化的(通常是增加)的步态周期(步频减少)、步宽增加等。还可以观察到许多其他变化,例如支撑相占步态周期百分比增加,但大多数相对于步幅、周期时间和步宽的变化而言是次要的。

老年人的速度(步幅除以周期时间)几乎总是降低的。表2-1给出了80岁前一般步态参数的正常范围。

根据Murray等人(1969)的研究,年轻人和老年人的步态之间的差异在图2-31中很明显。他们认为,老年人步态改变的目的是提高行走的安全性。减少步幅和增加步宽都能使步行时更容易保持平衡。增加周期时间(减少步频)可以减少单支撑相占步态周期的百分比,因为周期长度的增加主要是通过延长支撑相(主要是双支撑时间)来实现的。

老年人关节角度偏移的变化包括髋关节屈曲和伸展的总范围减少,摆动相膝关节屈曲减少,以及在蹬离期踝关节跖屈减少。然而,所有这些变化都取决于周期时间和步幅,如果考虑到这些因素,则上述变化可能在正常范围内。Nigg等人(1994)在对20~79岁的男性和女性受试者步行时三维关节运动范围的详细研究中证实了这些观察结果。头部的垂直运动减少,而其横向运动增加,可能分别是因为步幅和步宽的变化。

老年人足尖在地面上的运动轨迹发生了改变,为摆动相前半段提供了更好的地面廓清。这可能是提高安全性的另一种机制。摆动前期足跟抬高间隙较小,足的姿态在初始触地时更接近水平位置,这两种变化都与步幅的减小有关。老年人的足趾向外的角度也会增加,手臂的姿势和动作也会改变,肘关节更加屈曲,肩关节更加伸展。造成这些改变的原因尚不清楚。

正常和异常之间的分界线在老年人身上可能很难界定。有人描述过一种称为老年人特发性步态障碍的疾病,它本质上通常是一种随年龄增长而发生的步态变化的夸大,其特征是走路时比较谨慎、周期时间延长(低步频)、步幅缩短和步幅变异性增加。有关步态随年龄增长而变化的全面综述,可参见Prince等人(1997)的研究。

参考文献

Anderson, F. C., Pandy, M. G., 2003. Individual muscle contributions to support in normal walking. Gait Posture 17, 159-169.

Baker, R., Kirkwood, C., Pandy, M., 2004. Minimizing the vertical excursion of the center of mass is not the primary aim of walking. In: Eighth International Symposium on the 3-D Analysis of Human Movement. Tampa, Florida, USA, March 31-April 2, pp. 101-104.

Basmajian, J. V., De Luca, C. J., 1985. Muscles Alive: Their Functions Revealed by Electromyography. Lippincott Williams & Wilkins, Baltimore, MD.

Blanc, Y., Balmer, C., Landis, T., Vingerhoets, F., 1999. Temporal parameters and patterns of foot roll over during walking: normative data for healthy adults. Gait Posture 10, 97-108.

Bresler, B., Frankel, J. P., 1950. The forces and moments in the leg during level walking.

American Society of Mechanical Engineers Transactions 72, 27-36.

Buczek, F. L., Sanders, J. O., Concha, M. C., et al., 2003. Inadequacy of an inverted pendulum model of human gait. In: Gait and Clinical Movement Analysis Society. Eighth Annual Meeting, Wilmington, Delaware, USA, pp. 185-186.

Burnfield, J. M., Tsai, Y. J., Powers, C. M., 2005. Comparison of utilized coefficient of friction during different walking tasks in persons with and without a disability. Gait Posture 22, 82-88.

Cavagna, G. A., Margaria, R., 1966. Mechanics of walking. J. Appl. Physiol. 21, 271-278.

Cham, R., Redfern, M. S., 2002-Changes in gait when anticipating slippery floors. Gait Posture 15, 159-171.

Cunha, U. V., 1988. Differential diagnosis of gait disorders in the elderly. Geriatrics 43, 33-42.

De Luca, C. J., 1997. The use of surface electromyography in bio-mechanics. J. Appl. Biomech. 13 (2), 135-163.

Della Croce, U., Riley, P. O., Lelas, J. L., et al., 2001. A refined view of the determinants of gait. Gait Posture 14, 79-84.

Fiolkowski, P., Brunt, D., Bishop, M., Woo, R., 2002-Does pos-tural instability affect the initiation of human gait? Neurosci. Lett. 323 (3), 167-170.

Gage, J. R. (Ed.), 2004. The Treatment of Gait Problems in Cerebral Palsy. MacKeith Press, London.

Gard, S. A., Childress, D. S., 1997. The effect of pelvic list on the vertical displacement of the trunk during normal walking. Gait Posture 5, 233-238.

Grimshaw, P. N., Marques-Bruna, P., Salo, A., et al., 1998. The 3-dimensional kinematics of the walking gait cycle of children aged between 10 and 24 months: cross sectional and repeated measures. Gait Posture 7, 7-15.

Hallemans, A., De Clercq, D., Otten, B., et al., 2005. 3D joint dynamics of walking in toddlers. A cross-sectional study spanning the first rapid development phase of walking. Gait Posture 22, 107-118.

Halliday, S. E., Winter, D. A., Frank, J. S., et al., 1998. The initiation of gait in young, elderly and Parkinson's disease subjects. Gait Posture 8, 8-14.

Henriksson, M., Hirschfeld, H., 2005. Physically active older adults display alterations in gait initiation. Gait Posture 21 (3), 289-296.

Hof, A. L., 2000. On the interpretation of the support moment. Gait Posture 12, 196-199.

Inman, V. T., Ralston, H. J., Todd, F., 1981. Human Walking. Williams & Wilkins, Baltimore, MD.

Kerrigan, C. D., 2003. Discoveries from quantitative gait analysis. Gait Posture 18 (Suppl. 1), S13.

Lamoth, C. J. C., Beek, P. J., Meijer, O. G., 2002-Pelvis-thorax coor-dination in the transverse plane during gait. Gait Posture 16, 101-114.

Macellari, V., Giacomozzi, C., Saggini, R., 1999. Spatial-temporal parameters of gait: reference data and a statistical method for normality assessment. Gait Posture 10, 171-181.

Martin, M., Shinberg, M., Kuchibhatla, M., Ray, L., Carollo, J. J., Schenkman, M. L., 2002-Gait initiation in community-dwelling adults with Parkinson disease: comparison with older and younger adults without the disease. Phys. Ther. 82 (6), 566-577.

Mickelborough, J. , van der Linden, M. L. , Tallis, R. C. , Ennos, A. R. , 2004. Muscle activity during gait initiation in normal elderly people. Gait Posture 19 (1), 50-57.

Mueller, M. J. , Sinacore, D. R. , Hoogstrate, S. , et al. , 1994. Hip and ankle walking strategies: effect on peak plantar pressures and implications for neuropathic ulceration. Arch. Phys. Med. Rehabil. 75, 1196-1200.

Murray, M. P. , 1967. Gait as a total pattern of movement. Am. J. Phys. Med. 46, 290-333.

Murray, M. P. , Kory, R. C. , Clarkson, B. H. , 1969. Walking patterns in healthy old men. J. Gerontol. 24, 169-178.

Murray, M. P. , Kory, R. C. , Sepic, S. B. , 1970. Walking patterns of normal women. Arch. Phys. Med. Rehabil. 51, 637-650.

Nene, A. , Mayagoitia, R. , Veltink, P. , 1999. Assessment of rectus femoris function during initial swing phase. Gait Posture 9, 1-9.

Nigg, B. M. , Fisher, V. , Ronsky, J. L. , 1994. Gait characteristics as a function of age and gender. Gait Posture 2, 213-220.

Oeffinger, D. , Brauch, B. , Cranfill, S. , et al. , 1999. Comparison of gait with and without shoes in children. Gait Posture 9, 95-100.

Paul, J. P. , 1965. Bio-engineering studies of the forces transmit-ted by joints. (II) Engineering analysis. In: Kenedi, J. P. (Ed.), Biomechanics and Related Bioengineering Topics. Pergamon, Oxford, pp. 369-380.

Paul, J. P. , 1966. Forces transmitted by joints in the human body. Proceedings of the Institute of Mechanical Engineers 181, 8-15.

Pedotti, A. , 1977. Simple equipment used in clinical practice for the evaluation of locomotion. IEEE Transactions on Biomedical Engineering BME-24 456-461 BME-24.

Perry, J. , 1974. Kinesiology of lower extremity bracing. Clin. Orthop. Relat. Res. 102, 18-31.

Perry, J. , 1992-Gait Analysis: Normal and Pathological Function. Slack Incorporated, Thorofare, NJ.

Prince, F. , Winter, D. A. , Stergiou, P. , et al. , 1994. Anticipatory control of upper body balance during human locomotion. Gait Posture 2, 19-25.

Prince, F. , Corriveau, H. , Hébert, R. , et al. , 1997. Gait in the elderly. Gait Posture 5, 128-135.

Radin, E. L. , 1987. Osteoarthrosis: what is known about its pre-vention. Clin. Orthop. Relat. Res. 222, 60-65.

Richards, J. , 2018. The Comprehensive Textbook of Clinical Biomechanics. Churchill Livingstone.

Rose, J. , Gamble, J. G. , 1994. Human Walking, second ed. Williams & Wilkins, Baltimore, MD.

Rose, J. , Gamble, J. G. , 2005. Human Walking, third ed. Lippincott Williams Wilkins.

Sadeghi, H. , 2003. Local or global asymmetry in gait of people without impairments. Gait Posture 17, 197-204.

Saunders, J. B. D. M. , Inman, V. T. , Eberhart, H. S. , 1953. The major determinants in normal and pathological gait. J. Bone Joint Surg. Am. 35, 543-558.

Sawatzky, B. J. , Sanderson, D. J. , Beauchamp, R. D. , et al. , 1994. Ground reaction forces in gait in children with clubfeet-a preliminary study. Gait Posture 2, 123-127.

Sekiya, N. , Nagasaki, H. , 1998. Reproducibility of the walk-ing patterns of normal young adults: test-retest reliability of the walk ratio (step-length/step-rate). Gait Posture 7, 225-227.

Shiavi, R. , 1985. Electromyographic patterns in adult locomotion: a comprehensive review. J. Rehabil. Res. Dev. 22, 85-98.

Siegel, K. L. , Kepple, T. M. , Stanhope, S. J. , 2004. Joint moment control of mechanical energy flow during normal gait. Gait Posture 19, 69-75.

Sutherland, D. H. , 1984. Gait Disorders in Childhood and Adolescence. Williams & Wilkins, Baltimore, MD.

Sutherland, D. H. , 1997. The development of mature gait. Gait Posture 6, 163-170.

Sutherland, D. H. , Olshen, R. A. , Biden, E. N. , et al. , 1988. The Development of Mature Walking. MacKeith Press, London.

Todd, F. N. , Lamoreux, L. W. , Skinner, S. R. , et al. , 1989. Variations in the gait of normal children. J. Bone Joint Surg. Am. 71, 196-204.

Viton, J. M. , Timsit, M. , Mesure, S. , Massion, J. , Franceschi, J. P. , Delarque, A. , 2000. Asymmetry of gait initiation in patients with unilateral knee arthritis. Arch. Phys. Med. Rehabil. 81 (2), 194-200.

Wall, J. C. , Charteris, J. , Turnbull, G. I. , 1987. Two steps equals one stride equals what? The applicability of normal gait nomen-clature to abnormal walking patterns. Clin. Biomech. (Bristol, Avon) 2, 119-125.

Waters, R. L. , Mulroy, S. , 1999. The energy expenditure of normal and pathological gait. Gait Posture 9, 207-231.

Waters, R. L. , Lunsford, B. R. , Perry, J. , et al. , 1988. Energyspeed relationship of walking: standard tables. J. Orthop. Res. 6, 215-222.

Whittle, M. W. , 1999. Generation and attenuation of transient impulsive forces beneath the foot: a review. Gait Posture 10, 264-275.

Winter, D. A. , 1980. Overall principle of lower limb support dur-ing stance phase of gait. J. Biomech. 13, 923-927.

Winter, D. A. , 1983. Energy generation and absorption at the ankle and knee during fast, natural and slow cadences. Clin. Orthop. Relat. Res. 175, 147-154.

Winter, D. A. , 1991. The Biomechanics and Motor Control of Human Gait, second ed. University of Waterloo Press, Waterloo, Ontario.

Winter, D. A. , 1995. Human balance and posture control during standing and walking. Gait Posture 3, 193-214.

Winter, D. A. , Quanbury, A. O. , Reimer, G. D. , 1976. Analysis of instantaneous energy of normal gait. J. Biomech. 9, 253-257.

(肖悦　张禹遥译,孟殿怀校)

3

病理和异常步态

Michael Whittle, *David Leving* 和 *Jim Richards*

大　纲

虽然在正常步态中存在一些可变性,特别是肌肉的使用储备,但步行有一个可识别的"正常模式",并且可以为所有可测量的变量定义一个"正常范围"。运动系统的病理状态经常导致明显"异常"的步态模式。其中一些异常可以通过眼睛识别,但另一些只能通过使用适当的测量系统来识别。

为了让一个人步行,运动系统必须能够完成四件事:

- 每侧腿都必须能够支撑身体的重量而不会塌陷。
- 在单腿支撑时必须能够保持平衡,无论是静态还是动态。
- 摆动下肢必须能够前进到某个位置,在那里能够承担支撑作用。
- 必须有足够的动力来进行必要的肢体运动和推动躯干。

在正常步行过程中,上述事件都在没有任何明显困难和适度能量消耗的情况下完成。但许多形式的病理步态只能通过异常运动来完成,这通常会增加能量消耗,或需要使用助行器,如手杖、拐杖、矫形器或背带等。如果不能满足这四项要求中任何一项,受试者就无法正常行走。

步态模式是运动系统中许多神经肌肉和结构要素之间复杂相互作用的结果。步态异常可由该系统任何部分的紊乱引起,包括脑、脊髓、神经、肌肉、关节和骨骼等。异常步态也可能是由疼痛引起,换句话说,尽管一个人的身体状况能够完成以外观正常的方式行走,但他们会发现以某些其他方式行走会更舒服。

跛行(limp)一词通常用于描述各种各样的异常步态模式。然而,字典中跛行的通常定义是"一瘸一拐地走",这个解释对深入理解相关步态作用不大。因此,由于该词没有明确的科学定义,在步态分析中要谨慎使用。这个词最合适的用法是特指某类步态异常,主要是某种程度的不对称状态,这对即使是未经正规训练的观察者来说也是显而易见的。

由于步态是一个复杂过程的最终结果,同一步态异常可能是许多不同的病因所致。因此,我们将把异常步态模式与引起它们的病理因素分开描述。本章从详细描述最常见的异常步态模式开始,接下来阐述助行器(如手杖和矫形器)的使用,最后分析一下跑步机步态。

典型步态异常

以下内容主要是基于纽约大学(1986)出版的矫形师专业学生的课堂笔记手册。尽管已有近40年的历史,但该手册包含了较为实用的常见异常步态列表,且都可以通过肉眼识别。该手册反对通过病理原因来确定步态异常的常见做法,例如,提起"偏瘫步态",难道就意味着所有偏瘫患者都以同样的方式行走?这与事实显然相去甚远;同时,这种做法还忽略了随时间演变或经过治疗干预而可能发生的步态变化。手册建议使用单纯的描述性术语,如"过度的足内侧触地"。后续章节将会采用这一方法。该手册还记录了一些步态异常,特指某些佩戴矫形器的受试者的步态,本文没有提及。

各种病理步态模式可以单独出现,也可以混合出现。如果混合出现,可能会有相互作用,因此个体的步态变化可能和相关的描述不完全一致。下面的列表并不详尽,因此,可以使用以下某一常见模式为基础进行阐述,当然也可以使用列表以外的其他步态模式。当研究病理步态时,特别是对那些不符合标准模式的步态,要记住,异常运动可能是由以下两个原因之一所致,这对于理解步态有帮助:

- 受试者没有选择,运动是由无力、痉挛或畸形"强加"给他们的。
- 运动是一种补偿,是受试者用来纠正其他问题的,因此需要识别。

躯干侧屈

在支撑相,躯干向支撑侧肢体弯曲称为躯干侧屈、同侧倾斜(ipsilateral lean),

也常称为 Trendelenburg 步态。这一动作的作用通常是在单腿站立时减少髋外展肌和髋关节的压力。

躯干侧屈最好从正面(冠状面)观察。在双支撑相,躯干通常是直的。但是一旦摆动侧下肢离开地面,躯干就向支撑侧下肢的一侧倾斜,在下一个双支撑相开始时再次回到直立姿势。躯干侧屈可以是单侧的(即仅限于某一侧腿的单腿支撑阶段),也可以是双侧的(即躯干随着支撑腿的变化从一侧变换到另一侧),从而出现称为蹒跚步态,也称鸭步(waddling gait)。在下面的例子中,躯干的重量是 452 N (46 kg),右腿的重量是 147 N(15 kg)。

图 3-1 为双腿站立时躯干、骨盆和髋关节的示意图。髋外展肌不活动,躯干重量平均分布于两个髋关节。图 3-2 展示了健康个体右脚抬离地面时的状况:作用于左髋关节的力增加了 6 倍,从 226 N(23 kg 或 51 lb)增加到 1 510 N(154 kg 或 339 lb)。该力的增加由三个部分组成:

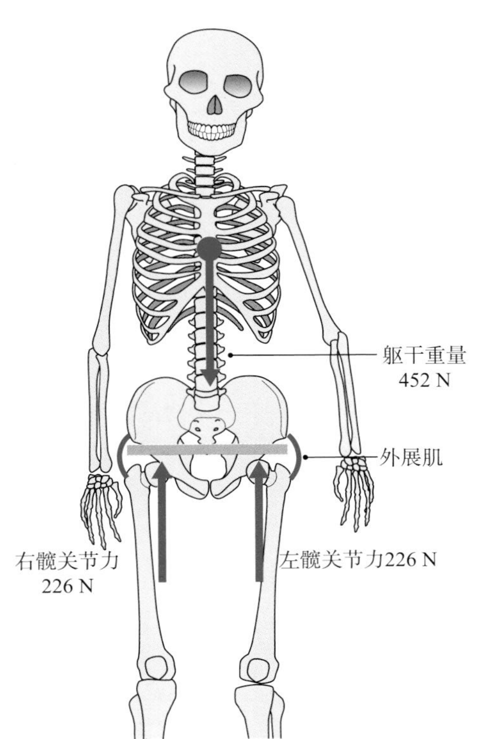

图 3-1 双腿站立示意图。每侧髋关节的力(226 N)是躯干重量(452 N)的一半。髋外展肌没有收缩

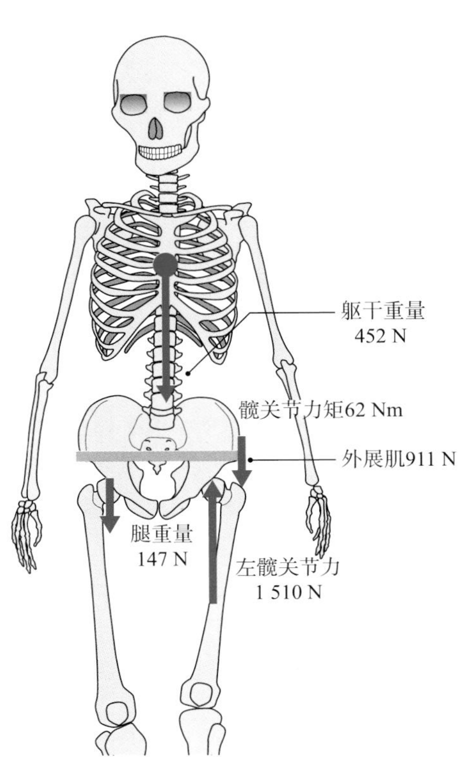

图 3-2 左侧单腿站立示意图(右腿抬起)。左髋关节力(1 510 N)是(i)躯干重量(452 N)、(ii)右腿重量(147 N)和(iii)外展肌收缩力(911 N)的总和

1. 躯干的全部重量由左髋关节支撑,而不是由两侧髋关节分担,这产生一个逆时针方向的力矩。

2. 右下肢的重量由左髋关节承担,而不是由地面支撑,这也产生了一个逆时针方向的力矩。

3. 左髋外展肌(主要是臀中肌)收缩,产生顺时针方向的力矩,以防止骨盆在无地面支撑的一侧下降。该收缩的反作用力通过左髋关节传递。

这三个分量增加了左髋关节力,具体如下:

1. 由于没有对侧分担,来自躯干的力从 226 N 增加到 452 N(23 kg 或 51 lb)。
2. 右下肢的重量增加到 147 N(15 kg 或 33 lb)。
3. 髋外展肌收缩增加到 911 N(93 kg 或 204 lb)。

结果共增加了 1 284 N(131 kg 或 288 lb)。

应该注意的是,这个例子只是为了让大家深入理解而适当编造的,其中相关数据不用认真探究!

要出现以上单腿支撑下的力学状态,还必须满足以下四个条件:

1. 在负重时没有明显的疼痛。
2. 髋外展肌有足够的力量。
3. 髋外展肌有足够长的杠杆臂。
4. 髋关节内或其周围有坚实稳定的支点。

如果不满足这些条件中的一个或多个,受试者可能会采用躯干侧屈来进行代偿。躯干侧屈对关节力的影响如图 3-3 所示。增加的力对分量 1 和 2 没有影响,但如果躯干的重心直接移动到左髋关节上方,就消除了由躯干重量产生的逆时针力矩。髋外展肌现在只需用 363 N(37 kg 或 81 lb)的力收缩,以平衡由右下肢重量产生的逆时针力矩。因此,髋外展肌收缩力减少了 548 N(56 kg 或 123 lb),总关节力也相应从 1 501 N 下降到 962 N。图 3-3 中的数字是指静态站立情况下;在步行的支撑相,由于重心的垂直加速度,还会产生更大的力,最终导致通过下肢传递的力在体重上下波动(图 2-20)。但这种波动在病理步态中往往比正常步态要小,这是因为在步幅较小时垂直加速度也较小。以上数据同样是假设躯干侧屈时其重心正好在髋关节上方。这实际上不太可能发生,但无论重心是否偏离髋关节,甚至偏离至髋关节外侧,原理都是一样的。有许多病理情况会出现这种步态异常。接下来对其进行讨论。

髋关节疼痛

如果髋关节发生疼痛,如骨关节炎和类风湿关节炎等,那么疼痛程度通常在很大程度上取决于通过关节传递的力的大小。由于躯干侧屈可以减少总关节力,Trendelenburg 步态在髋关节炎患者中十分常见。但是,尽管这样有效地减少了力,也减轻了疼痛，但力仍然很大（图 3-3 中的 962 N），同时，这种代偿还会导致肌肉骨骼系统的其他某些部分过负荷。因此，通常需要进行针对性治疗干预。

髋外展无力

如果髋外展肌较弱，在单腿支撑时，它们可能无法提供足够的力量以稳定骨盆。此时，骨盆将向脚离开地面的一侧倾斜（Trendelenburg 征，与 Trendelenburg 步态相反）。为了减少对无力肌肉的需求，受试者通常会在站立和步行时采用躯干侧屈向支撑侧，以尽可能减少髋关节力矩（图 3-4）。髋外展肌无力可能由影响肌肉本身或控制肌肉的神经系统的疾病或损伤所致。

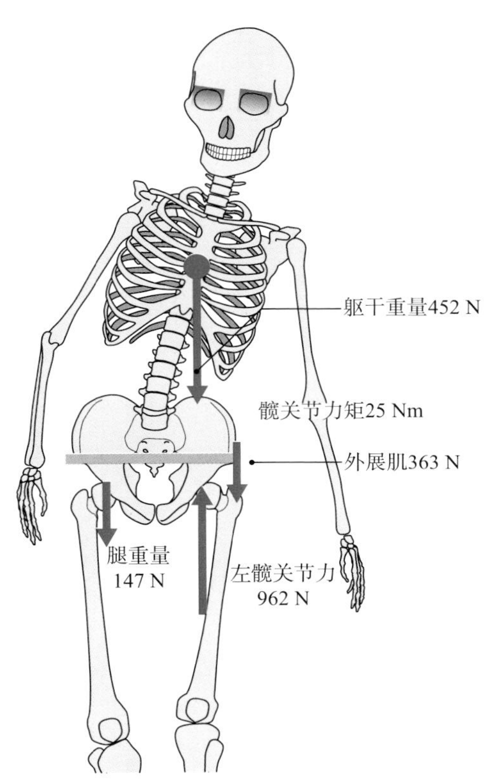

图 3-3 躯干侧屈。躯干重力线穿过支撑侧髋关节，使得围绕左髋关节的逆时针力矩从 62 Nm 减少到 25 Nm，这样仅需较小的髋外展力来稳定骨盆。左髋关节力（962 N）是（i）躯干重量（452 N）、（ii）右腿重量（147 N）和（iii）髋外展肌收缩力（363 N）的总和

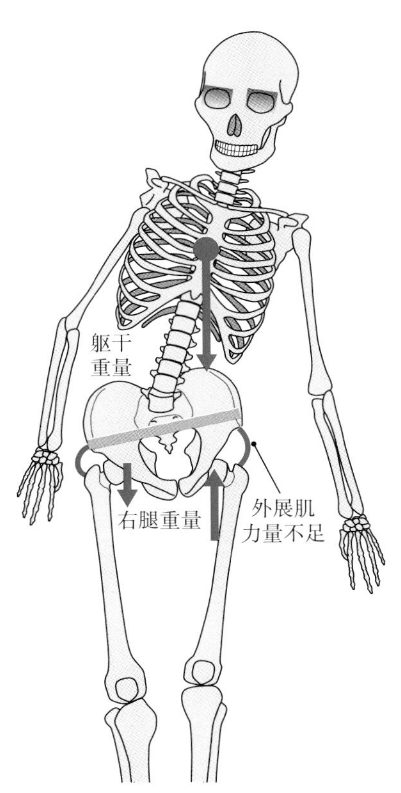

图 3-4 Trendelenburg 征。由于髋关节外展肌力量不足，当一只脚抬离地面时，骨盆在无支撑的一侧下降。受试者在支撑侧髋关节上方弯曲躯干以进行代偿

异常髋关节

髋关节周围有三种情况将导致不能借助髋外展肌稳定骨盆:先天性髋关节脱位(CHD,也称为髋关节发育不良)、髋内翻和股骨骨骺脱位。在这些情况下,股骨大转子向近端骨盆边缘移动,导致臀中肌的有效长度减少。肌肉在短缩时一般难以有效地发挥功能,即收缩时张力降低。在 CHD 和严重的股骨骨骺脱位病例中,还有一个问题,正常的髋关节对位实际上已经丧失,取而代之的是假髋关节或假关节。这种异常关节更偏向外侧,导致髋外展肌杠杆臂减小,并且可能无法提供所需的坚实稳定的支点。在杠杆臂减小和肌力下降的共同作用下,这些受试者步行时躯干侧屈的需求很强(图 3-5)。在很多情况下,尤其对于老年 CHD 患者,假髋关节会演变成髋关节炎,除以上问题外,还会出现髋关节疼痛。此外,疼痛本身也是股骨骨骺滑动的一个常见因素。

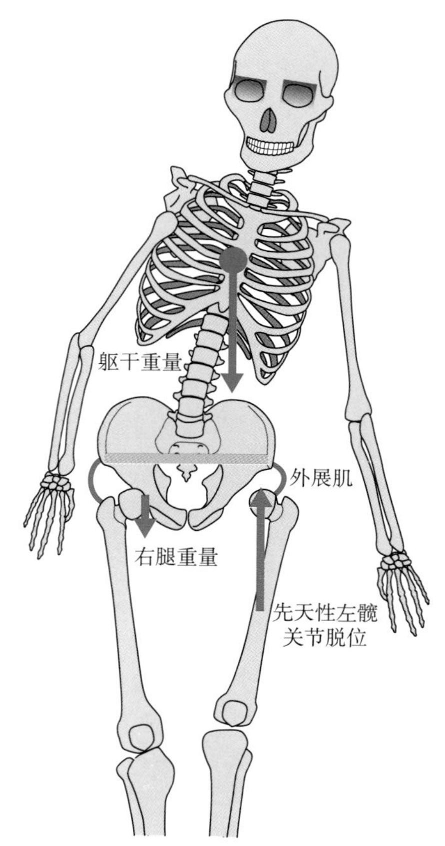

图 3-5　先天性髋关节脱位。髋关节外展肌的工作长度和杠杆臂都减少了。受试者在支撑侧髋部上方弯曲躯干以进行代偿

宽步基

如果步行基底地非常宽大，在单腿支撑时就会有平衡问题。此时可以通过躯干侧屈来保持重心位于支撑腿上方，而不是如图 2–28A 所示的通过倾斜整个身体来保持平衡。多数情况下，两侧都需要这样做，最终导致步行时躯干不断向双侧侧屈，形成蹒跚步态（鸭步）。

下肢不等长

当下肢不等长时，在短腿侧承重时，骨盆将向短腿侧倾斜。这有时称为“踩入坑中”（译者注：踩入坑中时会导致两下肢相对长度不等）。骨盆倾斜常伴有躯干代偿性侧屈。

其他原因

Perry（2010）给出了躯干侧屈的许多其他原因，包括内收肌挛缩、脊柱侧弯和体象障碍，常发生在脑卒中后。

躯干前屈

躯干前屈时，表现为受试者在支撑相早期向前弯曲躯干。如果只有一侧下肢受到影响，躯干会在对侧初始触地时再次伸直。但如果两侧都受到影响，躯干可能会在整个步态周期中保持弯曲。这种步态异常最好从侧面观察（矢状面）。

躯干前屈步态一个重要的目的是补偿伸膝肌的不足（无力）。图 3–6 中的左

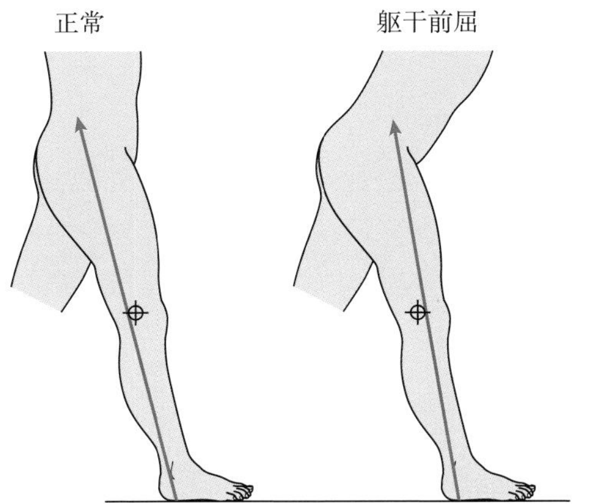

图 3–6 躯干前屈。支撑相早期的力线在正常行走中经过膝关节后侧；而躯干前屈将力线带到膝关节前方，以补偿伸膝肌无力

图显示,在支撑相早期,地面反作用力作用线通常经过膝关节轴线后侧,产生屈膝的外力矩。股四头肌收缩产生内伸展力矩,与这正好相反。如果股四头肌无力或瘫痪,无法产生内力矩,膝关节就容易塌陷。而图 3-6 中的右图显示,躯干前屈使得身体重心前移,导致地面反作用力作用线在膝关节中心前面通过,产生外伸展(或过伸)力矩。除了躯干前屈外,受试者有时会在行走时将手放在受累侧大腿上,帮助稳定膝关节。躯干前屈的其他原因包括马蹄足畸形、髋关节伸肌无力和髋关节屈曲挛缩等(Perry,2010)。

躯干后伸

躯干后伸其实就是躯干前屈的反向形式,在支撑相早期,躯干在矢状面上向后伸而不是向前屈。这从矢状面视角最容易观察。这样做的目的通常是补偿无效(较弱)的髋关节伸肌。在支撑相早期,地面反作用力作用线通常在髋关节中心前面通过。由此产生了一个外力矩,使躯干相对大腿向前弯曲,并与髋关节伸肌,主要是臀大肌的收缩相拮抗。如果髋关节伸肌无力或瘫痪,受试者此时可以通过后伸躯干来进行代偿,使得地面反作用力作用线转移到髋关节中心后方(图 3-7)。

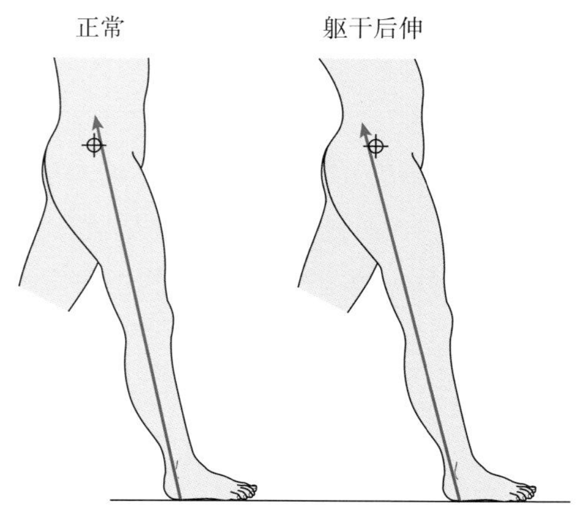

图 3-7 躯干后伸。正常步行时,支撑相早期足底反作用力作用线经过髋关节前方;躯干后伸将此力线移动到髋关节后方,以代偿薄弱的髋关节伸肌

另一种情况的躯干后伸发生在摆动相早期,此时受试者可能是通过后伸躯干来向前推动摆动侧下肢。常见于髋屈肌无力或髋伸肌痉挛的姿势代偿,在这两种情况下,摆动相开始时股骨向前加速困难。膝关节无法弯曲时也会出现该动作,因为整个下肢必须作为一个整体向前加速,这可能超出了髋屈肌的能力而导致其力量“相对不足”。当髋关节强直(融合)时也可能发生躯干向伸,当下肢向前移动

时，髋关节不能屈曲，则需要躯干向后移动平衡。

过度腰椎前凸

许多人有着夸张的腰椎前凸，但只有当腰椎前凸以某种方式辅助步行时，才被认为是步态异常，这通常意味着腰椎前凸的程度在步态周期中是变化的。从矢状面观察到腰椎前凸增加，通常在患侧支撑相末期达到高峰。

腰椎前凸增加的最常见原因是髋关节屈曲挛缩，也可能是髋关节强直而不能活动。这两种畸形都会阻止股骨从其屈曲位置向后移动，导致步幅非常小。如果可以将股骨置于垂直（甚至伸展）位，通过腰椎的伸展而不是髋关节的运动，则可以克服这一困难（图 3-8）。

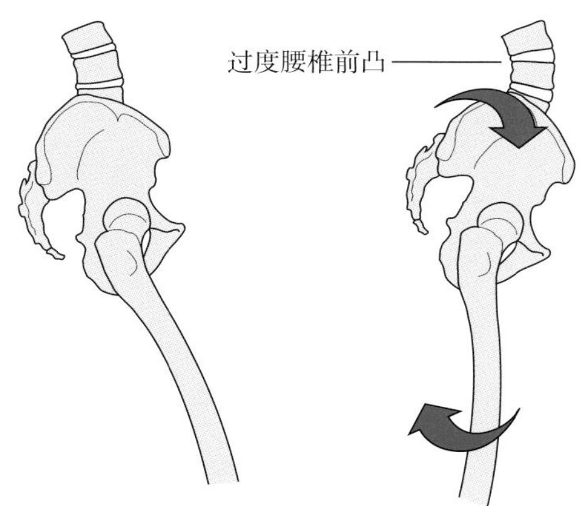

图 3-8 腰椎前凸增加。当髋关节固定屈曲畸形时（左），骨盆前倾，股骨进入垂直位置（右），导致腰椎前凸增加

骨盆在矢状面上的方向由上方的躯干肌和下方的肢体肌之间的反向拉力维持。如果存在肌肉不平衡，如前腹壁肌肉无力、髋伸肌无力或髋屈肌痉挛，受试者可能会出现骨盆过度前倾，这同样会增加腰椎前凸。

功能性长短腿

四种步态异常，划圈（circumduction）、提髋（hip hiking）、跨阈（steppage）和跳跃（vaulting），是密切相关的，因为它们都是在克服功能性长短腿的问题。Gurney（2002）发表了一篇关于双下肢不等长的综述。当下肢长度外观长度不一致时，就可能会出现解剖学上的双下肢不等长，无论是用卷尺测量，或者更准确地用下肢 X 线测量。但功能性长短腿意味着下肢的实际长度不一定不同（尽管可能不同），只是其中一侧下肢或双侧下肢不能满足步态周期特定阶段的相应长度要求。为了实现自然行走,支撑腿需要比摆动腿“功能性更长”。否则摆动腿就会与地面碰撞,而无法通过支撑腿(廓清障碍)。下肢功能性延长(支撑相)的方式,可以是髋关节和膝关节伸展,踝关节跖屈。反过来,下肢功能性缩短(摆动相)的方式,可以是髋关节和膝关节屈曲,踝关节背屈。当以上所有必要的屈曲和伸展不能实现时,就可能出现功能性长短腿,进而导致以上几种步态异常。这通常是神经性问题造成的。任何伸肌的痉挛或屈肌的无力都会使下肢在摆动相相对过长,关节在伸展时的机械锁定也是如此。相反,屈肌痉挛、伸肌无力或关节屈曲挛缩会使下肢在支撑相相对过短。产生功能性长短腿的其他原因还包括肌肉骨骼问题,如骶髂关节功能障碍。

功能性下肢长度增加在脑卒中后尤为常见,主要是因为足下垂(胫前肌无力或瘫痪),还可能伴有髋关节和膝关节伸肌张力增加。

为克服这一问题,步态调整可以是延长支撑相下肢,也可以缩短摆动相下肢,从而使摆动正常发生。这两种方法并不相互排斥,在某一特定个体身上,可以同时使用。临床上,某一个体所采用的步态改变,可能是潜在的病理改变所致,或可能是其他偶然因素。因此,两个临床症状明显相同的人可能会有不同的解决方案。

划圈

摆动腿向外摆动,可以避免摆动腿与地面接触,即划圈(circumduction)动作

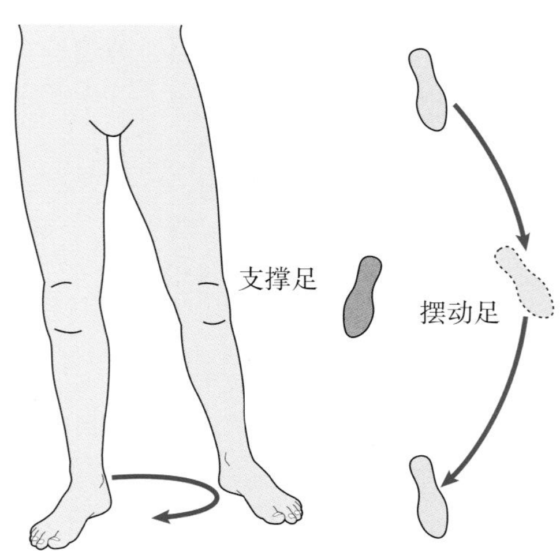

图 3-9 划圈。摆动腿以弧形而不是直线前进,增加摆动足离地间隙

(图 3-9)。另一侧下肢摆动相通常是正常的。从冠状面视角可以清楚地观察到划圈动作。划圈可以在髋屈肌无力的情况下帮助摆动下肢,主要机理是在髋关节伸展状态下使用内收肌作为髋屈肌。

提髋

提髋(hip hiking)步态主要表现为摆动腿侧骨盆由脊柱和侧腹壁肌肉收缩而抬起(图 3-10)。该运动最佳观察角度为冠状面。

通过上抬摆动腿侧骨盆,提髋改变了步态的第二个决定因素(骨盆围绕前后轴倾斜)。它还可能和第一个决定因素(骨盆围绕垂直轴旋转)相关,可以帮助下肢前移。下肢前移还可以通过摆动相初期躯干后倾来实现。

根据纽约大学手册(1986),提髋常出现于腘绳肌无力时的慢速步行过程中,此时膝关节过早伸展(缺少拮抗),使得下肢在摆动相末期时过长。同时,由于踝关节跖屈,一般很少使用对侧支撑腿延长(如踝跖屈)的方法来代偿。

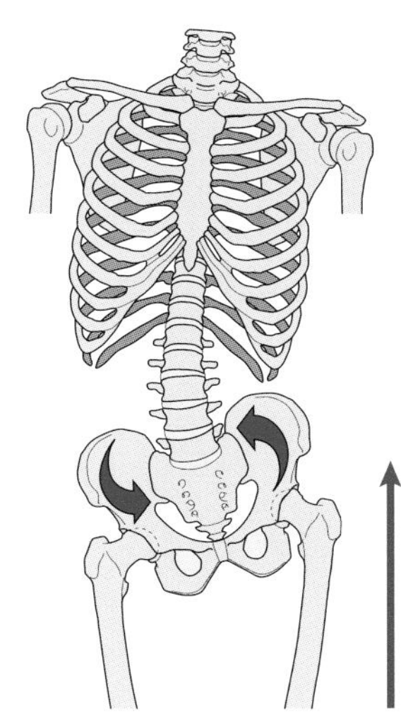

图 3-10 提髋。通过上抬骨盆来提拉摆动腿

跨阈

跨阈(steppage)主要出现于摆动相,包括增加膝关节和髋关节屈曲以更高地抬高下肢,增加足离地间隙(图 3-11)。矢状面为最佳观察视角。常用于代偿踝关节跖屈状态,即足下垂,多因踝关节不能背屈和/或背屈肌力不足造成,后文将会进一步阐述。

跳跃

如果受试者通过跖屈支撑腿踝关节,以足趾触地,则摆动腿的离地间隙将增加,这一动作称为跳跃(vaulting)步态(图 3-12)。跳跃会大大增加躯干垂直运动幅度,结果使得该动作不仅看起来显得很笨拙,还会额外浪费能量。可以从矢状面或冠状面观察该动作。

跳跃出现在支撑相,与其相关的步态异常(划圈、提髋、跨阈)都出现于摆动相。因此,对于涉及摆动相下肢的问题,跳跃可能是更合适的解决方案。与提髋一样,它通常出现于腘绳肌无力时的慢速步行,此时膝关节往往在摆动相过早伸展。它也出现于膝上截肢患者步行中,由于其膝关节假体在摆动相不能充分屈曲所致。

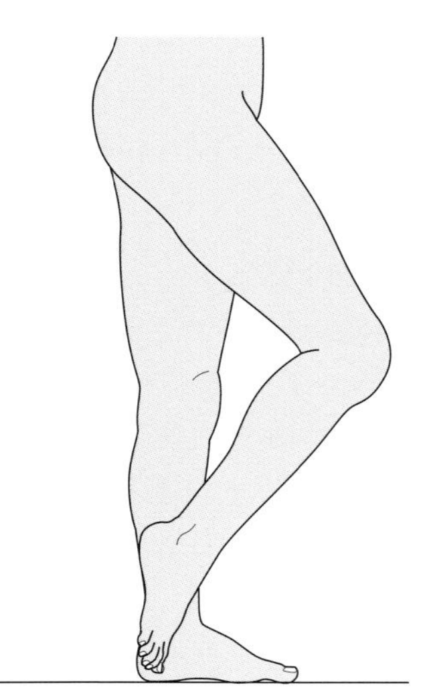

图 3-11 跨阈。增加髋关节和膝关节屈曲角度可以改善摆动相下肢的离地间隙,主要病因是足下垂

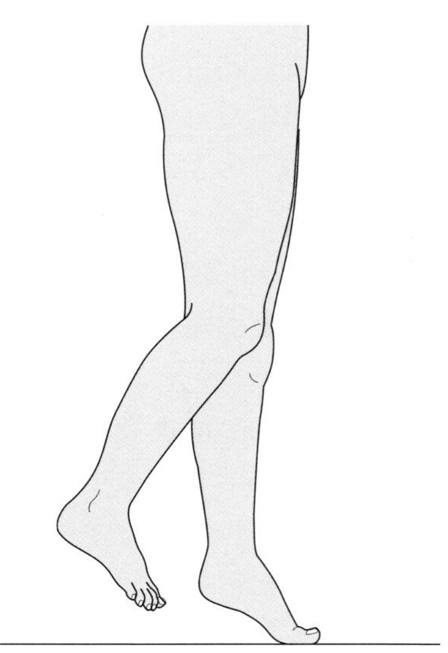

图 3-12 跳跃。受试者抬起支撑腿,以脚趾着地,增加了摆动腿离地间隙

异常髋关节旋转

由于髋关节能够在水平面内进行大范围旋转,膝关节和踝关节不能代偿,因此,髋关节异常旋转会影响整个下肢,导致足部出现异常的足趾向内(内旋)或向外(外旋)姿势。该步态模式可出现于支撑相和摆动相,从冠状面视角观察最佳。

异常髋关节旋转的病因可能有以下几种:

- 髋关节旋转肌异常。
- 脚与地面接触方式异常。
- 其他一些异常问题的补偿动作,如股骨前倾或后倾等。

髋关节旋转肌问题通常是痉挛或无力。例如,脑瘫患者内侧腘绳肌(半腱肌和半膜肌)的过度活动可能产生内旋。内、外侧腘绳肌之间的不平衡是异常髋关节旋转的常见原因;外侧腘绳肌(股二头肌)无力或内侧腘绳肌(半腱肌和半膜肌)痉挛将导致下肢内旋。反之,外侧腘绳肌(股二头肌)痉挛或内侧腘绳肌(半腱肌和半膜肌)无力将导致下肢外旋。某些足部疾病也会导致异常髋关节旋转。足内翻,无论是固定内翻(pes varus)还是腓骨肌无力,承重时都会使整个下肢内旋。相应地,足外翻,无论是固定外翻(pes valgus)还是胫前肌和胫后肌无力,都将导致承重时髋关节外旋。

髋关节外旋还可以代偿股四头肌无力,以改变通过膝关节的力线的方向。这可以是躯干前屈的替代或补充。如果髋屈肌较弱,可以外旋髋关节,使用髋内收肌作为“髋屈肌”来辅助髋关节屈曲。小腿三头肌无力的患者也可以外旋下肢,借助腓骨肌作为踝跖屈肌。股骨前倾或后倾会分别导致髋关节过度内旋或外旋。

膝关节过伸

膝关节过伸步态中,膝关节在支撑相失去了微屈姿势,取而代之的是完全伸展甚至过伸,即膝关节向后成角。在矢状面视角观察最佳。

膝过伸的原因已阐述过:股四头肌无力可以通过躯干前屈和/或下肢外旋来保持下肢完全伸展来代偿(图 3-6),以避免地面反作用力作用经过膝关节中心后方。其他保持膝关节完全伸展的方法是步行时将一只手放在大腿上将大腿向后推,也可以在初始触地时使用伸髋肌将大腿向后猛拉。

膝过伸常伴有躯干前屈,多见于脊髓灰质炎后股四头肌麻痹患者。这类步态虽然不正常,但对患者却很有价值,因为如果不这样做,患者可能就无法步行。然而,膝关节外过伸力矩受后侧关节囊张力拮抗,久之,后关节囊逐渐松弛,造成膝关节过伸畸形,称为膝反弓(genu recurvatum)。如果长期保持这种畸形,膝关节后期将会出现骨关节炎。图 3-13 显示了一名 41 岁女性步行时矢状面观左侧髋关节、膝关节和踝关节的角度,该女性在 12 岁时因脊髓灰质炎导致双侧股四头肌瘫痪。她使用两根前臂拐,步行缓慢(步态周期 1.9 秒;步频 63 步/分;步幅 1.00 米;速度 0.52 米/秒)。膝关节在支撑相过伸至 32°,但在摆动相屈曲正常,为 63°。髋关节比正常人伸展更多,因为膝关节过伸使得膝关节比正常靠后,改变了股骨的角度。

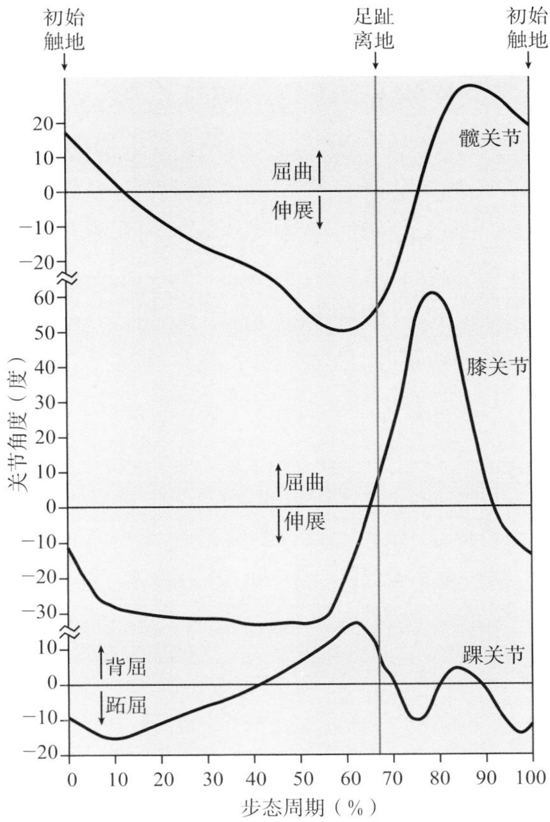

图 3-13 膝关节过伸。股四头肌瘫痪患者矢状面观髋关节、膝关节和踝关节角度,图中显示膝关节过伸和髋关节后伸增加

正常步行时,外力矩在支撑相末期会促使膝关节过度伸展。这需要腓肠肌产生的内屈肌力矩(图 2-7)拮抗。如果腓肠肌无力,膝关节可能会向后过度伸展。这可能有助于行走,因为在摆动前期需要一定的下肢长度,通常是通过踝关节跖屈完成;但在踝关节跖屈障碍情况下,则可以通过伸展膝关节完成。然而,在膝关节过度伸展的情况下,有产生过伸的风险,容易导致后关节囊损伤。

膝关节过伸常源自痉挛。其中一个典型病因是股四头肌过度活跃,直接产生膝关节伸展。另一种原因是小腿三头肌痉挛,踝关节跖屈(足下垂),身体重量由前足支撑。此时,地面反作用力向量向前运动产生一个外力矩,明显大于正常踝关节跖屈和膝关节伸展力矩,导致膝关节过伸。

单侧下肢长度较短可能会导致患者在站立时把所有的体重都施加于另一侧(较长的)下肢上,导致膝关节过伸。这是因为双腿站立不舒服,需要长的一侧膝关节保持弯曲[译者注:保持膝关节弯曲需要股四头肌长时间收缩,容易疲劳,因此可能会采用“反向弯曲”(过伸)的方式缩短长的一侧下肢长度,以保持均衡]。

膝关节过屈

一个步态周期中,膝关节两次出现几乎完全伸展的体位,大概在初始触地和足跟离地期。在膝关节过屈异常步态中,上述两次完全伸展可能有一次或两次不会出现。膝关节的屈伸运动从矢状面观察最佳。

膝关节屈曲挛缩显然会阻碍其正常伸展。如果在支撑相后期髋关节屈曲阻止股骨进入垂直或伸展位,髋关节屈曲挛缩也会阻止膝关节伸展(图 3-14)。在支撑相,膝关节屈曲还会减少下肢的有效长度,从而需要对下肢功能性不等长进行补偿。

屈膝肌痉挛也可能导致过度屈膝的步态模式。由于屈膝肌能够拮抗股四头肌,这可能导致其他的一些步态改变,如躯干前屈,以代偿股四头肌相对无力。如果踝关节活动受限或足跟骨畸形等,阻止了承重反应过程力向量沿足底向前移动,即抑制了正常的踝跖屈(滚动),则膝关节可能在初始触地后出现过度屈曲。膝关节屈曲增加也可能是代偿运动的一部分,或者是为了减少功能性长短腿时的有效肢体长度,或者是作为蹬离

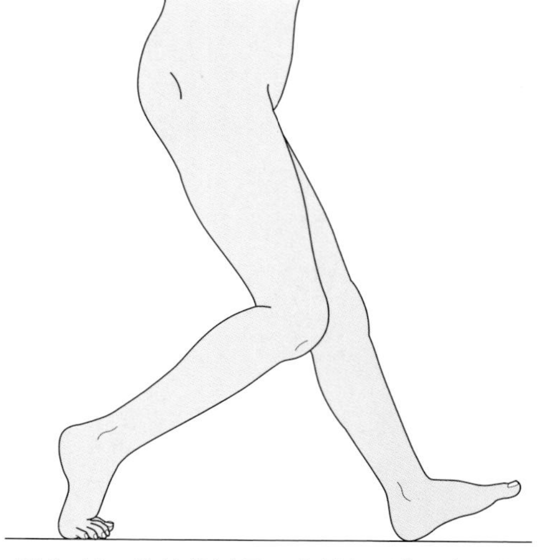

图 3-14　膝关节过屈。支撑相后期,髋关节屈曲挛缩,导致膝关节屈曲增加

地面时跖屈肌力量不足的代偿动作(髋关节、膝关节屈曲和手臂摆动增加)的一部分。

踝关节背屈控制不良

一个步态周期中,踝关节背屈肌在两个不同时期活动;因此,踝关节背屈控制不良可能导致两种不同的步态异常。在承重反应期间,背屈肌拮抗外跖屈力矩,使得足可以平稳地落在地面上。如果背屈肌无力,足就会突然落下并撞击地面,即"足拍地"(foot slap)。在摆动相,背屈肌活跃,以帮助抬高足实现廓清。在摆动相初期,如果不能充分抬起足,可能会导致足趾拖曳,甚至碰撞地面。这两个问题从矢状面视角中观察最佳,并可能会产生独特的声音(译者注:碰触或撞击地面)。踝关节背屈控制不良的患者通常在看到其步态表现之前,可以通过声音就可以初步诊断出来。

踝关节背屈控制不良可能是由于胫前肌无力或麻痹所致,也可能是由于小腿三头肌痉挛导致胫前肌力量相对不足所致。在摆动相足背屈不能会导致功能性长短腿,前文已阐述了一些代偿方法。只有在受试者无法代偿的情况下,才可以观察到足趾拖曳。此外,在摆动相初期,即使踝关节有充分的背屈,但如果髋关节或膝关节屈曲延迟,也可能会发生足趾拖曳。

然而即使踝关节背屈控制不良,部分痉挛患者也能够在摆动相实现踝背屈,因为髋关节和膝关节屈曲经常伴随有踝关节反射性背屈,这是一种与脊髓屈曲回避反射相关的原始运动模式。

足触地异常

足部承受较大负荷,尤其是单腿支撑时。足跟或前足负荷最好从侧面观察,而足内侧或外侧负荷最好从冠状面观察,尽管有人认为应该一直从后面观察。在有透明步道的地方,从下方观察可以很好地观察足的负荷模式。

足跟负荷可见于跟足畸形(talipes calcaneus 或 pes calcaneus),其前足被牵拉至极度背屈(图 3-15),通常是由于肌肉不平衡所致,如胫前肌痉挛或小腿三头肌无力。除了轻度跟足畸形患者,一般前足不承重,并且会因为终末滚动缺失而导致支撑相时间减少。相应的,患侧支撑相时间减少时对侧摆动相时间减少,并进而减少了对侧的步长和总步幅。地面反作用力矢量保持在膝关节中心后方,增加了膝关节区的外屈曲力矩。

马蹄足(talipes equinus 或 pes equinus)畸形(图 3-16)指踝关节跖屈肌痉挛导致前足固定于跖屈位。如果是轻度马蹄足畸形,支撑相足可以平放在地面上;但在严重的情况下,足跟无法接触地面,初始触地的部位为跖骨头,这种步态也称为初始足趾着地(primary toestrike)。由于地面反作用力的力线前移,外力矩增加,促使膝关节伸展(踝跖屈/膝关节伸展力偶)。同时,首次滚动(initial rocker)缺失将会缩短步幅。

足内侧过度触地是多种足部畸形的共同特征。内翻肌无力或外翻肌痉挛将导致足内侧下垂并承受大部分重量。足外翻(pes valgus)时,内侧足弓降低,使得足内侧缘承重。足内侧触地增加也可能是由于膝关节外翻畸形所致,并伴有步宽增加。

当足内侧缘升高或足外侧缘由于痉挛或无力而压低时,就会产生一种足部畸形,即足外侧过度触地。这种足部畸形也称为马蹄内翻足(talipes equinovarus)(图3-17),将马蹄足和足内翻结合在一起,形成特征性的足部扭曲,由前足外侧缘承担所有的负荷。尽管英文术语"club foot"可用于描述各种各样的足部畸形,但其通常特指马蹄内翻足。

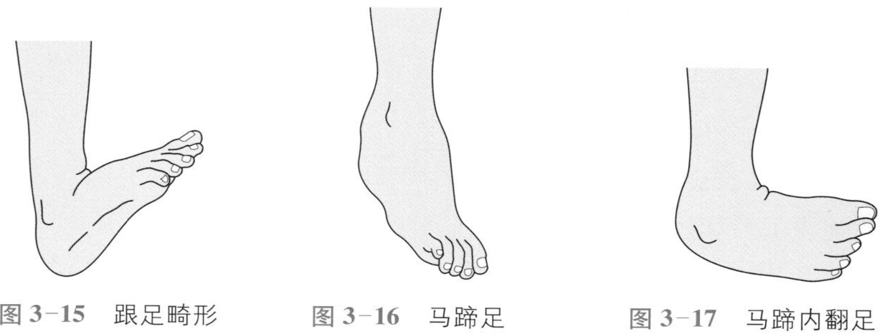

图 3-15 跟足畸形　　图 3-16 马蹄足　　图 3-17 马蹄内翻足

另一种异常足部触地模式是踏步(stamping)(即用力迈步),通常伴随着足部感觉丧失,如梅毒的最后阶段——脊髓痨(tabes dorsalis)。患者通过足部对地面的冲击所引起的振动,接收足与地面接触的信息反馈。

足偏转(旋转)异常

正常人足放置于地面上的方向大致与步行的方向一致,通常足趾外偏一定度数。病理性足趾内偏或外偏角度可源自髋关节内/外旋、股骨或胫骨的扭转(扭曲),或者足部本身的畸形。足旋转异常的重要后果之一是,其将导致地面反作用力相对于下肢其余部分而言,处于一种非正常位置。例如,如果足内偏,地面反作用力比正常情况下更靠近内侧,这将在踝关节和膝关节处产生外收肌力矩。无论是足内偏还是足外偏,足在前进方向的有效长度均减小,因此,支撑性末期和摆动前期的地面反作用力可能比正常情况下更靠后。这会减少小腿三头肌产生的内跖屈力矩的杠杆臂。

这是杠杆臂疾病(lever arm disease)或杠杆臂缺陷(lever arm deficiency)问题的一个例子,在这种情况下,肌肉力量正常的个体由于肌肉杠杆臂长度的减少,不能产生足够的内关节力矩。典型的例子是脑瘫患者,其有严重的足内偏或足外偏;由此而引发的地面反作用力的后移,增加了屈曲膝关节的外力矩。

蹬地不足

正常步行过程中,身体重量在摆动前期蹬离地面时由前足承受。在蹬地能力不足时,整个足作为整体一起抬离地面,因此重量主要分布于足跟,且没有蹬地阶段。该步态模式从矢状面观察最佳。

蹬地不足的主要原因在于小腿三头肌或跟腱问题,导致前足承重能力不足。常见原因包括跟腱断裂、比目鱼肌和腓肠肌无力等。足内肌无力或麻痹也可能影响前足承重。任何解剖结构变形如果妨碍了正常的前足承重,都可能导致蹬地不足。如跟足畸形(图 3-15),显然无法在其前足施加任何有效的负荷。

蹬地不足的另一个重要原因是前足疼痛,疼痛程度往往和负荷程度相关。如跖骨痛和跖趾关节炎。终末滚动消失导致足在髋关节完全伸展之前过早地离开地面。这会减少患侧支撑相持续时间,同样会减少对侧摆动相时间和步长,导致步态时相不对称。

步宽异常

步宽通常为 50~130 mm。在病理步态中,步宽可能会超出(大于或小于)这一范围。虽然理想情况下步宽应该通过实际测量来确定,但一般情况下,其变化可以通过视觉观察进行估算,最好从受试者后方观察。

步宽增加可能是由任何畸形引起的,例如髋外展或膝外翻,这会导致双足在地面上的距离比正常情况下更宽。步宽增大需要增加躯干横向运动以维持平衡,如图 2-28 所示。

步宽增加的另一个重要原因是姿势不稳和跌倒恐惧,导致双足分开距离加大,增加支撑面积。步宽增加使得重心不一定落在双足中间,可以有一定的偏差。当下肢感觉,尤其是本体感觉障碍时,受试者不能准确定位双足相对于躯干的位置,就有可能出现步宽增加。步宽增加还可见于小脑性共济失调,通过增加步宽提高共济失调步态的安全性。当然,提高步行稳定性也可以通过使用单拐或双手杖辅助步行来实现。

步宽减小通常是由髋关节内收或膝关节内翻畸形所致。髋关节内收可能会引起摆动腿越过中线,形成剪刀步态,这在脑瘫中很常见。病情较轻的情况下,摆动腿能够向前顺利越过支撑腿,随后交叉移动到其前方。较重的情况下,摆动腿无法越过支撑腿:摆动腿落在支撑腿后方,两腿左右位置颠倒,形成交叉。这显然是一种异常步态模式,步幅很短,步宽和步长甚至为负值。

节律紊乱

步态障碍还包括步态周期时相异常。有两种可识别的节律紊乱:不对称节律紊乱,显示双下肢之间步态时相差异;不规则节律紊乱,显示某一步和下一步之间的差异。节律紊乱从侧面观察最佳,也可以通过听声音辨别。

避痛步态(antalgic gait)是一种特殊的步态改变,可以减少患者自身的疼痛程度。这一步态模式常表现为节律紊乱,其中疼痛侧下肢活动与支撑的时间会尽可能缩短,而无痛侧下肢的时间则相应延长。双下肢之间节律显著不对称,但每一步态周期之间的表现比较接近,是规则的。双下肢长度显著差异也可能导致这种类型的步态节律紊乱,还有一些其他双下肢之间的明显偏差也可能产生这种不对称,如关节挛缩或关节强直。

不规则步态节律紊乱,即前一步和下一步的时限发生明显变化,见于多种神经系统疾病。最特别的是小脑性共济失调,会导致动作模式发生器丧失,而模式发生器负责调节产生规律、协调的脚步序列。感觉,尤其是本体感觉缺失会导致肢体位置和方向的不确定性,从而产生节律紊乱。

其他步态异常

还有许多其他步态异常,可以单独出现,也可以和上述一些步态模式混杂在一起。主要包括:

- 不自主运动,如意向性震颤、手足徐动等。
- 上肢姿势或动作异常,包括手臂摆动不能。
- 头颈部姿势或动作异常。
- 足跟着地后足侧方旋转。
- 摆动相足过度外旋,有时称为甩鞭动作(whip)。
- 快速疲劳。

上述情况属于可以用肉眼观察到的步态异常。但也有许多步态异常只能使用动力学/运动学步态分析系统来检测。典型的例子是力矩异常,例如先天性脊柱裂(myelomeningocoele 或 spina bifida)儿童的膝关节可能存在过度内翻力矩,这使他们易患骨关节炎(Lim 等,1998)。

助行器

使用助行器可以显著改善异常步态模式。有人选择使用助行器来使得步行更容易(如降低疼痛关节的疼痛程度),也有人如果没有助行器辅助就无法行走。虽然从设计角度而言有许多细节上的变化,但助行器(也称步行辅助设备)分为三种基本类型:手杖(cane)、拐杖(crutch)和助行架(frame)。这三种方式都是通过手臂而不是仅依靠下肢来支撑部分体重。虽然这是一种应对下肢缺陷的有效方法,但它经常会导致腕关节和肩关节损伤,因为人体腕关节和肩关节自身的结构并不适合承受和传递较大负荷。助行器使用方式多变,人们经常有自己的使用习惯,可能与下面将要阐述的常规方式不完全一致。

手杖

最简单的助行器是手杖(cane 或 walking stick),手杖可以将力通过手腕和手传递到地面。由于前臂肌相对较弱,腕关节也较小,因此不可能通过手杖长时间传递较大力量。施加到手杖上端的力矩受到握力和手柄形状的限制,因为手容易打滑。因此,力传递的主要方向为沿着手杖的轴线。手杖有以下三种用途,通常结合起来使用:

- 提高稳定性。
- 产生力矩。
- 将部分负载从一侧下肢上移开。

提高稳定性

手杖常用于帮助老年人和体弱者提高稳定性。手杖可以增加支撑面积,从而避免了必须将重心定位在双足之间相对较小的支撑区域上。对于那些只有轻微稳定性问题的患者,可以使用单侧手杖。这虽然不会在单腿支撑期间提供一个安全的支撑区域,但可以比较容易地纠正一些较小的不平衡。由于手杖通常放置在离脚一定距离的地面上,这就可以提供相对较长的杠杆臂,因此通过手杖施加一定力量将会产生较大的力矩来纠正任何定位误差。如果要最大限度地保证安全,可以同时使用两根手杖,以便持续形成一个稳定的三角形支撑区域。三角形支撑区域在单腿支撑时由两根手杖和一只足提供,在双支撑相时由一根手杖和两只足提供。如果只使用一根手杖,它通常会在更加安全的一侧下肢支撑时向前移动。如果使用两根手杖,它们通常在双支撑相时分别前移,以始终提供最大的稳定性。

产生力矩

使用手杖来产生力矩如图 3-18 所示。通过手杖施加 100 N(10 kg 或 22 lb)的垂直力,产生顺时针方向力矩,作用于肩带,从而作用于骨盆。这减少了髋外展肌为保持骨盆水平所需产生的力矩。这些肌肉的收缩力从 911 N(93 kg 或 204 lb)减少到 463 N(47 kg 或 104 lb),共减少了 448 N(56 kg 或 123 lb)。髋关节合力减少值为这一数值和手杖作用于地面力的和。为了使这一机制发挥作用,手杖必须握在疼痛髋关节对侧的手中。手杖也可用于在膝关节处产生横向力矩,从而减少关节一侧的负荷。手杖通常先于它所保护的下肢进行摆动之前向前移动。

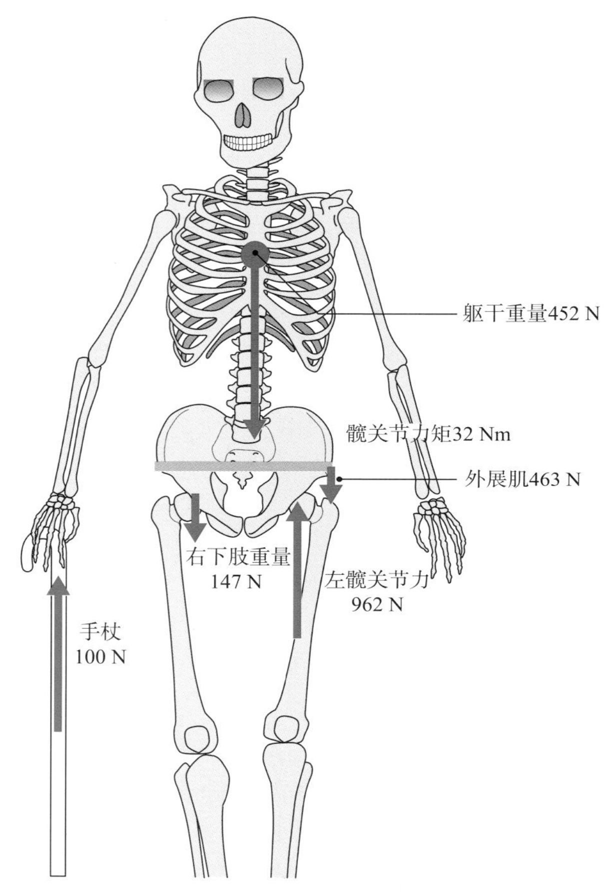

图 3-18 右下肢摆动相,使用手杖产生顺时针方向力矩,减少了髋外展肌收缩力,从而减少了髋关节力

左髋关节力(962 N)等于(Ⅰ)躯干重量(452 N)、(Ⅱ)右下肢重量(147 N)和(Ⅲ)外展肌收缩力(463 N)的总和减去(Ⅳ)通过手杖的力(100 N)。请与图 3-2 作比较(单支撑相间,左髋部的力为 1 510 N)。

减少肢体负荷

当使用手杖减轻下肢的一些负荷时,通常将手杖握在患侧下肢的同侧手上,并将其置于靠近足的地面上。通过这种方式,可以在下肢和手杖之间分担负载,甚至可以完全下肢不负重,完全由手杖承担。手杖也跟随受累侧下肢运动,在其向前摆动时一起前进。人通常会侧倾倚靠在手杖上,以增加手杖的垂直负荷,减少下肢负荷。手杖也可以通过这种方式缓解髋、膝、踝或足步行时的疼痛。如果手杖握在另一侧手中,就像通常所建议的那样,可以避免侧倾,但辅助承重的程度会降低。

无论使用手杖的原因是这三种中的哪一种,都将由残疾程度决定使用单根还是两根手杖。有时会发现,人们在使用单手杖时,往往放置于和我们预期相反侧的手。这可能只是他们没有发现可以从另一只手使用手杖中获得更多的收益,不过更大的可能是,我们未能充分理解他们所采取的所有代偿情况。

有许多方法可以对普通手杖进行改良,包括许多不同类型的手柄。普通手杖一个特别重要的变体是宽基手杖(broad-based cane),也称为爪形手杖(Hemi cane 或 crab cane),可以有三只足(三足手杖)或四只足(四足手杖)。与普通手杖的不同之处在于,只要整个力向量保持在手杖底部的区域内,宽基手杖就会自己站立起来,并承受较小的水平分力。当从坐位站立起来时,这种手杖特别有用。当然,稳定能力的增加是以重量和体积的增加为代价的,特别是体积,这可能会在通过门槛时产生困难。

拐杖

拐杖(crutches)和手杖在功能上的主要区别在于,拐杖能够在水平面上传递相当大的力。这是因为,拐杖与手杖不同,手杖是依靠单点固定到身体上,而拐杖有两个接触点,一个在手上,另一个在上面的手臂上,这为力矩的传递提供了杠杆臂。虽然拐杖有许多不同的设计,但它们主要分为两类:腋拐(axillary crutch)和前臂拐(forearm crutch)。与手杖一样,它也可以是宽基拐杖,底端为三足或四足。

腋拐(图 3-19,左),顾名思义,上端置于腋下(腋窝)。它通常设计简单,顶部表面有衬垫,在下方适当的位置有把手。腋窝和手之间的杠杆臂相当长,可以产生足够的水平力,以便双下肢伸直且在没有功能的情况下行走。这种类型拐杖的一个缺点是,腋窝不是一个理想的承重区域,不正确安装或长时间使用可能会损伤血管或神经。虽然有些人会多年连续使用,但腋拐其实更适合短期使用——例如,应用于下肢骨折石膏固定的患者。

有许多不同类型的前臂拐,也称肘拐(elbow crutch)、Lofstrand 拐或 Canadian 拐(图 3-19,中)。它们与腋拐的不同之处在于,身体与拐杖之间的上部接触点由前臂或上臂提供,而不是由腋窝提供。因此,前臂拐的杠杆臂比腋拐短,这一般没问题,而且前臂拐产生组织损伤的风险更小,也更轻便,因而更容易被接受。前臂拐大部分垂直力通过手传递,不过,顶部凹槽或平台的设计可以让前臂承担更多的负荷(图 3-19,右)。

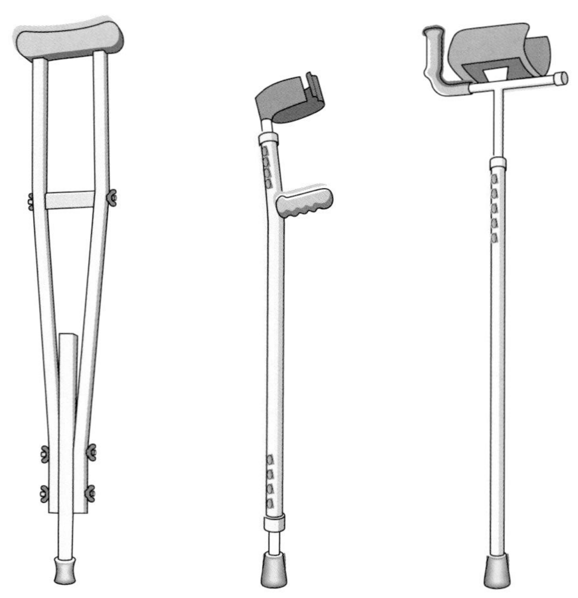

图 3-19 三种拐杖:腋拐(左),普通前臂拐(中)和凹槽型前臂拐(右)

助行架

最稳定的助行器是助行架(walking frames),也称为步行器或 Zimmer 架,它使受试者能够在其底座提供的支撑区域内站立和行走。只要合力向量保持在支撑区域内,可以在助行架上施加较大的垂直应力和中等的水平应力。助行架常规使用方法是先向前移动助行架,然后每只脚向前迈出一小步,然后再移动助行架,循环往复。因此,这种方式步行比较缓慢,类似走走停停的模式。虽然通常会鼓励使用者每一步都要向前抬起助行架,但他们更多的时候只是沿着地面滑动助行架。

滚轮助行架是助行架的一种改良,其前足使用轮子代替。这使得它更容易前进,但代价是在前进方向上的稳定性略有下降。这种行走模式与助行架非常相似,但滚动助行架更容易向前移动,因为只要抬起它的后足就可以滚动其前足向前移动。通常患者产生误用,他们会直接用力向前推以滑动滚动助行架,而不是抬起后足以向前滚动;由于经常发生这种误用,因此会在后足底部安装一个类似网球装置以便于其向前滑动。这种设计的另一种变化是四轮式,即有四个轮子的助行架,并配有手刹。同时,助行架中间通常设有一个座位,当使用者需要尽快坐下休息时就可以使用该座位;不过大多数的助行架,设计时座位位置一般尽可能靠近前挡杆,因此,使用者必须转过身来面向相反的方向才能坐下。还有许多其他类型的助行架和助行器,包括折叠式、前臂支撑体重的凹槽式,以及连接两侧的横杆在后方而不是前方的。使用一些助行器(尤其是助行架)时出现的走走停停的步态模式也称为骤停步态(arrest gait)。

助行器步态

使用助行器时,有许多不同的步行方式。不同书籍不同作者对此术语的阐述略有不同;下面描述的是基于 Pierson(1994)的插图本。步态模式 1 至 4 使用助行架、双拐或双手杖辅助步行,需要上肢进行较大支撑。步态模式 5 和 6 仅用一只手拿着拐杖或手杖步行,需要较少的支撑。

1. 四点步态(four-point gait)可以在使用手杖或拐杖步行时出现。也称为交互步态(reciprocal gait),通过双下肢和双侧助行器的单独和交替运动进行。例如,左拐杖—右下肢—右拐杖—左下肢(图 3-20)。这种模式非常稳定,需要的能量也很少,但速度较慢,因此氧耗(单位距离的氧气消耗)可能反而会高于接下来将要描述的三点步态。

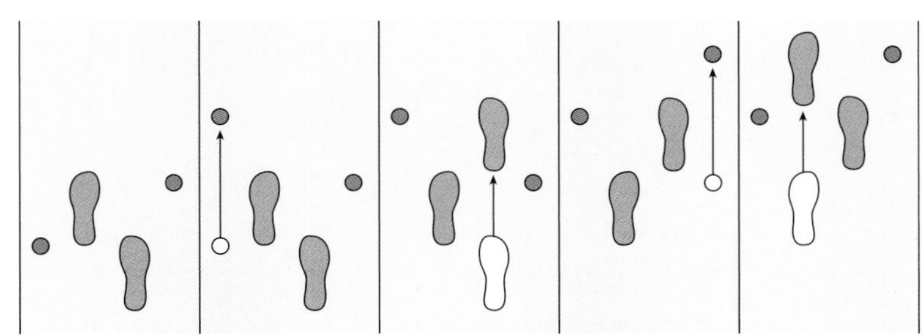

图 3-20 四点步态。一次移动一侧拐杖或一侧下肢:左拐杖—右下肢—右拐杖—左下肢

2. 三点步态(three-point gait)用于只有一侧下肢可以承受重量或两侧下肢需要作为一个整体一起移动时。它必须使用拐杖或助行架辅助。三点步态有两种主要形式:迈过步(step-through)和迈至步(step-to)。这一术语用于步行过程中下肢肌肉能够运动下肢时。如果下肢瘫痪、运动由上肢和躯干提供,则使用术语摆过步(swing-through)和摆至步(swing-to)(Pierson,1994)。在迈过步步态中,单脚或双脚从双拐连线的后方移动到前方(图 3-21)。这种步态模式需要消耗较多的能量和良好的平衡控制能力,但其移动速度较快。在迈至步步态中,单脚或双脚前进到双拐连线的后方即停止,然后向前移动双拐(可以同时或交替移动),并重复该过程(图 3-22)。由于步幅较短,行走速度较慢,但对能量和稳定性的要求不像迈过步步态那么高。

3. 改良三点步态,也称为三一步态(three-one gait),用于一侧下肢能够承受全身重量而另一侧下肢不能时。这必须使用助行架、双拐或双手杖辅助进行。助行

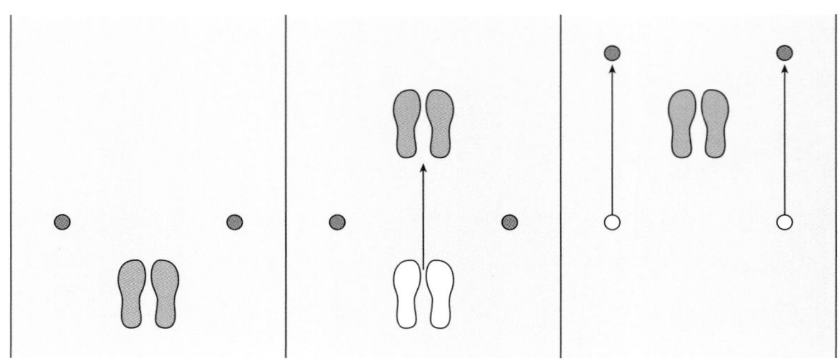

图 3-21 双下肢负重的三点迈过步步态。双下肢一起前进至双拐线前方,接着双拐一起前进至双下肢线前方

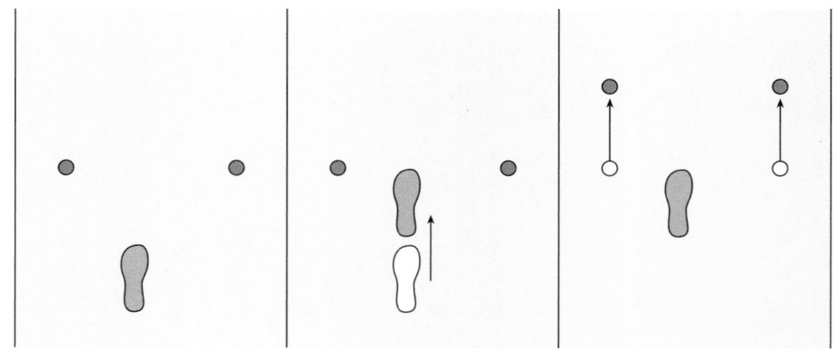

图 3-22 单下肢负重的三点迈至步步态。下肢前进到双拐线后方,然后向前移动双拐

器和受累侧下肢一起向前移动,重量由健侧下肢承担。然后将健侧下肢向前移动,此时重量施加在受累侧下肢和助行器上。这种步态模式相对比较稳定,仅需要很少的力量或能量,但速度较慢。

4. 两点步态(two-point gait)类似于四点步,不同的是,两点步时一侧的拐杖或手杖与另一侧的下肢同时向前移动。例如,左拐杖/右下肢—右拐杖/左下肢。这比四点步速度快,但仍然相当稳定,且耗能较少。但是,两点步需要个体有良好的协调能力。

5. 改良式四点步态用于受累侧下肢对侧(健侧)手抓握助行器时。这种步态模式通常用于偏瘫患者,即同一侧上肢和下肢瘫痪。典型的行走顺序是右拐—左下肢—右下肢。

6. 改良式两点步态也是在受累侧下肢对侧(健侧)手使用助行器,但是助行器和受累侧下肢一起向前移动;例如,右拐杖/左下肢—右下肢。它显然需要比改良的四点步态更好的力量和协调性,但其速度更快一些。

跑步机步态

研究步态时,受试者在跑步机上行走要比在地面上步行更方便一些,因为需要测量的空间体积要小得多,受试者连接一些测量线(如有线体表肌电图)或者呼吸管(如呼吸气体测定设备等)也更方便。但跑步机和平地步态之间有些不同之处,尤其是某些关节角度。在跑步机上身体前进时的气流减少对步态影响并不显著,但受试者往往会潜意识认为跑步机履带长度有限,而缩短其步幅。然而,最重要的差异可能是跑步机履带速度的变化,因为受试者的足在初始触地时会使其减速,而在蹬离地面时会使其加速,这将会有效地将能量储存在跑步机电机中。使用带有大功率马达的大型跑步机,可以最大限度地减少这种影响(Savelberg 等,1998)。有研究用装有测力平台的跑步机来测试平地和跑步机上步行与跑步之间的潜在差异。总的来说,这些研究发现,在跑步机行走/跑步与平地行走/跑步在动力学和运动学参数方面的差异很小,但前提是跑步机履带足够硬,且受试者习惯于使用跑步机(Riley 等,2008)。

[译者注:除了以上差异外,跑步机步态中,人体需要不断适应机器速度、对足底的感知下降,以及周围环境僵化(视觉)和较大噪声(听觉)等情况,都可能导致二者的步态差异,甚至可能会产生一些情绪心理变化导致抑郁疲劳等。这些都需要进一步的研究。]

参考文献

Gurney, B., 2002. Leg length discrepancy. Gait Posture 15, 195-206.

Lim, R., Dias, L., Vankoski, S., et al., 1998. Valgus knee stress in lumbosacral myelomeningocele: a gait-analysis evaluation. J. Pediatr. Orthop. 18, 428-433.

New York University, 1986. Lower Limb Orthotics. New York University Postgraduate Medical School, New York, NY.

Perry, J., 2010. Gait Analysis: Normal and Pathological Function. Slack Incorporated, Thorofare, NJ.

Pierson, F. M., 1994. Principles and Techniques of Patient Care. WB Saunders, Philadelphia, PA.

Riley, P. O., Paolini, G., Croce, U. D., et al., 2008. A kinematics and kinetic comparison of overground and treadmill running. Med. Sci. Sports Exerc. 40 (6), 1093-1100.

Savelberg, H. H. C. M., Vorstenbosch, M. A. T. M., Kamman, E. H., et al., 1998. Intra-stride belt-speed variation affects treadmill locomotion. Gait Posture 7, 26-34.

(肖悦　王甜甜译,孟殿怀校)

4

步态分析方法

Michael Whittle, *Max Jordon*, *David Levine* 和 *Jim Richards*

大　纲

步行常常受到神经和肌肉骨骼病变的影响，是《国际功能、残疾和健康分类》(*International Classification of Functioning*, *Disability and Health*, ICF)中的健康特征之一。步行也是 ICF 基本层面活动(activity)和参与(participation)中的关键因素，在临床实践中经常作为评估活动(mobility)能力的基本元素。因此，对于一个跨学科团队的成员来说，评估患者的步行功能有无异常是非常重要的。步态分析可用于直接辅助治疗个体患者。通过对步行的基础和临床研究,可以加深人们对步态的理解,第 5 章"步态分析应用"中将会进一步探讨这些问题。显而易见的是,没有任何一种单一的分析方法可以胜任如此广泛的应用分析和研究。因此,许多不同的分析方法论应运而生。在考虑步态分析方法时,根据使用辅助技术或设备的多少,将其视为具有两个极端的一段范围或连续体可以帮助我们更好地理解,其中一极是不用任何技术辅助,另一极是使用复杂、昂贵的设备。本章首先讨论不需要任何设备辅助的步态分析方法,接着逐步描述更加详细复杂的系统。一般来说,越是复杂的系统,成本就越高,但所能提供的客观数据质量也越好。但这并不意味着一些简单的方法不值得使用。人们常常发现,尤其是在一些临床环境中,高科技的步态分析并不一定非常合适,因为它在金钱、空间和时间方面的成本很高,并且有些临床问题通过简单的技术就可以得到充分的评估。

观察性步态分析

观察性步态分析在有些环境下具有优势,甚至在某些情况下,它可能是唯一可用的评估方法。人们通常认为这是步态分析的最简单形式,但这种认知显然低估了人脑处理眼睛所接收到信息的非凡能力。当然,虽然观察性步态分析是最常用的分析方法,但它确实存在一些局限性:

- 时效性短,无法作为永久性记录。
- 眼睛无法观察高速动作。
- 只能观察动作,无法观察力。
- 完全依赖于观察者的个人经验或能力。
- 具有主观性:如果是自己诊疗的患者,评估时很难避免偏见。
- 当受试者知道自己正在被观察时,他们的动作会不自觉地出现变化,即所谓的"霍桑效应(Hawthorne effect)"。
- 诊室或实验室环境与真实世界大不相同。

观察性步态分析的可重复性一直是许多研究的主题,当使用表单来进行系统观察时,如图 4-1 所示,观察者对运动模式的判断可以用"正常"或者"不正常"来表示,或者用三分式利克特量表(Likert scale)记录,包括"正常""可能正常""不正常"。通过某些相关性问题,评估者也可以准确判断相应关节功能是否正常(McGinley 等,2003)。图 4-2 是一个 0~10 分的量化评分表,主要用于评判脑卒中后蹬离地面动作是否存在,以及是否正常;0 分表示有严重功能缺陷,10 分表示没有功能缺陷。从既往使用经验来看,这种分析评价方式在临床评估和区分各种病理步态中非常有用,但它显然无法获得任何可靠的关节角度评估结果。

	支撑相					摆动相		
	IC	LR	MSt	Tst	PSw	ISw	MSw	TSw
躯干								
前倾								
后倾								
侧倾(左/右)								
骨盆								
没有旋前(左/右)								
没有侧倾(左/右)								
抬高(左/右)								
髋								
后伸受限								
划圈/外展								
膝								
过屈								
不受控伸展								
屈曲不足								
踝/足								
足拍地								
前足触地								
平足触地								
足跟离地延迟								
对侧踮足								

图 4-1 步态分析检查表。IC,初始触地;LR,承重反应;MSt,支撑相中期;Tst,支撑相末期;PSw,摆动前期;ISw,摆动相早期;MSw,摆动相中期;TSw,摆动相末期。2006 LAREI, Rancho Los Amigos National Rehabilitation Center, Downey, CA 90242.

异常										
0	1	2	3	4	5	6	7	8	9	10
无蹬离										有点不正常
正常										
0	1	2	3	4	5	6	7	8	9	10
基本正常										完全正常

图 4-2 用于观察者判断的评定量表。改编自 McGinley 等(2003)

步态分析环境

步态分析所需要的最小步道长度一直是一个备受争议的话题。作者认为，对于健康年轻人来说，8 m(26 英尺)是最小距离，但 12 m(39 英尺)或以上更合适，这样可以保证步速较快的人在开始任意测量之前达到他们最大的步幅。当然，对于走路较慢的人，比如病理步态患者，短一些的步道可能更加合适。步道宽度取决于所使用的测量设备(如果使用的话)。对于观察性步态分析，3 m(10 英尺)就足够了。如果拍摄视频，摄像机需要离拍摄对象稍远一些，大约需要 4 m(13 英尺)。从步道两侧同步测量的运动分析系统，通常需要至少 6 m(20 英尺)宽度。图 4-3 展示了一个小型步态实验室的布局，该实验室可用于通过观察性步态分析和视频拍摄分析来获取基本的步态参数。

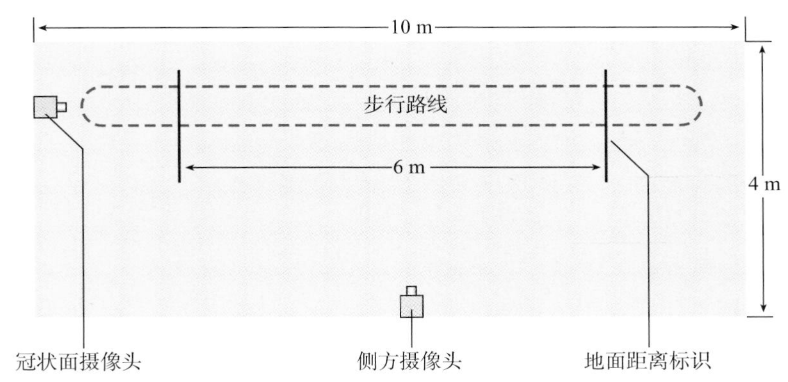

图 4-3 用于观察性步态分析、录像和一般步态参数测量的小型步态实验室布局

有些研究人员允许受试者选择自己的行走速度，而另一些研究人员则要求受试者按照节拍器节奏行走，以控制步行周期时间或步频。控制步频的原因是步态的许多可测量参数随步行速度而变化，如果控制好步频，就可以减少这种变异性。但是，当试图跟随节拍器的节奏步行时，受试者不太可能自然行走，而且有运动控制问题的患者可能会发现很难甚至不可能按照强加的节奏行走。解决这一困境的方法可能是要接受这样一个事实，即受试者需要以不同的速度行走，并对结果进行适当地解释。

步态评价

仅仅观察步态并发现异常本身是没有价值的。观察结束后需要进行步态评价(gait assessment)，即将步态观察结果和患者的病史与体格检查结果放到一起进行综合分析,这更考验观察者的能力和经验(Rose, 1983)。观察性步态分析完全是主观的,分析质量取决于分析者的能力。对大街上的路人进行观察性步态分析是一种很有意思的练习,但如果不了解他们的临床细节信息,对其可能患有的问题就很容易误判。

因此,当我们进行任何类型的步态分析时,必须牢记,我们是在观察结果,而不是病因。换句话说,观察到的步态模式并不是病理过程的直接表现,而是病理过程和患者自身代偿修正的共同结果。因此,也可以说,观察到的步态模式是"各种可能的步态代偿机制全部尝试后留下的、患者认为最'适合'的结果"(Rose,1983)。

视频拍摄检查

历史上,使用录像带评估患者的步态在 20 世纪 90 年代使用较广,到如今,则是直接保存在存储卡或计算机中进行。这是近年来在临床步态分析领域最有价值的进步,因为它有助于克服观察性步态分析的两个缺陷:缺乏永久记录,以及无法观察高速运动。此外,它还有以下优点:

- 减少了分析所需的重复行走次数。
- 时相、体位和动作可以逐帧和慢动作分析。
- 可以对不同时间、不同情境下的步态进行比较。
- 可以从视频中收集客观数据,如步频、关节角度和动作时相。
- 可以将视频记录分享给他人,并听取他们的意见。
- 可以留下步态的永久记录。
- 视频还可以作为教学或学习步态分析的工具。
- 可以对关节或其他感兴趣的特征进行放大,进行深入研究。

在选择用于步态分析的视频录制设备时,需要考虑的重要功能包括自动对焦、变焦镜头和高速模式等,以消除由于运动而产生的影像模糊。许多步态实验室直接将视频数据记录在计算机上。这使得视频数据能够与从其他运动分析系统所收集的信息同步,并允许使用定格、逐帧推进和不同倍数慢速播放等,进行回放和分析,这有助于帮我们确认一些肉眼无法观察的快速动作。

许多研究已经报道了摄像机与被摄对象之间的角度是很重要的(Toro 等,2007;Larsen 等,2008;Birch 等,2013)。一般会在两个位置放置摄像头,这样经过调整可以拍摄从头到脚整个身体的影像,其中一个摄像头摆放在步道一侧观察矢状面影像,另一个摄像头摆放在步道终点处观察冠状面影像(图 4-3)。受试者走到步道尽头,然后掉头回到起始位置,这个过程的视频会完整记录下来。通过这种方式,镜头可以从两侧和正面、背面等角度进行记录。视频记录的应用使得受试者步行的次数可以大幅减少,因为分析人员可以根据需要反复回放观看。当然,可能的情况下，在受试者走完或结束拍摄之前，最好审查一遍视频，确认已经获得所有需要的信息，以防由于某些原因没记录完全而需要重新拍摄。同时，这也是一个向受试者展示他们自己步态的机会，这在某些情况下是很有效的教育指导，可以让受试者真正认识到自己的步态异常。另外，当治疗师和患者一起纠正其步态异常的时候，如果受试者能从“外部”观察到自己的步态，他们可能会更加清楚地明白，治疗师到底在关注什么。

视觉步态分析可以通过回放视频记录来完成，从不同视角寻找特定的步态异常，并根据受试者病史和体格检查情况来解释所看到的异常。如果两个或更多的人一起工作来进行分析，会更加有效。尽管使用视频记录来进行视觉步态分析在很大程度上还是非常主观的，但一些基于视频的二维分析软件已经被证实可以对矢状面关节运动进行有效的客观测量，并且具有较高的评估者内部和评估者之间信度（Reinking 等，2018）。

步态时空参数

步态时空参数，有时也称为一般步态参数（general gait parameter），包括周期时间（cycle time）（或步幅时间）、步幅和步速等。这些参数提供了最简单的客观步态评估方法（Robinson 和 Smidt，1981），甚至可以仅用秒表和卷尺进行测量。其他步态时空参数包括步长时间（step time）、双支撑时间（double support time）、单支撑时间（single support time）、步长（step length）、步宽（step width）和足偏角（foot angle）等。这些数据的测量需要用到专门的设备，后面将会进一步描述。

多数运动障碍会同时影响步态周期时间、步幅和步速。这意味着，当受试者步行周期时间较长时，其步幅可能会较短、步速也会降低（步速等于步幅除以周期时间）。一般步态参数可以代表受试者的步行能力，但缺乏更多的细节信息，也难以分析是什么原因导致的这些异常。一般步态参数也有年龄和性别相关的正常范围，和第 2 章“正常步态”中所描述的一样。图 4-4 显示了这些数据可能呈现的一种方式，菱形部分表示与受试对象年龄和性别相同的健康

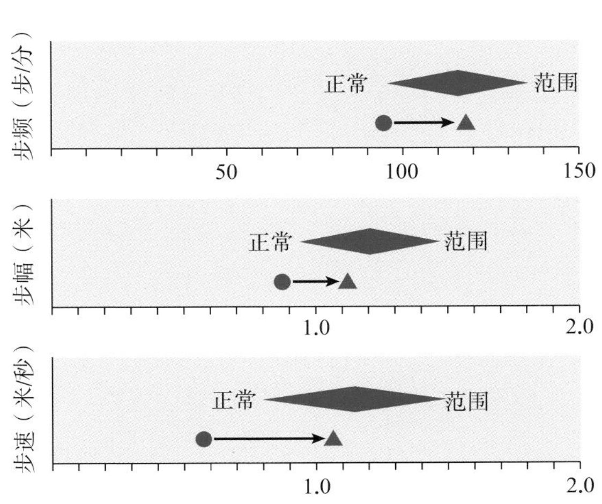

图 4-4 图示为一例 70 岁女性接受膝关节置换术前后一般步态参数值，图中显示了与患者年龄和性别匹配的参数范围

人群的95%置信区间。尽管在步态分析领域,周期时间正逐渐取代步频,但在这种类型图中使用步频更加方便,因为异常缓慢的步态将导致三个一般步态参数值全都靠近图的左侧。

周期时间或步频

周期时间或步频可以借助秒表来测量,通过计算在单位时间内行走的步数来测量。一般很少实际计算一分钟时间,大多数选择 10 秒或 15 秒作为统计区间。在如此短时间区间内计算所造成的误差对于步态分析这样的数量级来说,不会有实际意义的影响。在观察者开始计算步数之前,应该要求受试者尽量自然步行,并尽快达到最大步速。周期时间可以用以下公式来计算:

周期时间(秒)= 时间(秒)×2/步数

公式中的"2"代表每个周期都由左、右两步组成。步频的计算公式如下:

步频(步/分)= 步数×60/时间(秒)

公式中"60"代表每分钟有 60 秒。

步幅

步幅(stride length)可以通过两种方式确定:直接测量,或者间接通过步速和周期时间计算得出。最简单直接的测量方式是计算受试者行走已知距离所需要的步数。更有效的方法包括将墨水垫放在受试者鞋底(Rafferty 和 Bell,1995),或将标记贴在受试者的鞋子上(Gerny,1983),然后让其在纸上行走。还有一个相对麻烦的选择是让受试者双脚踩在浅托盘中的滑石粉里,让脚底粘上滑石粉,然后沿着一条标记线或纸行走,留下一串脚印。测量这些脚印,如图 2-3 所示,可以得到左右步长、步幅、步宽、足偏角和足底触地模式等一些记录。这种方式可以提供大量有用且非常准确的信息,尽管结束后可能要花几分钟时间清理地面!如果已经测量了周期时间和步速,那么,步幅可由以下公式计算得出:

步幅(米)= 步速(米/秒)×周期时间(秒)

使用步频计算的话,等效公式如下:

步幅(米)= 步速(米/秒)×2×60/步频(步/分)

通过乘以"2"将步长转化为步幅,再乘 60 将分转化为秒。为了获得更加准确的结果,周期时间和步速应该取同一次步行中测量所获得的数据。然而,通过观察法在一次步行中同时计数、测量和计时有点困难,并且使用不同次的步行数据并不会造成很严重误差，除非该受试者每次行走的步态都显著不同。

步速

步速（speed）可以通过计算行走某一段距离所用的时间来计算，例如地面上两个标记点之间，或者走道上两根柱子之间。具体的步行距离以方便为宜，一般 6~10 米（20~33 英尺）就足够了。同样，要告知受试者以他们的自然速度行走，在测量开始之前，要达到尽量大的舒适步幅。速度可以由以下公式计算：

速度（米/秒）= 距离（米）/时间（秒）

从视频记录中获取一般步态参数

只要视频显示受试者经过两个设定好的标记位置，从受试者步行视频中确定一般步态参数就相对容易。一种简单的方法是让受试者走过两条已知距离的线，比如用胶带粘贴标记的两条线。在第一条线（起始线）之前应该有足够受试者加速的空间，在第二条线（终末线）之后留有减速的空间。通过回放视频，测量走完这段距离所需要的时间和步数。这是最简单的方法，即将越过起始线的第一次初始触地作为计时和计数的开始，越过终点线的第一次初始触地作为计时和计数的结束。需要注意的是，越过起始线的第一步应当记为 0 而不是 1。当然，这种测量方法并不是非常准确的，因为足第一次初始触地的位置和起始线及终末线的距离是未知的，但是，一般情况下，对于步态分析需求的精度而言，这种误差不会造成太显著的影响。如前所述，这种方法也可以在不使用视频拍摄记录的情况下使用。当距离、时间和步数已知的情况下，一般步态参数可以用以下公式计算得出：

周期时间（秒）= 时间（秒）×2/步数

步频（步/分）= 步数×60/时间（秒）

步幅（米）= 距离（米）×2/步数

步速（米/秒）= 距离（米）/时间（秒）

步态时空参数测量

许多分析系统可以自动测量步态周期时相时间，也称时间性步态参数（temporal gait parameters）。这样的系统可以分为两大类：足底开关和传感步道。

足底开关

足底开关(footswitches)用于记录步态的时间,通常连接一个小型转换器或者一个便携式记录设备。如果一个开关固定在足跟下方,另一个放在前足下方,这样就可以测量初始触地、足扁平、足跟抬起和足趾离地,以及支撑相时间等参数。当记录二步或以上的数据,就可以计算周期时间和摆动相时间。如果双足均装配了开关,就可以测量单支撑相时间和双支撑相时间。足底开关放在鞋子里最方便,当然也可以直接粘贴在足底。除了足跟和前足底部开关以外,还可以在足底其他区域放置更多的开关,以获取更多关于承重和减重的时间参数(图 4-5)。

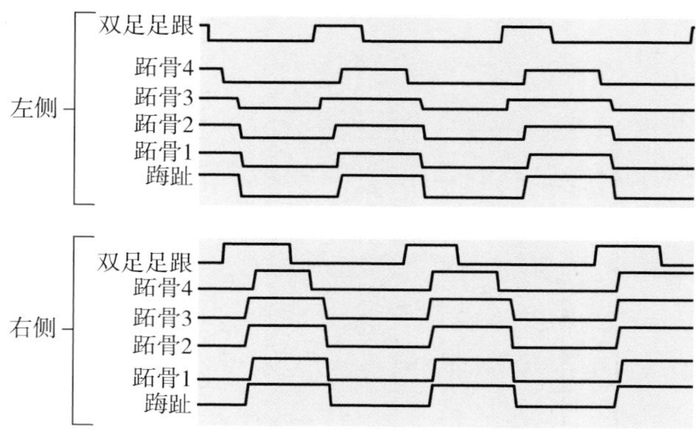

图 4-5 双足足跟(Heel)、四个跖骨(MT1 到 MT4)和踇趾(Hallux)底部开关的输出信号。信号线抬高表示开关“开”状态(即足底相应开关部位与地面接触)

传感步道

传感步道(instrumented walkways)可以测量足触地时间、足在地面上位置、佩戴辅助设备时足下落模式,以及许多其他时空参数。导电步道(conductive walkway)覆盖有导电物质,如金属网或金属棒,或导电橡胶等。受试者鞋底适当位置放置电触点(一种用于连接电路的导电部件),当接触地面的时候,会和步道形成一个完整的电子环路,这样就可以记录足触地的位置和时间。足触地的时间可用于计算周期时间,通过周期时间、步长和步幅可以计算步速。

另一种方法是在步道上排布大量的接触感应开关。许多商用系统可进行类似的步态测量,其中一些系统还可以提供足与地面间作用力大小的信息。目前常用的一个系统是 GAITRite,已经用于评估各种各样的患者群体(图 4-6)(Bilney 等,2003)。

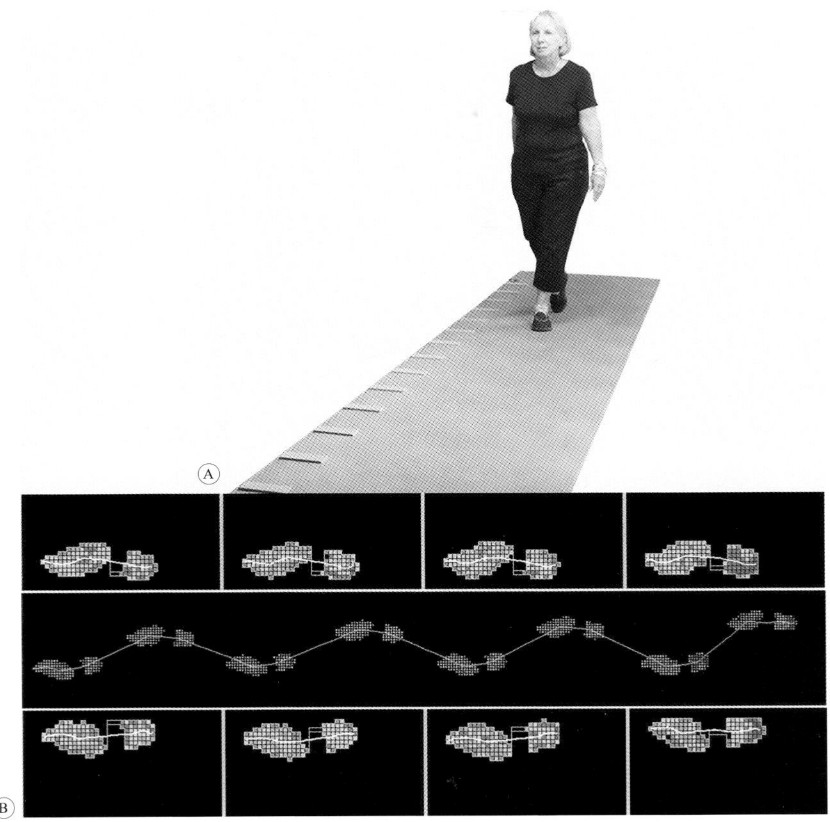

图 4-6 (A)GAITRite 系统;(B)典型输出信号

基于相机的运动分析

运动学(kinematics)是指对运动的测量,具体而言,是对运动的数学描述。运动学系统在步态分析中的应用,主要是记录身体各部分的位置和方向、关节角度,以及相应的线速度、角速度和加速度等。

在 19 世纪 70 年代 Marey 和 Muybridge 开创性的工作之后,摄像一直是测量人体运动的首选方法,持续了将近百年,直到被电子测量系统取代。运动分析主要用到两种摄影技巧:动态摄像(cine photography)和多重曝光摄像(multiple-exposure photography)。动态摄像是快速、连续拍摄一系列独立的照片。多重曝光摄像多年来一直存在,虽然形式多样,但主要核心是使用单张照片或将一系列图像叠加在一张胶卷上,有时每张图像之间有一些水平移位。20 世纪 60 年代到 70 年代,基于光电技术(optoelectronic technique)的步态分析系统不断发展,包括基于相机的系统,这些系统已经取代了传统的摄像分析方式。无论分析系统如何变化,运动学测量的基本原理对所有系统都是通用的,在详尽考虑特定分析系统之前需要进行充分的讨论。

基本原理

运动学测量可以在二维或三维环境下进行。三维测量通常需要使用两个及以上的摄像头,尽管已经设计出用一个摄像头进行有限三维测量的方法,如微软的 Kinetic 摄像头。

最简单的运动学测量是在未标定系统中使用单个摄像头测量。这样的测量方法准确性不高,但某些情况下是有用的,尤其是对准确性要求不高或只要进行相对测量的场景。实际上,不进行标定,一般不可能精确测量距离,因此这样的测量系统通常只用于粗略测量矢状面关节角度。摄像头要置于垂直运动平面的方向,并尽可能远离被摄对象,从而减少聚焦不准导致的图像虚化或扭曲。为了获得合理尺寸图像,且保证被摄对象和摄像机之间有较长距离,通常使用长焦镜头进行拍摄。从图像中测量的角度是三维角度在二维平面上的投影,任何出现在平面外的角度将被忽略。即使单摄像头系统通过某种方式对拍摄对象进行标定,也可以测量出相对精确的距离值,但当被摄对象靠近或者远离摄像头时,还是会出现新的较大测量误差。

为了在运动学测量中获得合适的精度,就需要使用标定的三维系统,这涉及从多个视角进行测量。Cappozzo 等人(2005)、Chiari 等人(2005)、Leardini 等人(2005)和 Della Croce 等人(2005)的四篇论文对人体运动三维测量的技术方面进行了详细的回顾。尽管电影胶片、视频录像、摄像系统和光电系统测量的便利性和准确性方面存在相当大的差异,但不同图像捕获技术获取的数据,其最终处理是相似的。

大多数商用运动学测量系统使用三维标定物体或者可被所有摄像头同时观测到的、带有已知标记点的标定杆,进行初始标定。利用计算机软件可以计算出标定对象上标记点三维位置与各个摄像头中该标记点二维位置的关系。Codamotion 系统使用另一种标定方法,其光电传感器相互处于一个相对固定位置,使得系统可以在工厂进行标定。

当受试者在摄像头前行走时,逆转标定过程,只要两台或以上摄像头同时观察到受试者身上的同一个标记点,就可以计算出该标记点的三维位置。数据按时序以一定时间间隔收集,称为帧(frames)。大多数系统的帧间隔为 20 ms、16.7 ms 或 5 ms,对应 50 Hz、60 Hz 和 200 Hz 数据采集频率,有些系统可以支持高达 500 Hz 甚至更高的帧率。

运动学测量系统的技术术语包括分辨率(resolution)、精确度(precision)和准确度(accuracy)等,但这些时常会搞混。实际上,分辨率代表系统测量标记点微小变化的能力。精确度是基于序贯帧数之间变化量衡量系统整体误差程度的指标。对于大多数用户来说,最重要的参数是准确度,它表示了标记点的实际位置和系统显示的位置之间的关系。

大部分商用系统可以足够准确地测量四肢位置和关节角度。不过,计算线速度和角速度需要对位置数据进行数学微分,这会放大所有的测量误差。计算加速度需要二次微分,原始数据中即使少量测量误差也会导致加速度计算结果不可靠。为了避免这个问题,通常是在微分之前使用低通滤波器平滑原始位置数据。这种方法可以帮助实现测量的预期目标,但同时意味着某些真正高加速度的瞬间,如足跟触地瞬间,其加速度数据可能会失真。因此,运动学测量系统测量位置信息效果很好,但测量加速度值则较差,因为即使是微小的误差在微分后也会有较大问题。相反,加速度计在测量加速度方面表现很好,但在计算空间位置方面表现相对较差。因此,如果将这两种方式结合起来,用各自的方法校正另一种方法,并同时计算速度,可以获得高准确度的数据。已有一些研究使用了这种综合方法。

除了测量标记点位置的固有误差外,由于粘贴标记点的皮肤和深层骨组织之间可能会有较大的相对运动,这可能会进一步引入误差。最终结果中所包含的误差量取决于所测量的参数。举例来说,标记点的位移对矢状面膝关节角度影响很小,因为该位移相对于较长的肢体节段长度而言,相对较小,但它在测量水平面内运动或测量涉及较短肢体节段(例如足部)的运动时可能会产生较大的误差。皮肤的相对位移还会导致计算关节力矩和功率时的误差。由于这些原因,标记点设置和解剖模型的研究,一直处于步态分析发展的前沿;同样处于发展前沿的还有,能够同时处理大量标记点数据能力的新型运动分析系统。

基于摄像头的运动分析系统

除了可以增强观察性步态分析的效果,视频摄像也可以作为运动学系统的分析基础。尽管视频图像的分辨率和采样频率较差,和运动分析摄像头所收集的数据相比,准确度也较低,但它在成本、便捷性和速度方面具有较大的优势。同时,另一个更大的优势是,它可以使用数字图像处理系统进行自动数字化过程,特别是使用皮肤标记点时,它可以清晰地在背景中呈现出来。许多商用系统可以使用这种方式,既可以作为单个摄像头的二维系统使用,也可以作为两个或多个摄像头的三维系统使用。大多数这种类型的系统使用传统视频摄像机就可以以足够高的帧率记录大多数运动任务。

多年来,已经开发了许多不同的基于摄像头的运动捕捉系统。尽管这些系统在一些细节上有所不同,但是下面描述的基本信息是一样的。反射标记点固定在受试者四肢,或靠近关节中心,或是肢体节段上,以便于识别其位置和方向。靠近每台摄像机的镜头处有一个红外或可见光光源,可以使标记点显示为非常亮的斑点(图 4-7)。这些标记点通常覆盖有反光的荧光材料,这种材料可以使公路上的道路标志在汽车前大灯的照射下变得非常明亮。为了避免标记点位移时产生拖曳效应,只能使用较短的曝光时间。这可以通过使用:

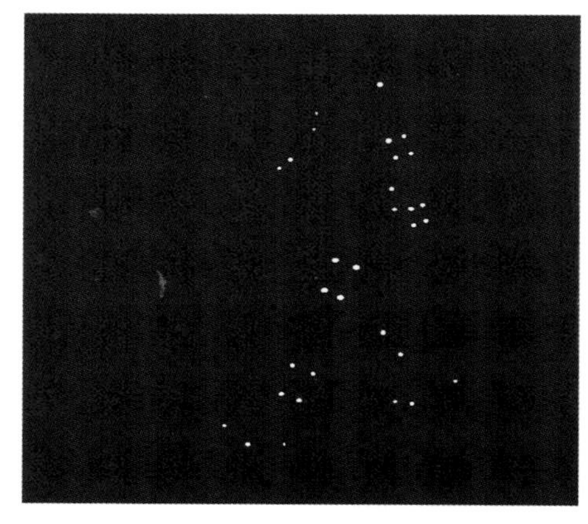

图 4-7　基于摄像头系统捕获的数据

- 频闪照明。
- 相机上设置机械快门。
- 电荷耦合器件(CCD)相机,它可以在相邻帧内的短间隔期捕获图像。

通常情况下,帧率大多在 50~200 Hz,尽管大多数系统现在能够以高达 500 Hz 的帧率采集数据而不会损失像素分辨率。摄像头通过特殊接口(如 VICON)连接,或者采用菊链式(如 Qualisys)连接(图 4-8);这两种方法都可以使每一帧数据同步。大多数商用系统定位摄像头图像中每个标记点的质心或几何中心,通常使用视场中任意亮点的边缘来计算。由于使用了大量边缘来计算质心位置,因此可以比图像水平和垂直分辨率更能准确地确定其位置。这种方式称为以亚像素精度进行测量。标记质心也可以使用图像中所有像素的光学密度来计算,而不仅仅是标记边缘,这样也可以提高准确度。

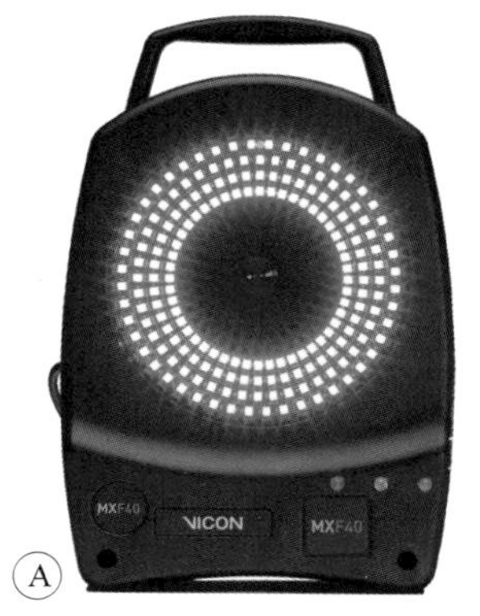

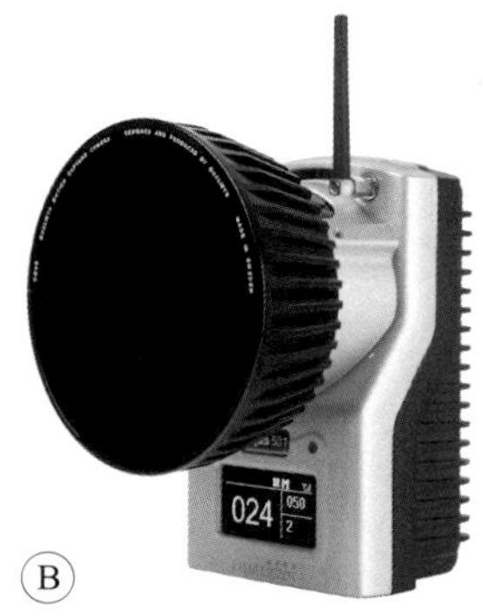

图 4-8　(A) VICON 摄像头;(B) Oqus Qualisys 摄像头

计算机从每个摄像头的每一帧数据中提取和保存标记点质心位置。识别各个标记点图像并逐帧追踪数据的过程称为示踪(tracking)(图 4-9)。这一过程完成的速度和便捷性不同系统之间差别很大。过去,这是运动捕捉系统最不令人满意的方面,但现如今许多系统都能够实时标记识别,并能够更直接、更快地分析。无论使用哪种方法,示踪的最终结果都是每个标记点位置的三维重建。

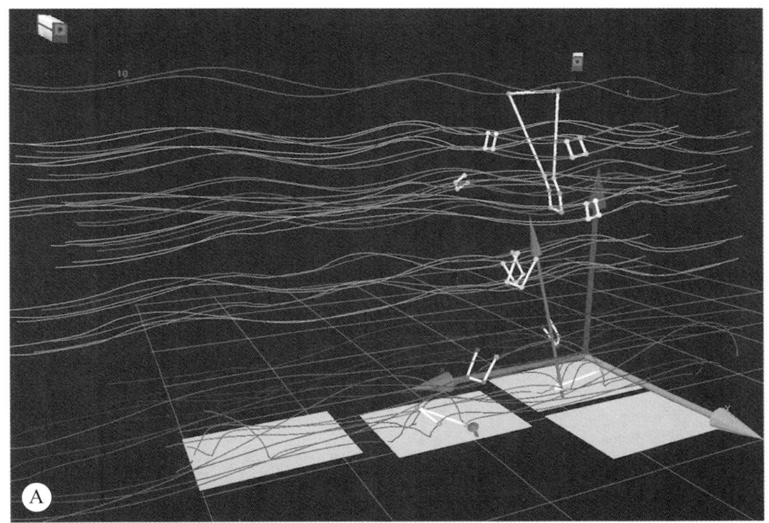

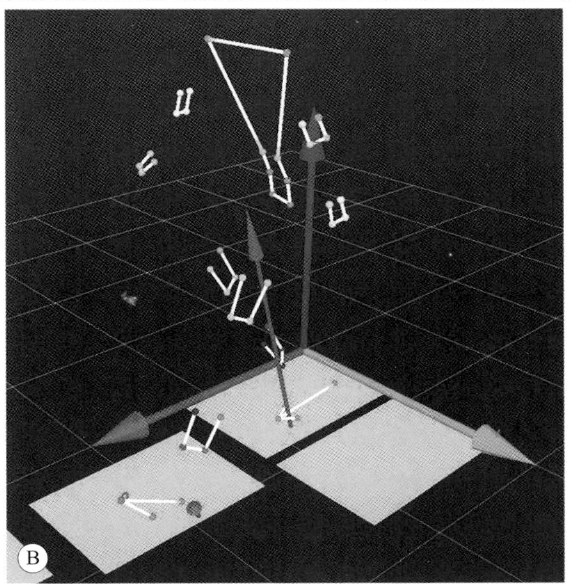

图 4-9 (A,B)使用 Qualisys 示踪管理器实现全身标定解剖系统技术(CAST)标记模型的自动数字化

常用标记点模型

为了准确计算关节动力学数据,定义一种解剖架构模型,可以反复定位关节旋转中心,就显得比较重要。Della Corce 等人(1999)强调了这一问题,他们计算出了与错误解剖架构模型定义相关的误差。因此关节中心的识别和建模是评估关节角度、力矩和速率的关键。关节中心一般是通过可触及的体表解剖标志来确定关节的内外侧轴。根据这些解剖标志,旋转中心可以通过以下两种方法之一计算:使用基于标准放射学数据的回归方程计算,或者简单计算出基于某种解剖标记的解剖标记偏移百分比(Bell 等人,1990;Cappozzo 等人,1995;Davis 等人,1991;Kadaba 等人,1989)。

如今常用的几种不同的标记点模型本身也提示了其一直进行着不断改进。最简单的标记点模型是直接将标记点放置在靠近关节旋转中心的骨骼解剖学标记区皮肤上。然后通过两个标记点之间的直线来定义肢体节段的位置和方向(图 4-10A)。这种方法所需的标记点数量较少,所以理论上对运动的干预也较小,但其无法计算身体节段的轴向旋转。常用的解剖标记是第五跖骨头、外踝、股骨外上髁、大转子和髂前上棘。

Vaughan 标记点模型由下肢和骨盆的 15 个标记点组成(图 4-10B)。在胫骨粗隆冠状面上设置标记点,可以更准确地定位膝关节中心位置。设置足跟处标记点可以为计算足跟和跖骨头之间的足长轴提供更准确的参考。设置骶骨标记点可以为计算矢状面骨盆倾斜度提供更有效的参考,这样测量出来的骨盆倾斜才更有临床意义。Vaughan 模型使用的解剖标志是第五跖骨头、外踝、足跟、胫骨粗隆、股骨外上髁、大转子、髂前上棘和骶骨。

Helen Hayes 标记点模型(图 4-10C)是最常用步态模型(conventional gait model,CGM),也包含足跟标记点和骶骨标记点,为足部和骨盆的功能评测提供了较好的参考。此外,它还包括胫骨和股骨标记棒,以及一个连接在短棒末端的标记点,该短棒使用胶带或绷带固定到相应身体节段上。这些标记棒没有放置在确定的解剖标记位置上,并且其长度、位置不同,有前向也有侧向。有了这些标记棒可以量化股骨和胫骨的旋转。关节标记点放置在解剖标志上,包括第二跖骨头、外踝、足跟、股骨外上髁、髂前上棘、骶骨或髂后上棘。

骨盆可以想象成一个等边三角形,其前缘由髂前上棘标记点与髂后上棘标记点中点之间的连线构成。假设髋关节中心相对于这个等边三角形的位置是相对固定的,就可以通过线性回归方程估算(Bell 等人,1990)。股骨段可以想象成另一个等边三角形,其顶点位于髋关节中心和膝关节轴基底中心之间。这是假定在膝关节外侧标记点、股骨标记点和髋关节中心三个点所定义的平面中穿过膝关节。膝

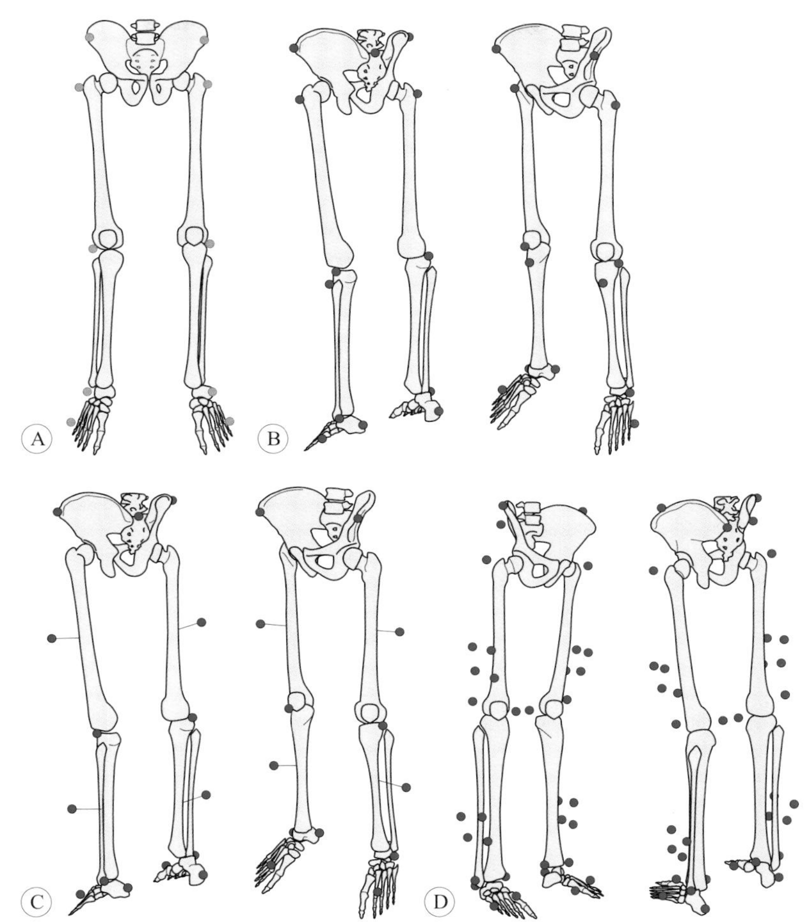

图 4-10 常见标记点模型。(A)简单标记点模型;(B)Vaughan 标记点模型;(C)Helen Hayes 标记点模型;(D)标定解剖系统技术(CAST)

关节中心定义为离膝关节标记点沿此轴至膝关节宽度的一半处。胫骨段建模方式和股骨段相似。足部由踝关节中心和足趾标记点之间的连线为基础定义。此方法无须在内侧放置标记点,也因此在计算旋转轴时容易出现错误,因为它使用的是膝关节和踝关节标记点的内侧投影。

标定解剖系统技术(CAST,图 4-10D)最早由 Cappozzo 等人(1995)提出,对研究实验室和临床中心环境下骨盆和下肢节段运动的标准化进行了阐述。该方法使用解剖标记和节段示踪标记点/标记链来识别每个节段的解剖框架。解剖标记点放置在关节的外侧和内侧,以进一步改进关节中心位置的计算方法。标记链放置在各个身体节段上,其确切位置并不重要,一般放置在身体节段的远端三分之一处。至少需要 3 个标记点才能在 6 个自由度上追踪每个节段的位置和方向(Cappozzo 等,2005);不过,最多也只能用 9 个。每个标记链通常使用 4 个或 5 个标记点,这种设置允许丢失 1 个或 2 个标记点。这种方法也称为标记点冗余(marker redundancy),即使你在跟踪过程中丢失了 1 个标记点,模型仍然可以正常工作。这种方法可以单独确定每个身体节段的位置和方向,然后可以从 6 个自由度方向评估每个关节。6 个自由度可视为 3 个旋转方向(即屈曲/伸展、外展/内收和内旋/外旋)和 3 个平移方向(即前、后平移,内、外平移,以及压缩和分离),其中平移运动更容易受到皮肤软组织运动伪影的影响。

主动标记系统

另一类运动分析系统使用主动(有源)标记点,通常是发光二极管(LED)和光电二极管阵列。Codamotion 就是这样的系统(图 4-11A)。Codamotion 在 LED 闪烁时通过线条的阴影掩模在阵列上投射的阴影,与阴影的软件模板之间进行关联。利用阵列中所有光电二极管的信息来计算三维标记点位置。主动标记点产生给定频率的红外光,系统无须照明,因此更容易识别和跟踪标记点(Chiari 等,2005)。LED 以与被动(无源)标记点相同的方式固定到身体节段,但每个 LED 都增加了电源和控制单元。每个主动标记点可以有自己的特定频率,使得它们能被自动检测到。这样就可以形成非常稳定的实时三维运动示踪,因为相邻的标记不会被错误识别。

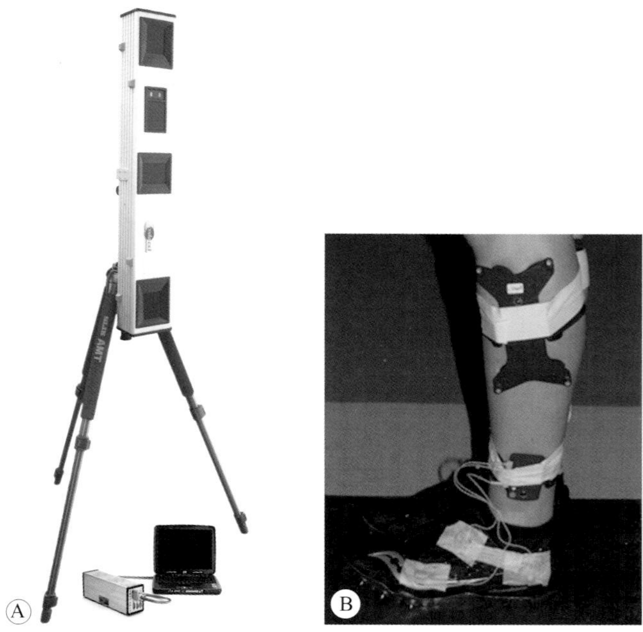

图 4-11 (A)Codamotion 光电运动分析系统(Charnwood Dynamics)。(B)Codamotion 主动 LED 标记链(Charnwood Dynamics)

主动标记点的另一个优点是可以在室外使用,而被动标记系统通常仅限于室内使用,因为它们对白炽灯和阳光都很敏感。这些 LED 按顺序亮灭闪烁,这样一次只有一个发光。因此,光电二极管能够依次定位每个标记点,而不需要跟踪程序来确定在多个标记点同时闪烁时,每一个具体对应的位置。但这种便利的代价是受试者必须携带一个小型电源,并且用电线连接到每个标记点。这个方法既适用于单个标记点,也适用于标记链(图 4-11B),因此可以使用上一节中提及的所有模型。

电子角度计和电位计

电子角度计和电位计是用于连续测量关节角度的设备。可输出关节角度随时间变化的图表,如图 2-5 所示。如果对两个关节(通常是髋关节和膝关节)进行测量,还可以将数据绘制为角-角图(angle-angle diagram),也称为环图(cyclogram)(图 4-12)。这种形式可以将两个关节之间的相互作用绘制在一张图上,可以识别某些运动特征模式,尽管这些模式有时很难解释。

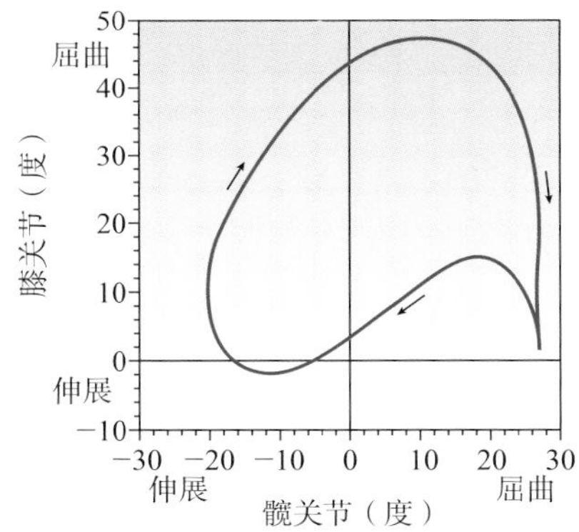

图 4-12 矢状面髋关节角度(水平轴)和膝关节角度(垂直轴)间的角-角图。初始触地在右下方。正常受试者;与图 2-5 中数据相同

旋转电位计

旋转电位计是一种可变电阻器,类似于用作无线电收音机音量控制旋钮的电阻器,旋转其中心主轴会产生电阻变化,可以通过外部电路测量。如果其主体固定在一个肢体节段上,主轴连接到另一个肢体节段上,电输出取决于关节位置,经过标定就可以测量关节角度。

虽然电位计可被用于测量任何关节的运动,但它们最常用于膝关节,很少用于

踝关节和髋关节。固定通过袖带实现,袖带环绕在关节上方和下方的肢体节段上。调整电位器的位置,使其尽可能靠近关节轴。单个电位器只能在关节的一个轴上进行测量,但可以在不同的平面上安装两个或三个电位器进行多轴测量(图 4-13)。这类设备的主要缺点是测量精度相对较差,且比较笨重;由于这些问题,柔性应变式电子角度计在临床和实验室研究中越来越受欢迎。

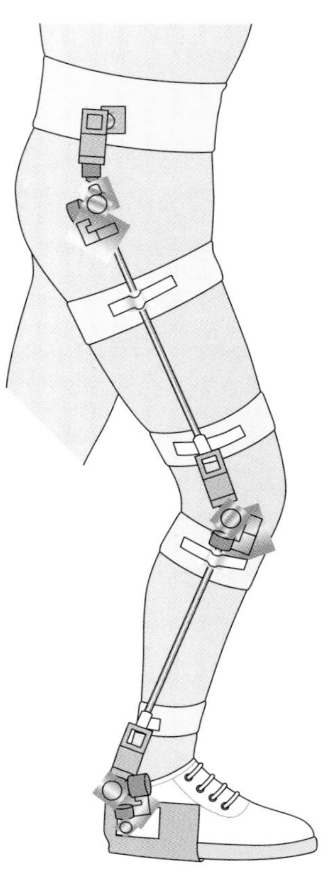

图 4-13 受试者髋关节、膝关节和踝关节穿戴三轴测角计[摘自 manufacturer's literature(Chattecx Corporation)]

电子角度计

柔性应变式电子角度计由一条薄而扁平的金属条组成,其端点固定在目标关节两侧的肢体上(图 4-14)。当关节活动时,通过应变计和相关电子设备测量金属条弯曲程度。金属条在关节活动时发生相应的弯曲,其阻抗变化主要取决于关节角度而非线性位移,因此最终输出也主要由两端之间的角度决定。电子角度计可以用双面胶简单快速地固定在关节部位;虽然电子角度计只能测量单一轴向的运动,但如果使用双轴或三轴电子角度计,则可以测量多个轴向的运动。过去曾使用的其他一些设计方式包括橡胶水银管角度计和偏振光角度计等。橡胶水银管角度计原理是当安装在关节处的装有水银的弹性管受到拉伸时,水银柱电阻会发生变化;偏振光角度计则是一种光学系统。

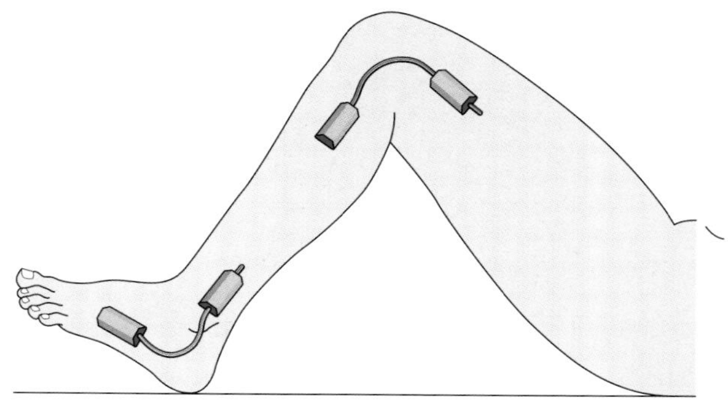

图 4-14 受试者膝关节和踝关节穿戴柔性角度计[摘自 manufacturer's literature(Biometrics)]

Shamsi 等(2019)在使用柔性应变式电子角度计检测主动膝关节屈曲时,最终结果具有较高评估者信度,组内相关系数(ICC)为 0.99,测量标准误差为 2.16°。其他研究也表明,电子角度计在评估踝关节运动范围(ICC=0.954)(Bronner 等,2010a)和髋关节运动范围(ICC=0.983)(Bronner 等,2010b)时,都具有很高的可靠性。此外,与运动捕捉系统相比,电子角度计在测量髋关节运动范围(ICC=0.949)、膝关节运动范围(ICC=0.991)和踝关节运动范围(ICC=0.954)方面也表现出较高的同时效度(concurrent validity)(Bronner 等,2010b)。由于基于摄像头的系统使用越来越多,电子角度计使用频率不断下降,但是,因为基于摄像头的运动分析系统成本较高,电子角度计仍然可以作为运动分析的可行选择。

加速度计和惯性测量单元

加速度计,顾名思义,用于测量加速度。既往的加速度计主要包含一个连接到牵引弹簧的小重量物体,当物体加速时,用一些电子方法测量弹簧挠度(deflection)。而如今的加速度计通常由带有板载固态三轴加速度计的电子微芯片传感器组成。其体积通常非常小,只有几克重,但在步态分析系统中具有重要价值,可提供反馈和运动评估的遥测数据。一般来说,加速度计在步态分析中的应用主要有以下两方面:测量瞬态事件或测量肢体运动。

加速度计测量瞬态事件

加速度计适用于测量瞬时的高加速度事件,例如足跟触地时腿部的减速,也称为足跟触地瞬间(heel strike transient)。这种类型的测量所面临的主要困难是在加速度计和骨骼之间建立高灵敏的机械联系,因为皮肤和皮下组织的活动与骨骼运动之间会有偏差。也有极少数的研究,直接将加速度计安装在螺栓上拧入志愿者的骨骼中进行实验,但这显然不适合推广应用。

加速度计测量运动

自 Morris 于 1973 年首次探索以来,使用加速度计对肢体运动进行运动学分析,至今已经有了无数次研究(Morris,1973)。如果一个肢体节段的加速度已知,只要一次数学积分就可以得到其速度,进行第二次积分将得到其位置信息,但其前提是在测量期间某一点的位置和速度已知。然而,这个前提要求,加上加速度计存在的漂移偏差问题,阻碍了其在测量运动领域的推广应用。如果肢体旋转的同时改变其位置,这是很常见的现象,那么就需要使用更多测量角速度的传感器,以提高检测的准确性。加速度计最常见的用途是测量步数,现在所有智能手机都内置加速度计,加上算法的不断优化发展,现在已经广泛使用于对活动水平的评估。

惯性测量单元

随着新技术的出现,研究人员已经开始使用惯性测量单元(inertial measurement units,IMU)来测量步态运动学和动力学。IMU 集成了加速度计、陀螺仪和磁力计来跟踪三维空间中的运动(Seel 等,2014)。因为 IMU 的成本低于三维运动捕捉摄像头系统,所以 IMU 作为测量关节角度的一种方法,越来越受欢迎。由于其便携性,它们可用于评估各种身体活动,甚至可用于评估在室外社区中的活动(Fennema 等,2019)。多项研究发现 IMU 在评估下肢功能方面的效度和信度令人满意。例如,Leardini 等(2014)研究了 IMU 系统在特定步态康复训练中测量胸椎和膝关节角度的准确性。他们将 IMU 系统与三维运动捕捉系统进行了比较,发现二者测量平均差异小于 5°。在另一项将 IMU 与三维运动捕捉系统进行比较的研究中,Seel 等(2014)发现,IMU 测量矢状面膝关节角度的平均误差约为 3°,测量踝关节角度平均误差仅为 1°。此外,Fennema 等(2019)通过将 IMU 连接到由机器人控制器移动的假肢上进一步验证 IMU 的可靠性。对于固定运动,他们发现重复测量之间的最大偏差为±2.3°。由于 IMU 具有良好的信度和效度,比三维运动捕捉系统成本更低,且在非实验室环境中测量的潜力更大,因此 IMU 正成为一种更流行的关节角度测量方法。

运动捕捉套件

过去十年里,运动捕捉套件(motion capture suits)取得了相当大的进步。最初,运动捕捉套件的主要应用是电脑游戏和动画。如今,它们已经足够灵敏和可靠,可以用于生物力学和步态分析。XSENS MVN 运动捕捉套件(图 4-15)就是这样的一个系统。该系统使用了小型三维陀螺仪、加速度计和磁力计。由于它不需要摄像头或标记点,因此无论照明条件如何,在室内和室外都可以使用。三种类型传感器的组合使得该系统能够跟踪多达 17 个身体节段的 6 个自由度运动。尽管这些系统有时会发生漂移偏差,且很难获得全局定位信息,这使它们无法与测力平台一起联合应用;但在测量一个身体节段相对于

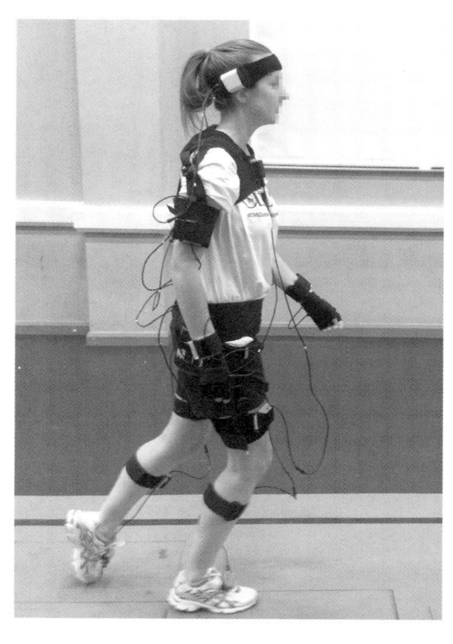

图 4-15 XSENS MVN 运动捕捉套件

另一个身体节段的相对运动方面,其结果已被证明是准确的。

测量力和压力

测力平台

测力平台(force platforms),也称测力板(force plate),用于测量受试者步行时的地面反作用力(图 4-16)。虽然多年来已经开发了许多专门类型的测力平台,但大多数临床实验室所使用的商业平台,通常高约 100 mm,上表面为 400 mm×600 mm 的平坦矩形,由大块金属或轻质蜂窝结构制成,因此非常坚固。在测力平台内,有许多传感器,测量三个轴上受力时产生的微小位移。测力平台的电输出可以为 8 个或 6 个通道。

8 通道输出包括:

- 来自平台角落附近传感器的 4 个垂直信号。
- 来自平台两侧的 2 个前后信号。
- 来自平台前后的 2 个左右信号。

6 通道输出通常包括:

- 3 个力向量。
- 围绕平台中心的 3 个转动力矩。

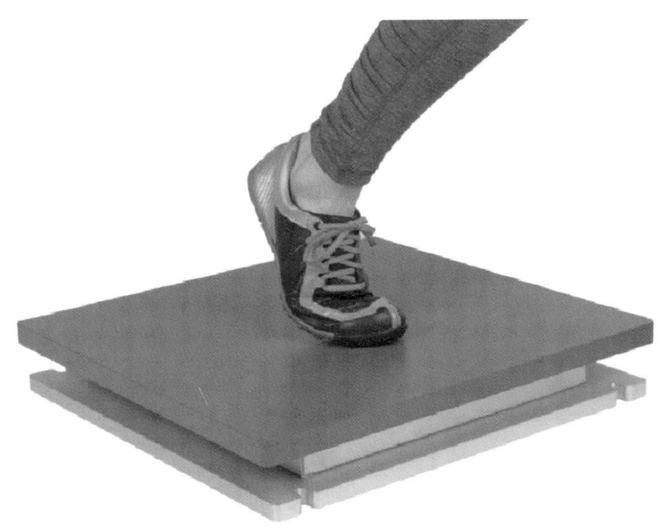

图 4-16 AMTI 多轴光学测力平台(模型:HPS464508,先进机械技术有限公司-AMTI)

测力平台的输出信号通过模数转换器(AD)直接输出到计算机中。同时计算垂直力、前后力、侧方力和测力平台上压力中心位置,然后用于生物力学计算以及与摄像头系统信息整合。

理想情况下,测力平台应安装在步道地板或地面以下,上表面与步道表面平齐。如果无法往下挖,可以建一个高出地面的步道以适应测力平台的厚度。不能让受试者跨上测力平台,然后再走下来,因为这并不是正常行走。测力平台对建筑物本身的振动非常敏感,所以许多早期的步态实验室都建在地下室,以减少这种形式的干扰。在作者看来,这个问题被过于夸大了,虽然测力平台可以监测到建筑物的振动,但其数据与在测力平台上行走的受试者的数据相比,其大小可以忽略不计。

使用测力平台时可能遇到的一个问题是锚定(aiming)。为了获得良好的数据,会要求受试者整个脚必须落在平台上。人们经常会告诉受试者测力平台在哪,并要求他们确保自己的脚步正好落在平台上。然而,这样的要求可能会导致人为干扰的步态模式,即受试者会将注意力放到测力平台上,并尽可能为此调整步态。一般如果可能的话,测力平台应该被伪装起来,这样它与步道的其他部分地面就不会有明显的不同,甚至受试者根本不知道它的存在。这可能需要多走几个来回,以便于在足完整地踩在测力平台上,也就是在获得可接收的数据之前,对步行的起始位置进行不断微调。

当需要进行双脚记录时,两个测力平台的相对位置是一个需要考虑的问题。没有任何一种布局可以满足所有受试者的要求,因此一些实验室设计了一个或两个测力平台可以移动的系统,以适应各类受试者的步态,并且还可以用于检查其他运动,如跑步和跳跃等。图 4-17 显示了许多实验室使用的常见布置,这种布局方式主要适用于成年人研究,但在受试者步幅很短或很长时,效果就不太满意。对于步幅非常短的受试者,如儿童或患有多发性硬化等疾病的患者,如果在步行方向上安装多个尺寸小一些的平台,可能会获得更好的结果。因此,许多实验室使用四个或更多的测力平台,且平台之间只有很小的间隙。然而,在没有对至少一个测力平台进行额外操作的前提下,通常在步行过程中很难在将一只脚完整放在一个测力平台上的

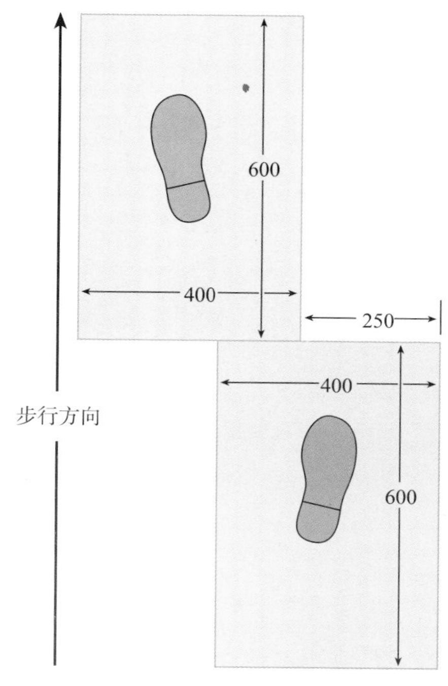

图 4-17 成人步态研究中二块测力平台的典型布局(尺寸单位:毫米)

同时,将另一只脚整个放在另一个测力平台上。当然可以使用计算机软件来分析两只脚都踩在一个测力平台上的数据,但最好是分析单个测力平台上只有一只脚踩踏的数据。

测力平台数据的常用表示方法有:

- 单一参数,随时间绘制(图 2-20)。
- 蝶形图(图 2-9)。
- 压力中心(图 2-21)。

在解释测力平台数据时,必须记住一些事情。首先,虽然足部是身体唯一与平台接触的部分,但由足底传递的力其实来自整个身体的质量和惯性。因此,测力平台也称为"全身加速度计",其输出提供了整个身体重心在三维空间中的加速度值,包括在地面上的肢体和在空中摆动的腿。这意味着,全身总惯性的变化可能掩盖由于足部动作所产生的地面反作用力的微小变化。例如,在步态支撑相,垂直轴上有较高的力矩(图 4-18)。虽然这个力矩可能会受到足部动作的轻微影响,但它们主要来自对侧腿在摆动相的加速和减速。对应于这种加速和减速反应的力通过支撑腿传递到地面,并出现在测力平台的输出中,其中主要是围绕垂直轴的转动力矩。

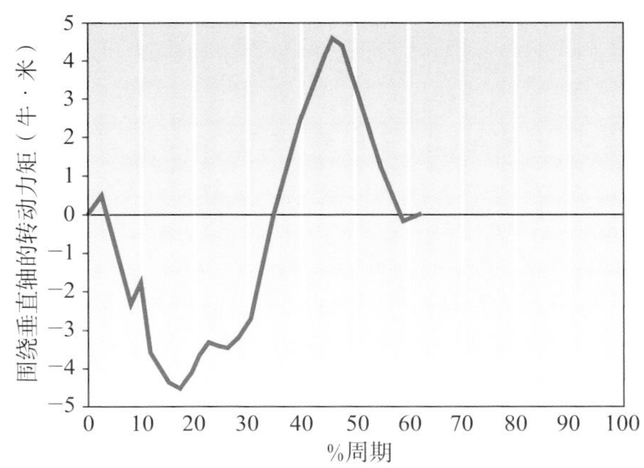

图 4-18 步态支撑相瞬时压力中心围绕垂直轴的转动力矩。正常受试者,右腿。当足相对于地面顺时针移动时,出现正力矩

测力平台已被用于测试平衡和姿势摆动,这在一些临床评估中很重要,但它们本身在步态分析中的价值有限。但有一些实验室对使用这些数据颇有经验,例如,在蝶形图中寻找某些特定模式(Rose,1985)。当比较不同的波峰和波谷时,它们可以用来探寻随时间变化的关系。此外,从各个力分量的曲线形状也可以做出一些推论。例如,支撑相膝关节屈曲与支撑相中期地面反作用力垂直分量中部凹陷之间存在联系。然而,只有将地面反作用力数据与运动数据结合起来,才能体现出测

力平台的真正价值。这种组合提供了比其他任何数据集本身更完整的步态力学描述,还可以计算关节力矩和功率。

除了测力平台外,还出现了许多不是测力平台但具有相同功能的设备。典型的如由许多固定在鞋底的力传感器组成的器件。当受试者行走时,电输出可以给出地面反作用力和压力中心的测量值。一般只测量地面反作用力的垂直分量,尽管该设备自称是一个基于鞋的三维测力系统。其主要优点是:

- 可以进行多步测量。
- 没有受试者锚定问题。
- 没有双足同时踩在单个测力平台上的风险。
- 没有部分或全部足踩在测力平台外的风险。

其缺点是脚下有力传感器,以及相应的布线。此外,与用于运动分析的基于房间的坐标系不同,用于力测量的坐标系是随着脚的移动而移动的。这使得将力和运动学数据结合起来进行完整的生物力学分析变得非常困难。

足底压力测量

测量足底压力是一种特殊形式的步态分析,在足底压力过大的情况下,如糖尿病周围神经病变和类风湿关节炎,具有特殊价值。足部压力测量系统可以安装在地面上,也可以安装在鞋内的鞋垫上。压力的国际单位(SI unit)是帕斯卡(Pa),即每平方米一牛顿的压力。但帕斯卡单位太小,实际测量通常以千帕(kPa)或兆帕(MPa)为单位。

Lord 等(1986)强调,在进行足底测量时,区分力和压力(单位面积的力)很重要。有些测量系统测量已知区域上的力(或载荷),由此计算出该区域上的平均压力。然而,如果压力存在高压梯度,则该区域内的平均压力可能远低于峰值压力,这在人体某些部位如皮下骨突起(如跖骨头)等区域比较常见。在进行足底压力测量时必须牢记的一个"陷阱"是,受试者通常会用避免疼痛区域受压的方式行走。因此,足的某个区域,如果之前是高压力,长期作用下产生了疼痛,再次测试时可能会显示低压力。不过,如果足底处于麻醉状态或末梢神经病变,就不会发生这种情况,这在糖尿病周围神经病变中很常见。在这种情况下,可能会记录到足以导致压力性损伤的非常高的压力。

站立时,足底的典型压力为 80~100 kPa,步行时为 200~500 kPa,某些体育活动中可以高达 1 500 kPa。在糖尿病神经病变中,有记录的压力可以高达 3 000 kPa。从数据角度来看,站立时足部正常血管收缩压应该低于 33 kPa(250 mmHg),如果足部受到的压力高于此值将会阻止血液到达足部组织,从而影响局部的正常代谢。

玻璃步道检查

让受试者站在玻璃板上或走过玻璃板,借助镜子或摄像机从下方观察,可以获得有关足底压力的一些有用的半定量信息。这种方法很容易看出足底的哪些区域与步道接触,足底皮肤变白可以提示受压状态。检查受试者鞋子内部和外部信息(如磨损程度)也可以提供有关足行走方式的有用信息。因此,最好让患者穿他们常穿的旧鞋来检查,而不是穿新鞋!

直接压力测绘系统

多年来,人们也设计了多种估算足底压力的低技术含量的简单方法。Harris 垫或 Harris-Beath 垫由薄橡胶制成,其上表面由不同高度的脊状图案组成。在使用前,在其上涂上油墨并覆盖一张纸,然后受试者从上面走过。最高的脊线在相对较轻的压力下压缩,而较低的脊线则需要不断增大的压力才能作用到,因此,压力最大区域的油墨会更多地印在纸张上。这给出了足底压力分布的半定量图。还有一些其他方法,如受试者在压敏胶片、铝箔纸或复写纸上行走等。

足底压力图仪

足底压力图仪使用了一块弹性垫,放在一块边缘发光的玻璃板上。当受试者在垫子上行走时,弹性垫被压在玻璃上,导致玻璃反射能力降低,随着压力的增加而逐渐变暗。这种变暗为定量测量提供了方法。玻璃板的底面通常由摄像机观察,单色图像经过处理可以显示为假彩色,其中不同颜色对应于不同水平的压力。

力传感系统

前面已经描述了多个系统,在这些系统中,受试者走过一系列力传感器,每个力传感器测量足的特定区域下方的垂直力。将力除以单元格的面积就得到足在该区域下的平均压力。许多不同类型的力传感器已经被使用,包括电阻和电容应变片、导电橡胶、压电材料和光弹性光学系统等。同时,已经使用了许多不同的方法来显示这些系统的输出,如图 4-19 所示。

鞋内设备

许多研究小组已经解决了测量鞋内压力的问题,许多商业系统可以提供临床和科学研究上有用的数据。这种系统所面临的主要问题是表面的曲率、换能器空间不足,以及需要从鞋内到测量设备之间连接大量电线。

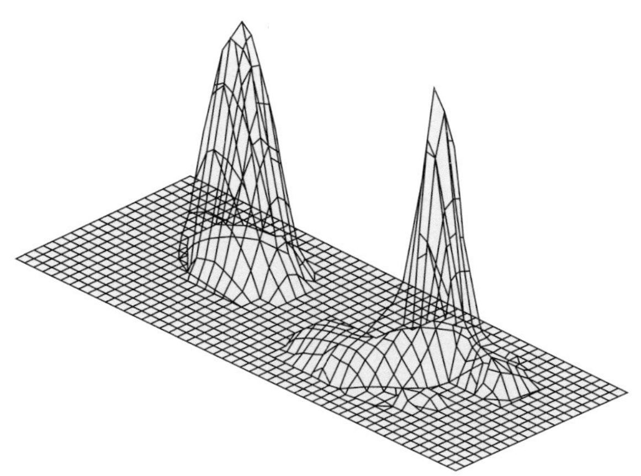

图 4-19 弹跳落地时的足底压力(EM Hennig,第五届双年年会,加拿大生物力学学会,1988)

肌肉活动测量

肌电图

肌电图(electromyograph,EMG)是对肌肉电活动的测量,通常称为运动单位动作电位(motor unit action potential,MUAP)。由于测量的是电活动而不是机械活动,因此 EMG 不能用于区分向心收缩、等长收缩和离心收缩。此外,EMG 显示的肌电活动和收缩力之间的关系也远不是表面上那样简单明了。关于 EMG 最全面的教科书是《活着的肌肉:肌电图揭示的功能》(*Muscles Alive: Their Functions Revealed by Electromyography*)(Basmajian 和 De Luca,1985),尽管最近的教科书《临床生物力学综合教科书》(*The Comprehensive Textbook of Clinical Biomechanics*)(Richards,2018)包含了 De Luca 及其同事撰写的相关章节总结。

EMG 可以在步态分析中提供有价值的信息,包括通过特定肌肉激活的开始和偏移来了解相应肌肉的活动时相信息(图 4-20)。EMG 信号既有幅度又有频率。可用 EMG 信号的频率范围在 1~500 Hz,EMG 信号的幅度范围为 1 μV 和 1 mV 之间。幅度和频率的概念可见于任何信号处理,但最容易理解的例子是声波。声波的大小就是信号的响度,频率就是音调。因此,对于 EMG,信号的大小与肌肉激活期间的电活动量有关,频率与记录的所有运动单位的平均放电率有关。记录 EMG 数据的常用方法有三种:表面电极、细丝电极和针电极。在步态分析中,通常使用表面 EMG 电极,除非对深层的肌肉感兴趣,在这种情况下,可能需要细丝电极。

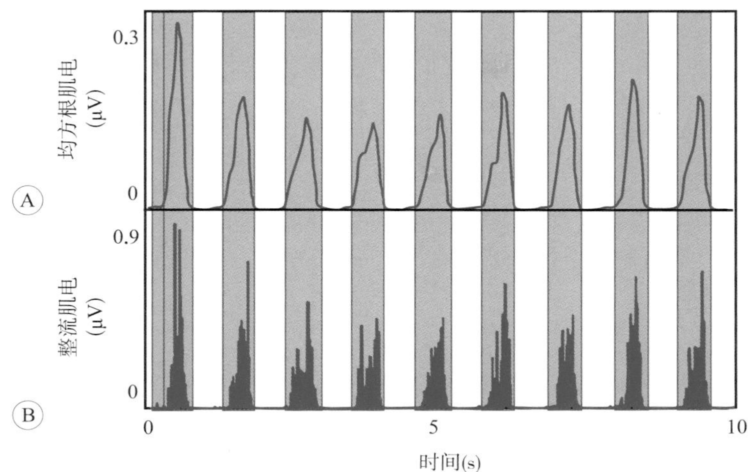

图 4-20 使用(A)包络信号和(B)整流信号的步行过程中腓肠肌 EMG 信号的开始和偏移

表面电极

表面肌电(surface EMG,sEMG)是目前步态分析领域使用最广泛的肌电图记录方法。表面电极(surface electrodes)固定在肌肉上方的皮肤上,EMG 记录的是两个电极之间的电压差。通常还需要在身体附近或身体其他地方设置接地电极(参考电极)。由于肌肉动作电位通过筋膜、脂肪和皮肤中间层到达电极,信号的电压相对较小,通常在靠近电极附近或在电极上被放大。表面电极接收到的 EMG 信号是最浅层肌肉内许多运动单位的肌肉动作电位的总和。大多数信号来自皮肤表面 25 毫米以内,因此这种类型记录方式不适合采集髂腰肌等深层肌肉的数据。当采集特定肌肉的 EMG 时,有时会同时采集到邻近肌肉的活动,这称为串扰(cross talk)。因此,虽然 Õunpuu 等(1997)认为表面电极可以令人满意地区分儿童股四头肌的 3 个浅表肌腹,但将表面电极的信号视为来自肌群而不是单个肌肉更加稳妥。当受试者移动时,电基线经常会发生变化,即运动伪迹(movement artifact);也可能存在电磁干扰,如来自附近的电气设备。作者建议研究一下 SENIAM 指南(www. seniam. org)和 Delsys 网站(www. delsys. com)中提供的丰富信息。

细丝电极

细丝电极(fine wire electrodes)使用皮下注射针直接插入肌肉,然后取出注射针,将导线留在原位。受试者可能会非常不舒服,甚至很痛。除了尖段几毫米外,

电极线都是绝缘的。EMG 信号可以用 3 种不同的方式记录:

- 用一根针插入的一对细丝电极导线之间。
- 分别插入的两根细丝电极之间。
- 单根细丝电极和接地电极之间。

肌肉内记录的电压通常高于表面电极的电压,特别是使用分离电极的情况下,此时运动和电磁场的干扰也更少。信号来自单个肌肉的一个相当小区域,通常只来自几个运动单位,在解释数据时必须考虑到这一事实。由于这是一种不舒服的侵入性技术,所以细丝电极 EMG 通常只在有特殊需求的患者的特定肌肉上进行。

针电极

针电极(needle electrodes)通常更适合于生理研究而不是步态分析。该技术使用皮下注射针,其中包含一个绝缘的中心导体,记录来自其插入的肌肉内非常局限区域的 EMG 信号,并且只能记录少量运动单位,这些运动单位可能无法代表肌肉的激活。

肌电信号处理

原始肌电(Raw EMG)

EMG 信号电压低,可被其他电噪声所隐藏。因此,EMG 必须被放大,以降低其他电噪声的影响,通常放大 1 000~10 000 倍才能让信号达到可测量的程度。为了减少电噪声干扰,可以将放大器位置在靠近电极的放置,这样可以减少会受到干扰的电线长度。

通常,EMG 信号会在浮动基准线的两侧振荡,称为低电压(low voltage)、直流(DC)偏移(offset)或偏置(bias)。消除直流偏移的方法是找到整个信号的平均值,然后从原始信号中减去它,从而将数据拉到"零"的位置。然后可以设置信号的阈值,以提供有关肌肉是否放电的信息,从而明确肌肉是否活动的开/关测量,即肌肉活动的开始和偏移。

如果一个人快速移动,有时可以看到 EMG 信号中的运动伪迹。这些伪迹可以通过 20 Hz 的滤波信号来最小化。这种方法会去除低于 20 Hz 的频率,这是大多数与肢体运动相关的频率。在足触地时,有时可以看到更高频率的运动伪迹,这可能需要更高频率的高通滤波器。然而,这也可能会消除一些 EMG 信号,因此需要注意尽量减少低频分量的衰减,同时尽量减少对 EMG 信号的影响。

整流(rectified)、包络(enveloped)和积分(integrated)EMG

当直流偏置-校正的 EMG 信号在基线两侧从正到负振荡时,就需要整流。否则,试图求出 EMG 信号均值时,最终可能会得到零。整流使信号中的所有负值变为正值。这可以通过先对信号进行平方,然后取平方根来实现(图 4-21A)。在确定肌肉收缩开始和偏移的阈值时,这种方法有时是首选方法(图 4-20B)。

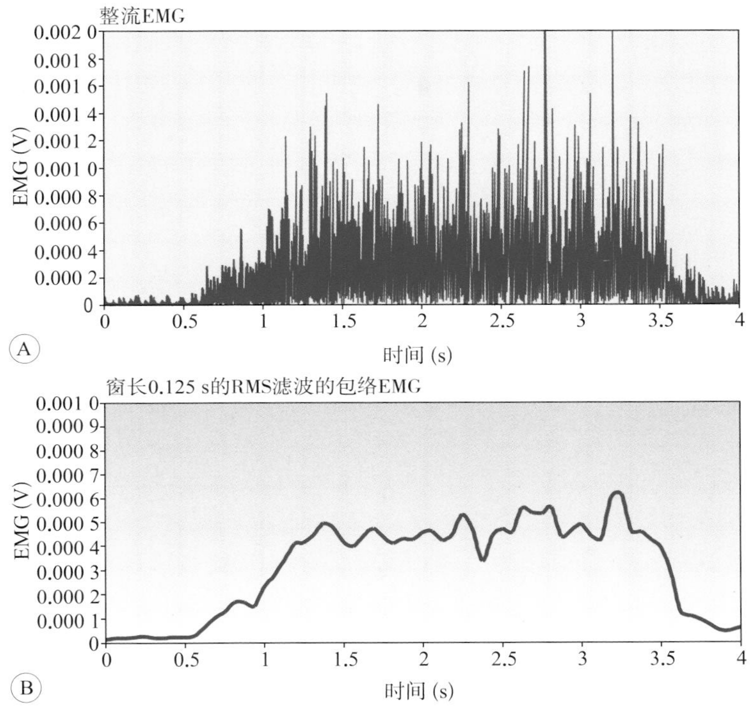

图 4-21 (A) 整流 EMG;(B) 窗长 0. 125 秒的均方根(RMS)EMG

包络 EMG 是一种常用的显示肌肉活动水平的方法,涉及对 EMG 信号的过滤或处理。使用低通滤波器,让较低的频率通过,同时阻止较高的频率。这样做的实际结果是一个类似于在运动学分析中使用的平滑效果。关于应该用低通滤波器过滤多少 EMG 信号,存在很多争论,文献中常用的截止频率滤波的典型量在 6 Hz 和 25 Hz 之间变化。另一种滤波方法是使用均方根(RMS),它是使用移动平均窗口计算的。计算分为三步:

1. 将信号中的每个数据点平方。
2. 取平方根(图 4-21A),实际上是对信号进行整流。
3. 在指定的窗口长度(例如 0. 125 秒)内执行移动平均(图 4-21B)。

积分 EMG(integrated EMG, iEMG)是指完全整流的肌电轨迹下的区域。iEMG 已被用作肌肉做功的指标。由此,如果确定蹬离动作开始和结束时的事件,则可以发现步行时蹬离肌肉群所做的相对功的值。因此,iEMG 会提供这一时段的单一值。

EMG 的局限性

EMG 可以提供有关肌肉激活的幅度和时间等重要信息,但它不能直接测量单个肌肉的肌肉力量。多年来,人们进行了许多尝试来估算肌肉力量,但都收效甚微。在步态分析中,通常会对 EMG 信号进行处理,以提供肌肉活动起始、偏移时间和活动水平的可视化指标。这些关于肌肉活动和活动水平的信息在步态评估中具有相当大的价值。例如,脑瘫的一种治疗方法是将肌肉的肌腱转移到不同的位置,从而改变肌肉的动作。当考虑这种类型手术时,首先使用 EMG 是必要的,以确保肌肉收缩的时间适合其新的作用。还可以确定由于相关治疗(例如,使用矫形器、贴扎和支具)所带来的活动的即刻变化。

能量消耗测量

测量行走等活动所消耗的总能量最准确的方法是全身量热法(whole-body calorimetry),即把受试者放在一个绝热室中,从中可以测量身体的热量输出。当然,这是非常不切实际的,除非作为一种研究技术。估计能量消耗最常用的方法是测量身体的耗氧量。还有一些间接的方法,如使用机械设备计算或测量心率。

耗氧量

耗氧量(oxygen consumption)的测量需要分析受试者呼出的气体。如果同时测量呼出气体的体积和氧气含量,就可以计算出在给定时间内消耗的氧气量。产生的二氧化碳量也可以用产生的二氧化碳与消耗的氧气的比值来测量,称为呼吸商(respiratory quotient),它提供了正在发生的代谢类型信息,是有氧的还是无氧的。除非在异常环境条件下,否则不需要测量吸入空气中的氧气或二氧化碳,因为它们几乎是恒定的。

测量耗氧量和二氧化碳产生量的经典方法是给受试者戴上鼻夹和口管,并将全部呼出的气体收集在一个大的塑料或橡胶帆布质地的 Douglas 气袋中,或者更常见的是使用便携式呼气气体分析仪。在对温度、气压和湿度进行校正后,可以获得一个非常准确的耗氧量估算值。在一些步态分析中心,使用带面罩的便携式系统很常见;即使是孩子也能很好地接受它。有时,运动研究使用肺量计(spirometer),这是一个充满氧气的封闭系统,受试者在其中呼吸,系统还吸收呼出的二氧化碳。由于肺量计通常不便于携带,因此只有当受试者在跑步机上行走时才会使用。然而,收集呼气量可能会让受试者感到不舒服,因此,肺量计可能不适合某些患者。

耗氧量可以用以下两种方式表示：单位时间能量消耗和单位距离能量消耗。单位时间能量消耗（E_w）代表了个人消耗的能量增加与步行速度的平方间的关系，通常以卡路里/分或焦耳（瓦特）/秒表示。这种计算可以进一步引入受试者体重，从而可以比较不同体重的个体之间每千克能量消耗（图 4-22）。单位距离能量消耗（E_m）提供了能量经济效应的定量检测。图 4-23 显示了步行每米距离的能量消耗随步行速度的变化情况。当这个值最小时，个体以最高效的速度行走（最高效步行速度）。因此，我们可以确定，对于身体健康的人来说，最高效的步行速度是每秒 1.33 米、每分钟 80 米、每小时 4.7 千米或每小时 2.9 英里。步行速度的任何增加或减少都会导致每米步行能量消耗的增加和效率的降低（Corcoran，1970；Ralston，1958）。该方法可以为特定个体找到最有效的步行速度，并在研究病理步态时提供有用的对比。

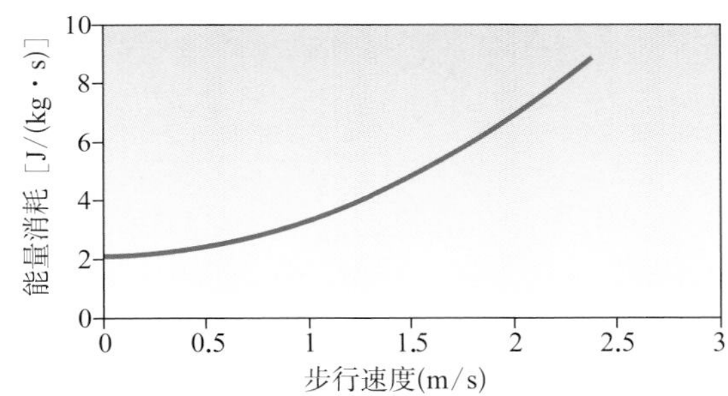

图 4-22　每秒能量消耗（E_w）与步行速度图

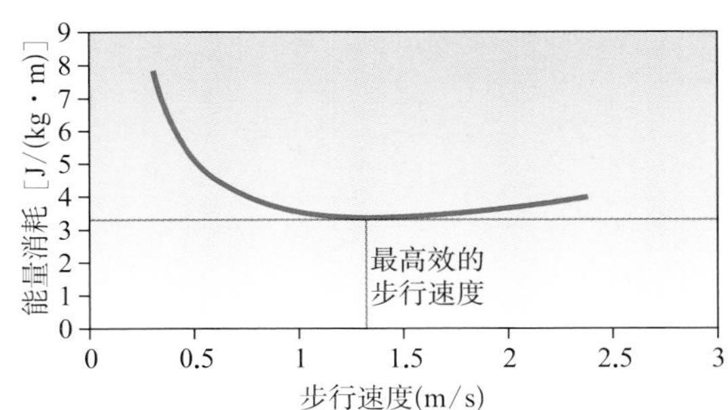

图 4-23　每米能量消耗（E_m）与步行速度图

心率监测

Rose（1983）指出，心率监测是摄氧量测量的一个好的替代方法，因为多年来的许多研究表明，两者之间有着惊人的密切关系。记录心率的一种方法是使用安装在胸部的电极来检测心脏的电活动。然而,可穿戴心率监测器的研发和商业化为个体监测打开了新的领域。一般来说,能量消耗与静止状态和运动期间的心率差有关。一些研究人员并未尝试将心率变化与能量消耗直接联系起来,而是使用生理耗能指数(physiological cost index,PCI),据说该指数受个体差异的影响较小(Steven 等,1983)。可以计算如下:

PCI=(步行心率-静息心率)/速度

该公式计算必须使用一致的单位,心率以每分钟心跳数为单位,速度以米/分为单位,或者心率以每秒心跳数为单位,速度以米/秒为单位。PCI 的测量单位是每米净心跳次数。由于心率往往是可变的,因此 PCI 的微小变化可能并不显著;然而,PCI 给出了一种类似每米能量消耗(E_m)的模式。

能量消耗的机械计算

代谢能量的消耗不会产生等量的机械功。事实上,在离心肌肉活动中,代谢能用于吸收而不是产生机械能。即使当肌肉收缩用于做正功时,转换效率也相对较低、可变且难以估计。由于这些原因,使用机械计算来估计步行等复杂活动中消耗的总代谢能量通常不能令人满意。尽管如此,这种估算能量消耗的方法在一些实验室中还是会被使用(Gage 等,1984),称为估算步行外部功(estimated external work of walking,EEWW)。对于肌肉收缩和机械输出之间关系极其简单的活动,例如单个肌肉的向心收缩,这种类型的计算相对可靠一些。尽管机械计算通常不能令人满意地估计身体总能量消耗,但测量单个关节的能量生成和传递,在动力学和运动学测量相结合的步态分析中,可能具有重要的价值。

结　论

临床步态实验室通常将运动学(运动)与动力学(力)数据结合起来。二者数据组合的效果大于其各组成部分的总和。这样做的原因是,如果肢体节段和地面反作用力矢量之间的关系已知,就可以通过反向动力学计算关节力矩和功率。此类计算需要知道肢体质量、转动惯性矩及其重心位置。直接测量这些数据显然是不可能的,但根据已发表的数据进行修改以适合受试者的个体形态特征,可以得出一个可接受的近似值。在此类计算中,将足部视为单个刚体是一种常见的做法,但这种近似无疑会导致计算踝关节力量的错误,可以使用多段足部反向动力学模型来避免以上假设导致的错误。

一个设备齐全的临床步态实验室至少应该拥有一个综合的动力学/运动学系

统,具有无线 EMG 和视频记录设备。还要有测量摄氧量或足底压力的设备。如果实验室还进行学术研究,则需要更多的设施和设备。然而,设备齐全的临床步态实验室面临的挑战之一是,它们提供了如此丰富的数据,以至于可能很难区分哪些测量是重要的,哪些是不重要的。为了解决这个问题,目前已经使用许多数学、统计和计算技术设置模型、解释机理,其中一些将在第 5 章中进行更详细的讨论。

参考文献

Basmajian, J. V., De Luca, C. J., 1985. Muscles Alive: Their Functions Revealed by Electromyography. Lippincott Williams & Wilkins, Baltimore, MD.

Bell, A., Pederson, D., Brand, R., 1990. A comparison of the accuracy of several hip centre location predication methods. J. Biomech. 23 (6), 617-621.

Bilney, B., Morris, M., Webster, K., 2003. Concurrent related validity of the GAITRite walkway system for quantification of the spatial and temporal parameters of gait. Gait Posture 17, 68-74.

Birch, I., Raymond, L., Christou, A., Fernando, M. A., Harrison, N., Paul, F., 2013. The identification of individuals by observa-tional gait analysis using closed circuit television footage. Sci. Justice 53 (3), 339-342.

Bronner, S., Agraharasamakulam, S., Ojofeitimi, S., 2010a. Reliability and validity of a new ankle electrogoniometer. J. Med. Eng. Technol. 34 (5-6), 350-355.

Bronner, S., Agraharasamakulam, S., Ojofeitimi, S., 2010b. Reliability and validity of electrogoniometry measurement of lower extremity movement. J. Med. Eng. Technol. 34 (3), 232-242.

Cappozzo, A., Catani, F., Croce, U. D., Leardini, A., 1995. Position and orientation in space of bones during movement: anatomi-cal frame definition and determination. Clin. Biomech. 10 (4), 171-178.

Cappozzo, A., Della Croce, U., Leardini, A., et al., 2005. Human movement analysis using stereophotogrammetry. Part 1: Theoretical background. Gait Posture 21, 186-196.

Chiari, L., Della Croce, U., Leardini, A., et al., 2005. Human movement analysis using stereophotogrammetry. Part 2: Instrumental errors. Gait Posture 21, 197-211.

Corcoran, B., 1970. Oxygen uptake in normal and handicapped subjects, in relation to speed of walking beside velocity con-trolled cart. Arch. Phys. Med. Rehabil. 51, 78-87.

Davis, R., Ounpuu, S., Tyburski, D., Gage, J., 1991. A gait data collection and reduction technique. Hum. Mov. Sci. 10, 575-587.

Della Croce, U., Cappozzo, A., Kerrigan, D. C., 1999. Pelvis and lower limb anatomical landmark calibration precision and its propagation to bone geometry and joint angles. Med. Biol. Eng. Comput. 37 (2), 155-161.

Della Croce, U., Leardini, A., Chiari, L., et al., 2005. Human movement analysis using stereophotogrammetry. Part 4: Assessment of anatomical landmark misplacement and its effects on joint kinematics. Gait Posture 21, 226-237.

Fennema, M. C. , Bloomfield, R. A. , Lanting, B. A. , Birmingham, T. B. , Teeter, M. G. , 2019. Repeatability of measuring knee flexion angles with wearable inertial sensors. The Knee 26 (1), 97-105.

Gage, J. R. , Fabian, D. , Hicks, R. , et al. , 1984. Pre-and postoperative gait analysis in patients with spastic diplegia: a preliminary report. J. Pediatr. Orthop. 4, 715-725.

Gerny, K. , 1983. A clinical method of quantitative gait analysis. Phys. Ther 63, 1125-1126.

Kadaba, M. P. , Ramakrishnan, H. K. , Wootten, M. E. , Gainey, J. , Gorton, G. , Cochran, G. V. , 1989. Repeatability of kinematic, kinetic, and electromyographic data in normal adult gait. J. Orthop. Res. 7 (6), 849-860.

Larsen, P. K. , Simonsen, E. B. , Lynnerup, N. , 2008. Gait analysis in forensic medicine. J. Forensic Sci 53 (5), 1149-1153.

Leardini, A. , Chiari, L. , Della Croce, U. , et al. , 2005. Human movement analysis using stereophotogrammetry. Part 3: Soft tissue artifact assessment and compensation. Gait Posture 21, 212-225.

Leardini, A. , Lullini, G. , Giannini, S. , Berti, L. , Ortolani, M. , Caravaggi, P. , 2014. Validation of the angular measurements of a new inertial-measurement-unit based rehabilitation system: comparison with state-of-the-art gait analysis. J. Neuroeng. Rehabil. 11, 136.

Lord, M. , Reynolds, D. P. , Hughes, J. R. , 1986. Foot pressure mea-surement: a review of clinical findings. J. Biomed. Eng. 8, 283-294.

McGinley, J. L. , Goldie, P. A. , Greenwood, K. M. , Olney, S. J. , 2003. Accuracy and reliability of observational gait analysis data: judgments of push-off in gait after stroke. Phys. Ther 83 (2), 146-160.

Morris, J. R. W. , 1973. Accelerometry - a technique for the mea-surement of human body movements. J. Biomech. 6, 729-736.

Õunpuu, S. , DeLuca, P. A. , Bell, K. J. , et al. , 1997. Using surface electrodes for the evaluation of the rectus femoris, vastus medialis and vastus lateralis in children with cerebral palsy. Gait Posture 5, 211-216.

Professional Staff Association of Rancho Los Amigos Medical Center, 1989. Observational Gait Analysis Handbook. Rancho Los Amigos Medical Center, Downey, CA.

Rafferty, D. , Bell, F. , 1995. Gait analysis-a semiautomated approach. Gait Posture 3 (3), 184.

Ralston, H. J. , 1958. Energy speed relation and optimal speed dur-ing level walking. Int. Z. Angew. Physiol 17, 277.

Reinking, M. F. , Dugan, L. , Ripple, N. , Schleper, K. , Scholz, H. , Spadino, J. , et al. , 2018. Reliability of two-dimensional video-based running gait analysis. Int. J. Sports Phys. Ther. 13 (3), 453-461.

Richards, J. , 2018. The Comprehensive Textbook of Clinical Biomechanics. Churchill Livingstone, London.

Robinson, J. L. , Smidt, G. L. , 1981. Quantitative gait evaluation in the clinic. Phys. Ther 61, 351-353.

Rose, G. K. , 1983. Clinical gait assessment: a personal view. J. Med. Eng. Technol. 7, 273-279.

Rose, G. K. , 1985. Use of ORLAU-Pedotti diagrams in clinical gait assessment. In: Whittle, M. ,

Harris, D. (Eds.), Biomechanical Measurement in Orthopaedic Practice. Clarendon Press, Oxford, UK, pp. 205-210.

Seel, T., Raisch, J., Schauer, T., 2014. IMU-based joint angle mea-surement for gait analysis. Sensors 14 (4), 6891-6909.

Shamsi, M., Mirzaei, M., Khabiri, S. S., 2019. Universal goniom-eter and electro-goniometer intra-examiner reliability in mea-suring the knee range of motion during active knee extension test in patients with chronic low back pain with short ham-string muscle. BMC Sports Sci. Med. Rehabil. 11, 4.

Steven, M. M., Capell, H. A., Sturrock, R. D., et al., 1983. The phys-iological cost of gait (PCG): a new technique for evaluating nonsteroidal antiinflammatory drugs in rheumatoid arthritis. Br. J. Rheumatol. 22, 141-145.

Toro, B., Nester, C. J., Farren, P. C., 2007. The development and validity of the Salford Gait Tool: an observation-based clini-cal gait assessment tool. Arch. Phys. Med. Rehabil. 88 (3), 321-327.

（许子琢　黎璇译，孟殿怀校）

5

步态分析应用

Michael Whittle, Hannah Shepherd, Gabor Barton 和 *Jim Richards*

大　纲

本章概述了当前步态分析的一些应用方法,并展望了未来的可能性。目的并不在于把读者变成步态分析专家。要想成为专家,或者任何计划在临床决策中使用步态分析的人,建议去参加相应的课程,接受分析解释步态分析数据的培训,可能的话,还要花一些时间在临床步态实验室学习或工作。一些国家和国际协会还有专门举办的步态分析课程和培训,如欧洲成人和儿童运动分析协会(European Society for Movement Analysis in Adults and Children,ESMAC)、步态和临床运动分析协会(Gait and Clinical Movement Analysis Society,GCMAS)和临床运动分析协会(Clinical Movement Analysis Society,CMAS)。

步态分析的应用可分为两大类:临床步态评估(clinical gait analysis)和步态研究(gait research)。临床步态评估旨在直接帮助个体患者,而步态研究的目的是提高我们对步态的理解,这可以是最终目标,也可以是为了改善医学诊断的精确性,或者为进一步治疗提供信息。二者间显然有一些重叠之处,因为许多进行临床步态评估的人也会使用他们的分析结果作为研究的基础。当然,也应该注意到二者的一些差异之处。其中重要的一点是,在步态研究中,可能需要几个小时让受试者做好准备并进行测量,且较晚才能进行数据处理;而在临床环境中,患者通常很容易疲倦,难以接受长时间的评估,并且大多需要尽快获得分析结果。

临床步态评估

临床步态评估(clinical gait assessment)旨在描述一个人步行的方式。如果其目的只是简单记录他们的当前状态,那么这就足够了。但换个角度,临床步态评估可能只是某个持续研究或诊疗过程中的一个步骤,例如计划接受治疗或监测一段时间的进展情况等。Rose(1983)进一步区分了步态分析(gait analysis)和步态评估(gait assessment)二者的关系。他认为步态分析是"数据收集",而步态评估是"将这些数据信息与其他来源的信息相结合,实现制定临床决策的目的"。临床环境中的步态评估基于三部分内容:患者病史、患者体格检查和特殊检查。在这种情况下,步态分析可以视为是一项特殊检查,其结果可用于判断是否需要进一步引入其他检查,如 X 射线和磁共振成像(MRI)扫描。

最简单的步态评估形式每日都在医生办公室、康复诊所、矫形和假肢诊所、体育中心和世界各地的许多其他场所进行着。每当临床医生看着一个人在房间里走动时,他们会对患者的步态进行评估。然而,这样的评估通常是不系统的,最多只能期待对患者的行走情况有一个总体印象,也或许是对一两个步态相关的主要问题的一些看法。这可以视为非正式步态评估(informal gait assessment)。

正式的步态评估需要使用系统方法进行仔细检查,并在可能的情况下辅以客观测量,通常结果还要出具书面报告。临床步态评估中使用的技术差异很大,主要取决于患者临床状况的性质和需求,以及可用的技能和设施等。但一般来说,临床步态评估是出于以下三个可能原因之一:为临床决策提供基础,帮助详细描述异常步态的特征,抑或是用于记录患者在特定时间点的状况。

临床决策

Rose(1983)和 Gage(1983;2009)提出,步态异常病患的临床决策应包括三个明确阶段:步态评估、假设形成和假设检验。

步态评估

步态评估从患者或其他相关人员(如医生和其他卫生专业人员或家庭成员)的完整临床病史开始。如果患者以前做过手术,可能的话,还要从手术记录中获得手术的细节。随后进行体格检查,尤其要关注患者神经肌肉骨骼系统状况。在许多实验室中,体格检查由医生和物理治疗师共同进行。最后,进入正式步态分析流程。

假设形成

对于观察到的步态异常的原因,或者根据原因形成病因假设,应该结合转诊的临床医生提出的具体问题进行分析。非常重要的是,在涉及多学科团队的内部讨论中,这些假设与步态评估数据要放在一起进行讨论。Rose(1983)强调了这一点,他认为患者表现的步态模式不完全是病理原因的直接结果,而是原始问题和患者代偿能力的叠加结果。因此,关键是要让医生和专职医疗人员在临床决策中考虑到这些方面。

假设检验

当对所观察到的步态异常的原因没有疑问时,可以省略这一阶段。然而,如果确实存在一些疑问,可以通过两种不同的方式来检验假设:使用不同的测量方法验证,或者尝试以某种方式改变患者的步态进行验证。步态实验室常规使用的标准步态分析方案,包括视频记录、运动学测量、测力平台测量和表面肌电图(EMG)等;当需要检验特定假设时,可以添加其他一些测量方案,例如细丝电极肌电图等。有些人开始仅使用简单的方法进行步态分析,例如视频记录,只有在有明确需求的情况下才使用 EMG 或测力平台等技术。Rose(1983)反对对所有患者使用标准方案,因为有些程序是不必要的,而且结果可能导致"一个痛苦的、精疲力竭的受试者"。

另一种检验假设的方式是根据假设结果尝试进行某种形式干预或调整后再重新检查步态,通常是通过应用矫形器来限制关节运动或使用肉毒毒素等药物来减少痉挛,或者通过局麻药来麻醉肌肉,抑或是借助手术和物理治疗改变步态等。

不同的步态分析系统可以为患者提供不同数量的步态分析结果技术数据,而数据检查分析可能是一个漫长而艰苦的过程。步态评估中最重要的内容之一是确定与正常步态之间的偏差,通常包含足部时相、关节角度、力矩和功率以及 EMG 等细节信息。足部时相信息有助于识别患者步态的不对称性,发现平衡、稳定和疼痛方面的问题;关节角度提供了不同平面上运动的量化结果;关节力矩可以指明哪些结构正在承受负荷,并估算大致的负荷;关节功率有助于区分肌肉向心或离心收缩,或者软组织处于被动负荷还是主动负荷。EMG 分析也有助于这一过程,它可以识别哪些肌肉处于活动状态,在步态周期的不同时相提供力量,并且可以提供有关功能缺陷、运动模式和运动控制的重要信息。

一旦准备好初步的步态分析报告,团队就会开会讨论这个案例。团队的组成因步态分析涉及的具体设备而异,但通常由 1 名医生、1 名物理治疗师和 1 名运动学专家或生物力学工程师组成,并可选择增加一些其他的健康专业人员,包括假肢师、矫形师和足科医生等。事实上,任何有兴趣为患者提供最好康复服务的人都可以被邀请加入这个团队。

在对患者功能问题进行详细评估后,团队应决定适当的干预形式,包括物理治疗、矫形器、手术、药物治疗或这些疗法的组合。在干预结束时,或者手术后经过一段时间的适当恢复,通常要对患者进行重新评估,以确定干预的有效性和效果,并决定是否需要进行进一步的干预。这也让临床团队有机会对最初的诊断和治疗计划进行批判性评价,以判断前期的干预决定是否正确。

多重评估的另一个意义是说服患者和/或其亲属,当他们认为无效的时候,其实已经取得了进步。在评估新型或有争议的治疗方法时,监测进展的客观形式(具体方法或指标)尤其重要,因为众所周知,研究人员的热情会导致判断错误。

步态评估可以成为许多涉及运动系统的医疗状况总体记录的一部分。随着时间的推移,步态的恶化可能会被早期发现,从而尽早采取补救措施。它还可以识别一些临床症状,尤其是非常罕见的症状,这些症状应该也会在其他同类病例中出现。

虽然临床决策是步态评估用以帮助个体患者的最直接方式,但在某些情况下,简单地记录患者步态的当前状况也是有价值的。作为对残疾患者整体评估的一部分,临床医生可能需要更多有关他们步行状况的详细信息。这种类型的步态评估可以直接用于临床决策,但当它用于揭示患者行走障碍的原因并提出对应干预方案时,有时也只是提出了一种可能的假设。

异常步态诊断

大多数接受步态评估的患者已经被诊断出患有影响其步态的主要疾病或状况。在这种情况下,进行评估是为了对与特定关节和肌肉状态相关的功能问题,进行更详细的深入研究。表 5-1 展示了一种绘制步态异常的图表法,囊括了常见的步态障碍、其可能的原因,以及支持或反对的证据类型等信息。当然,偶尔也会遇到步态异常的原因尚不明确的患者。

许多表面上看起来异常的步态模式实际上是一种习惯,而不是潜在的病理结果,步态分析技术也有助于识别它们。由于任何影响运动系统的病理问题通常都会降低一个人改变其步态模式的能力,因此,可变的步态可能暗示着一种习惯模式,而高度重复的步态则可能暗示一种病理过程。因此,评估必须考虑许多其他因素,包括不断变化的病理过程的可能性,如共济失调或手足徐动症。步态分析的一

表 5-1 Common gait abnormalities, their possible causes and evidence required for confirmation.

Foot slap at heel contact	**Below normal dorsiflexor activity at heel contact**	**Below normal tibialis anterior EMG or dorsiflexor moment at heel contact**
Forefoot or flat-foot initial contact	(a) Hyperactive plantarflexor activity in late swing (b) Structural limitation in ankle range (c) Short step length	(a) Above normal plantarflexor EMG in late swing (b) Decreased dorsiflexor range of motion (c) See a-d immediately below
Short step	(a) Weak push off prior to swing (b) Weak hip flexors at toe off and early swing (c) Excessive deceleration of leg in late swing (d) Above normal contralateral hip extensor activity during contralateral stance	(a) Below normal plantarflexor moment or power generation or EMG during push off (b) Below normal hip flexor moment or power or EMG during late push off and early swing (c) Above normal hamstring EMG or knee flexor moment or power absorption late in swing (d) Hyperactivity in EMG of contralateral hip extensors
Stiff-legged weightbearing	Above normal extensor activity at the ankle, knee or hip early in stance[a]	Above normal EMG activity or moments in hip extensors, knee extensors or plantarflexors early in stance
Stance phase with flexed but rigid knee	Above normal extensor activity in early and mid-stance at the ankle and hip, but with reduced knee extensor activity	Above normal EMG activity or moments in hip extensors and plantarflexors in early and mid-stance
Weak push off accompanied by observable pull off	Weak plantarflexor activity at push off; normal, or above normal, hip flexor activity during late push off and early swing	Below normal plantarflexor EMG, moment or power during push off; normal or above normal hip flexor EMG or moment or power during late push off and early swing
Hip hiking in swing (with or without circumduction of lower limb)	(a) Weak hip, knee or ankle dorsiflexor activity during swing (b) Overactive extensor synergy during swing	(a) Below normal tibialis anterior EMG or hip or knee flexors during swing (b) Above normal hip or knee extensor EMG or moment during swing
Trendelenburg gait	(a) Weak hip abductors (b) Overactive hip adductors	(a) Below normal EMG in hip abductors: gluteus medius and minimus, tensor fascia lata (b) Above normal EMG in hip adductors, adductor longus, magnus and brevis, and gracilis

[a]Note: there may be below normal extensor forces at one joint but only in the presence of abnormally high extensor forces at one or both of the other joints.
Reproduced with permission from Winter, D. A., 1985. Concerning the scientific basis for the diagnosis of pathological gait and for rehabilitation protocols. Physiotherapy, Canada 37: 245-252.
EMG, Electromyography.

(译者注:应版权方要求,此表保留英文内容)

个少见应用是区分步态异常是由于神经肌肉原因引起，还是心理原因所致，例如某些神经官能患者的步态异常(Wesdock 等,2003)。

使用步态评估来区分病理性步态和习惯模式的一个常见例子是对足尖行走的诊断。有些孩子喜欢用足趾而不是用整只脚步行，这种模式称为特发性足尖行走(idiopathic toe walking)。区分出这种相对无害的自限性疾病和脑瘫等严重病症很重要，但有时也很困难。Hicks 等(1988)早期尝试单独使用 EMG 进行诊断，没有成功。后来，他们的研究比较了 7 名特发性足尖步行者和 7 名轻度痉挛性双瘫儿童的步态运动学数据。两组在矢状面膝关节和踝关节运动模式上存在明显差异。他们的初始触地都是通过平足或足趾触地进行，但在足尖步行的儿童中，这是由踝关节跖屈引起，而在脑瘫儿童中，这是由膝关节屈曲造成。两组之间还有其他差异，表明步态评估具有鉴别诊断价值。

步态评估适应证

许多疾病会影响神经肌肉和肌肉骨骼系统，继而可能导致步态障碍。主要包括：

- 脑瘫。
- 帕金森病。
- 肌营养不良症。
- 骨关节炎。
- 类风湿关节炎。
- 下肢截肢。
- 脑卒中。
- 颅脑创伤。
- 脊髓损伤。
- 骨髓增生异常综合征。
- 多发性硬化。

虽然步态评估可能会使患有以上这些疾病的人受益，但很明显，其对不同疾病的效果是不同的。许多在临床步态评估领域工作的人注意到，由于运动代偿的发生，很难通过观察到的步态异常直接推断出潜在的病因。由于步态模式很少是典型明确的，所以经验评判系统通常不能使用一套固定的规则，而是需要采用对复杂数据集进行甄别的模式。下一节将介绍一些最新的技术。

步态分析新进展

用于尚无充分研究的病理情况的先进技术

步态分析是临床决策和学术研究的重要工具。步态研究已用于一些常见疾病(包括脑瘫、脑卒中和骨关节炎等)的研究中,辅助分析其机制、进行特征分类和做出临床决策。然而,还有其他一些少见疾病对步态和活动能力也有重要影响,但却常常被忽视。如果一种疾病或功能障碍的患病率低于 1/2 000,就被认为是罕见的(欧盟委员会,2022),已知的罕见疾病估计有 7 000 种(Wakap 等,2020)。影响活动能力的罕见疾病可能是肌肉骨骼疾病,如黑尿症、成骨不全症和软骨发育不全;也可能是神经肌肉疾病,如功能性神经紊乱、进行性假肥大性肌营养不良和亨廷顿病。遗憾的是,因为此类疾病的罕见性,临床医生往往缺乏对它们的充分认识和了解。此外,研究资金往往是有限的,因为需要特定的评估和干预方式,导致罕见病在研究领域也常常被忽视。由于对罕见病及其步态和活动能力影响的研究有限,甚至可能就没有,所以在面对尚未被深入研究的病理情况时,应该率先使用先进技术和新技术,以帮助解决以前未发现的问题,改善步态和功能,并最终改善罕见病患者的生活质量。本节将介绍一种名为黑尿症(alkaptonuria,AKU)的尚无研究的疾病,理解其步态。AKU 是一种遗传性疾病,会导致一种称为“衰老病”的过程,在这个过程中,纤维结缔组织变暗,改变关节结构完整性,使其变得脆弱。受此过程影响最大的关节,是那些从解剖学角度而言承载最大机械负荷的关节,包括膝关节、髋关节和脊柱等。AKU 的症状包括关节退变、疼痛和早发性骨关节炎;到 50 岁时,超过 50%的 AKU 患者至少接受过一次全关节置换术(Ranganath 等,2013)。为了了解这个人群的步态,一些新颖技术和工具可以帮助监测患者整个生命周期的疾病进程,首次描述其步态机制,最重要的是,为治疗计划和干预提供信息。

自组织映射和单一汇总措施

三维步态分析提供了大量高度复杂且相互依赖的数据,这些数据来自多个关节、在 3 个运动平面上、覆盖整个步态周期。数据缩减技术有助于管理高维度的步态数据集,使我们能够识别步态模式,监测步态随时间的演变,或量化疾病对步态的影响。一种方法是使用自组织映射(self-organising maps,SOM)的集群技术(Kohonen,2001)。SOM 利用神经网络,根据信息输入空间中标记位置的分组方式对输入信息进行分类,并通过信息识别将具有相似性的数据划分为数据集中的相关集群。该结果可以在多维数据地图上显示,但为了便于解释,通常呈现为一维、二维或三维拓扑图。如果结果中出现明显的集群,则表明患者组步态数据不同于健康对照组步态数据,提示患者步态数据中存在相同或相似的步态模式。

另一种降低步态数据复杂性和维度的方法是生成单一汇总措施(single summary measures)(译者注:即主成分分析法,对纳入的参数采用多元统计法量化偏离程度)。众所周知的方法包括 Gillette 步态指数(Gillette gait index,GGI)(Schutte 等,2000)、步态偏差指数(gait deviation index,GDI)(Schwartz 和 Rozumalski,2008)、步态曲线评分(gait profile score,GPS)(Baker 等,2009)和运动偏差曲线(movement deviation profile,MDP)(Barton 等,2012)等(图 5-1)。现在在临床实践中经常使用,单一汇总措施使我们能够轻松识别在整个生命周期中何时出现步

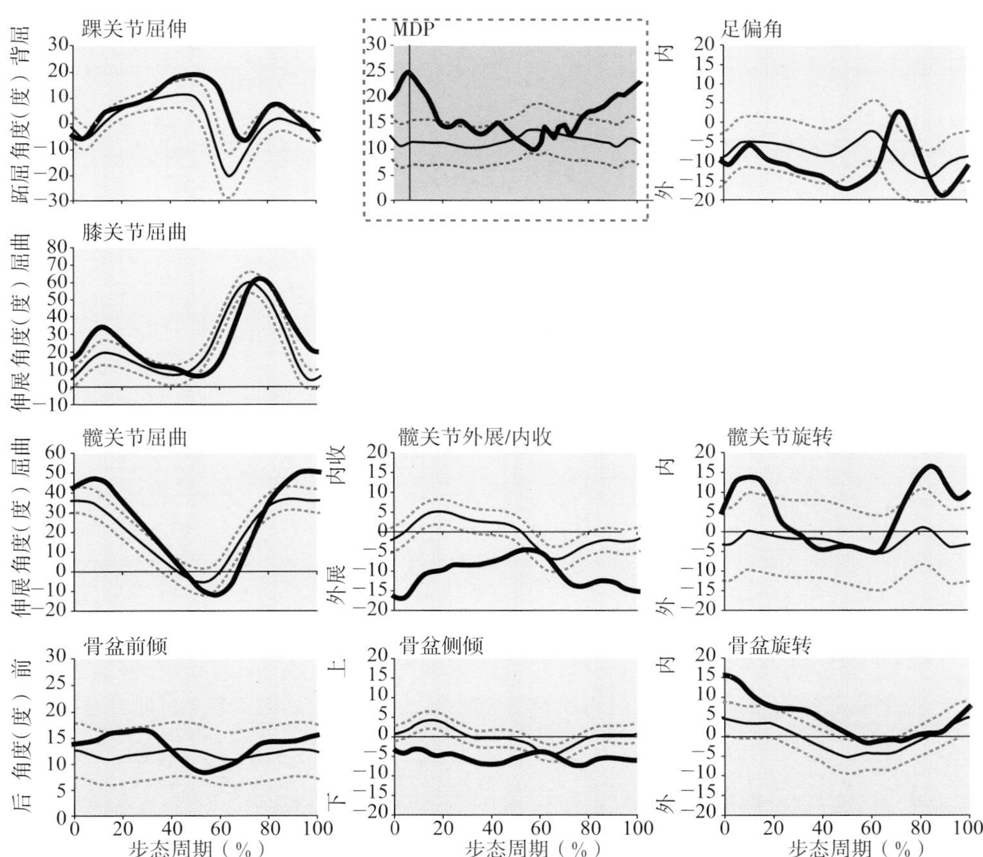

图 5-1 将运动偏差曲线(MDP)插入到传统的步态运动学图表中。注意,患者 MDP 曲线相对于对照组均值和标准差的轴和表现与其他曲线相同。MDP 图(虚线包围)总结了其他 9 个角度曲线(粗体曲线),并显示了步态周期中偏离正态的时间和程度(细曲线)(Barton 等,2012)

态异常,并通过单个评分来确定其严重程度。

对于 AKU 患者,最初认为衰老及其他症状在 30 岁左右开始(Ranganath 和 Cox,2011)。然而,当使用 MDP 绘制 16~70 岁 AKU 患者步态偏差的自然进展时,可以发现步态偏差始于 16 岁(Barton 等,2015;Cox 等,2019)(图 5-2)。这与其他亚临床指标的变化时间相吻合,如出现疼痛和关节内色素沉着。这些结果表明,步态问题在患 AKU 的年轻人身上就已经显现,因此,早于之前估计的发病年龄就应该考虑治疗措施。当使用巧妙的数据简化技术,如自组织映射和单一汇总措施,可以简化步态数据的分析理解,监测疾病的进展及其对步态的影响,并量化干预的有效性,这些都可以通过 MDP 曲线与健康对照组的偏移来确定。

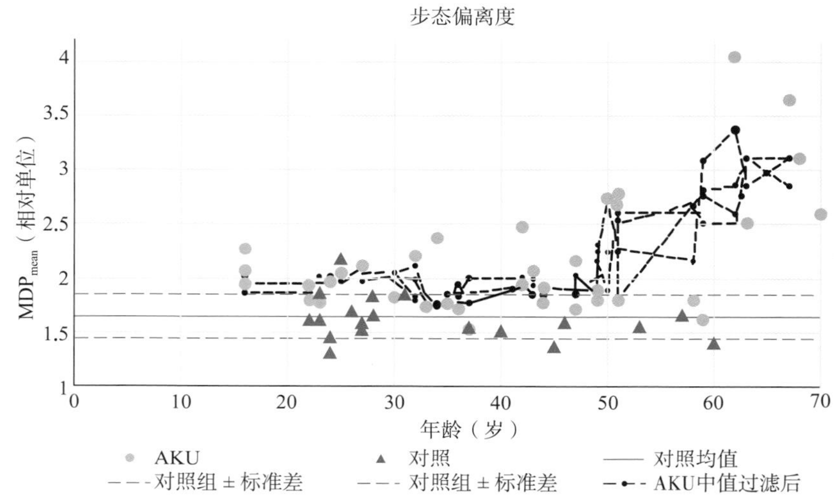

图 5-2 以年龄为自变量时,AKU 患者和对照组的步态偏差(MDP_{mean})(Shepherd,2020)

识别关节水平机制

要识别和理解步态机制,制定临床干预或治疗处方,临床医生必须能够从关节水平上解释步态。传统方法倾向于提取特定的、离散的标量步态参数,例如运动波峰、波谷或范围。然后明确病理步态和健康对照步态二者之间,这些离散参数的统计学差异。然而,以这种方式提取的离散参数极易受到区域焦点偏差的影响,所以使用范围仅限于步态周期中的特定事件,没有考虑连续效应。对于目前尚无相关研究的病因病理时,通常不知道步态周期中哪个时间点、哪些步态参数与临床表现有较强的关联。

因此,要深入理解 AKU 步态,必须完整分析描述步态,比较患者与年龄匹配的健康对照者,以找到步态关节水平的差异,并以可靠的统计方式确定步态机制。统计参数映射(statistical parametric mapping,SPM)是克服这些问题的一种方法(Friston 等,2007)。SPM 最初用于分析多维 MRI 信息,但由于其分析波形的能力,最近被引入生物力学数据处理中(Castro 等,2015;Pataky、Vanrenterghem 和 Robinson,2015)。SPM 不是对步态周期中固定事件的特定数据点进行统计比较,而是对整个步态周期进行分析,找出周期数据集之间存在显著差异的地方。这种方法已被证明在确定患者和对照组之间的差异方面是有效的(Pataky,2012),并且可用于确定干预措施的效果(Klein 等,2021)。这种分析方法可以消除前面提到的统计误差,也有助于目前没有或不知道需要纳入哪些特定参数的情况。

应用 SPM 方法对 36 例 AKU 患者进行分组,分为 3 个年龄段:青年(16~29 岁)、中年(30~49 岁)和老年(50 岁以上);基于整个生命周期中 MDP_{mean} 分数的显著变化(Cox 等,2019),将 AKU 患者的步态和速度与相匹配的健康对照组的步态进行比较,并分析所有下肢运动学和动力学。结果确定了 3 个年龄组的关节水平机制,并且发现了一些有趣的模式。随着年龄的增长,矢状面的关节偏离明显转移到冠状面和水平面,这表明 AKU 会对整个步态周期、所有三个运动平面都产生影响。此外,在青年组中存在一些潜在的破坏性和以前未发现的步态偏差,而在老年组中存在多种步态偏倚机制,这些都导致了膝关节冠状面力矩的减少。有趣的是,在所有 3 个年龄组中,膝关节都受到影响,这表明在未来的临床干预中,膝关节是一个重要的关节,需要重点关注,以延缓疾病的进展(Shepherd 等,2022)。通过 SPM 比较波形步态数据,首次在该患者组中识别和描述了关节机制(图 5-3),这

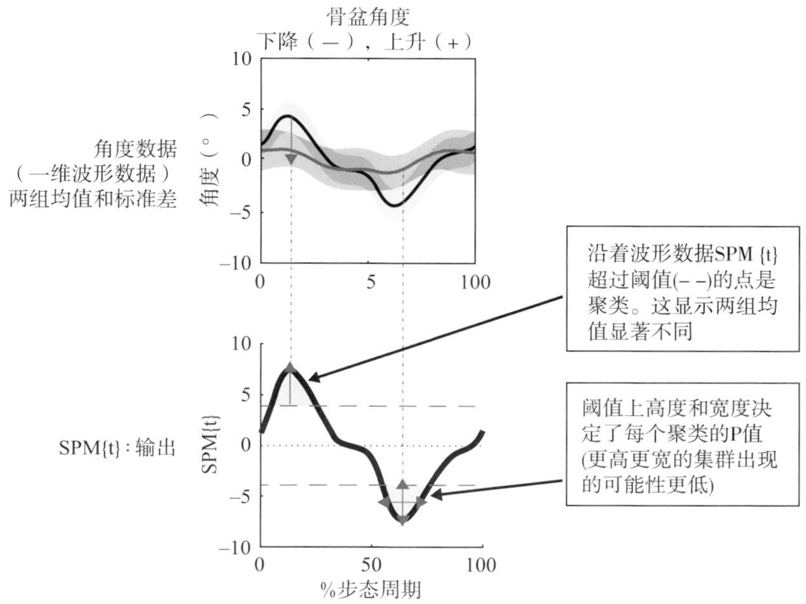

图 5-3 两组(AKU 患者蓝色,对照组黑色)冠状面骨盆角度数据比较 SPM{t} 输出曲线示例

可以通过研究疾病进展特征(如关节损伤)与确定的步态机制之间的直接联系来进一步深入探索。

肌肉力量建模和 EMG 辅助模型

自从关节力矩和功率可以常规测量以来,步态分析已经取得了显著进步。如果还能够提供更有价值的信息,很可能是关节内外不同结构中的力学数据。使用数学模型可以估算肌腱、韧带和关节表面的力。不幸的是,这其中涉及大量未知因素,特别是不同肌肉产生的内部力矩和拮抗肌协调收缩的程度。正是由于这个原因,这些计算只能是近似的估算,但它们仍然非常有价值,特别是在临床和生物力学研究中。如 Motek 人体模型,它可以根据三维运动学数据和双测力板实时计算多个肌肉力(van den Bogert 等,2013)。该模型计算采用了反向动力学,并通过神经网络进行优化。

利用 EMG 可以进一步改进数学模型的输出。大多数模型根据活动肌肉的不同组合,提供一系列可能的解决方案。尽管并不能将 EMG 信号直接转换为肌肉收缩力,但知道肌肉处于未收缩、轻微收缩或强烈收缩状态,至少可以排除一些可能的模型方案,从而提高模型结果的可靠性。这些结合 EMG 的模型试图解释多块肌肉向心收缩和离心收缩时肌肉肌腱长度、速度和电活动量的变化,并将这些变化与关节力矩联系起来。不同关节的结果差异很大,踝关节相关性最好,与正常步行的相关性高达 0.91(Lloyd 和 Besier,2003;Bogey 等,2005),与脑卒中患者步行的相关性在 0.87~0.92(Shao 等,2009)。然而,近端关节,如膝关节和髋关节,相关性较低。大多数作者支持使用这种方法来估算步行过程中的肌肉力量,但使用这种建模技术的研究仍然较少。这主要是因为我们并不总是需要考虑肌腱和韧带结构中的内力,所以,这些数据通常不是步态评估的主要结果指标。

实验室外测量

惯性测量单元

全光电系统被认为是在临床和研究环境中收集准确步态数据的“黄金标准”。然而,这些系统通常很昂贵,需要训练有素的操作和分析专家,并且在实验室环境中的可测空间体积有限。多年来,在实验室外收集准确步态数据的能力一直是个目标。惯性测量单元(intertial measurement units,IMUs),如陀螺仪、加速度计和磁力计,如今已经被研发出来,用以解决这个问题。IMUs 和光电系统之间的比较显示出良好的匹配(Nüesch 等,2017),这两种测量之间的主要误差与所使用的基础模型、协议和标定差异有关(Robert-Lachaine 等,2017)。IMUs 的一个主要缺点是缺乏三维地面反作用力(GRF)和压力中心(COP)数据,这意味着无法通过反向动力学计算力矩和功率等重要步态信息。GRF 数据的收集对于 AKU 和骨关节炎等病症尤其重要:首先,负荷增加或异常可能会加速疾病的进展;其次,无法评价或指导减重干预措施。为了克服这些问题,已经开发出一种利用人工神经网络的巧妙解决方案,可以从 IMU 运动学数据预估相关的动力学信息。人工神经网络需要大量数据来训练网络,以产生有效的结果。目前,随着 IMUs 和 GRF 预测功能的持续研发和验证,运动及其成因(力矩)的简单数据收集在现实环境中变得可行。这样的系统还有可能提供实时生物反馈,便于在家庭环境中进行步态修正干预,从而减少去专用实验室的需要。

无标记示踪系统

最近,使用一系列商用摄像机来评估三维运动已经成为可能,这些摄像机记录运动并利用深度神经网络解决方案来处理视频图像。这种运动捕捉方法不依赖基于皮肤的标记点或传感器,因此称为无标记示踪(markerless tracking)。相反,它使用基于深度学习算法的无标记运动示踪方法,利用经过训练的卷积神经网络识别人体关节中心(Mathis 等,2020)。神经网络方法需要对系统进行训练,以识别各种环境下的人体运动,包括受试者穿着不同类型的衣服和进行各种活动时。使用人体解剖特征及其运动来训练神经网络,得到一个概率分布,用于确定关节中心最可能的位置。这产生了每个部分位置和方向的三维估计,从而进一步产生全身模型(图 5-4)。从对对象进行运动分析的角度来看,这提供了一种令人兴奋的新可能

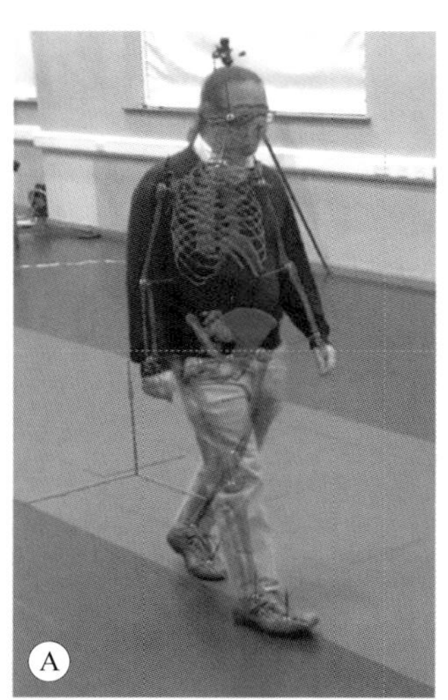

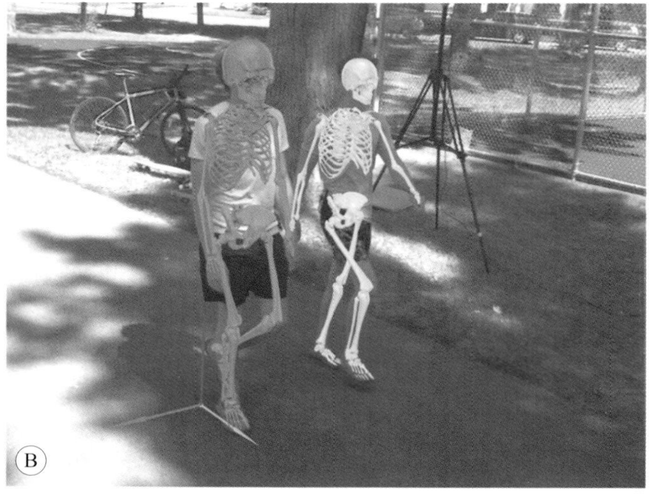

图 5-4 (A)实验室和(B)室外(Theia Markerless 有限公司,Canada)环境下 Theia3D 标准摄像机无标记点示踪

性,因为使用无标记运动捕捉来测量关节运动学数据,消除了对皮肤粘贴标记点的依赖,也不需要经验丰富的评估人员来识别解剖标志和标记点位置,从而减少数据采集时间,并允许受试者穿自己选择的衣服。它还开启了在实验室外环境中收集数据的可能性,这才是更符合现实环境的生态环境。但当前室外检测的一个问题是,其平均绝对误差通常高于室内的标准运动捕捉系统。

结 论

步态分析有着较长的历史,但在大多数时间里,它主要是作为一门学科而很少进入实际临床应用。如今这种情况已经改变了,步态分析的价值已经在许多肌肉骨骼和神经系统疾病中得到了明确证明。我们看到越来越多的运动学系统成本下降、操作便捷性提升,临床医生对步态分析结果的接受程度也越来越高。希望这一趋势将继续发展下去,以便在已经认识到其价值的情况下和其他目前尚不清楚其价值的情况下,越来越多地使用这些技术。

参考文献

Baker, R. , McGinley, J. L. , Schwartz, M. H. , et al. , 2009. The gait profile score and movement analysis profile. Gait Posture 30, 265-269.

Barton, G. J. , Hawken, M. B. , Scott, M. A. , Schwartz, M. H. , 2012. Movement deviation profile: a measure of distance from nor-mality using a self-organizing neural network. Hum. Mov. Sci. 31 (2), 284-294.

Barton, G. J. , King, S. L. , Robinson, M. A. , Hawken, M. B. , Ranganath, L. R. , 2015. Age related deviation of gait from normality in alkaptonuria. JIMD 24, 39-44.

Bogey, R. A. , Perry, J. , Gitter, A. J. , 2005. An EMG-to-force processing approach for determining ankle muscle forces during normal human gait. IEEE Trans Neural Syst Rehabil Eng 13 (3), 302-310.

Castro, M. P. , Pataky, T. C. , Sole, G. , Vilas-Boas, J. P. , 2015. Pooling sexes when assessing ground reaction forces during walking: statistical parametric mapping versus traditional approach. J. Biomech. 48 (10), 2162-2165.

Cox, T. , Psarelli, E. E. , Taylor, S. , et al. , 2019. Subclinical ochro-nosis features in alkaptonuria: a cross-sectional study. BMJ Innov 5, 82-91.

European Commission. , 2022. Rare diseases. Available at: https://ec. europa. eu/info/research-and-innovation/research-area/health-research-and-innovation/rare-diseases_en#: ~ :text=In%20the%20European%20Union%2C%20a (Accessed 7 Jul. 2022).

Friston, K. J. , Ashburner, J. T. , Kiebel, S. J. , Nichols, T. E. , Penny, W. D. (Eds.), 2007. Statistical Parametric Mapping: The Analysis of Functional Brain Images. Elsevier, London.

Gage, J. R. , 1983. Gait analysis for decision-making in cerebral palsy. Bull. Hosp. Jt. Dis.

Orthop. Inst. 43, 147-163.

Gage, J. R., Schwartz, M. H., Koop, S. E., Novacheck, T. F., 2009. The Identification and Treatment of Gait Problems in Cerebral Palsy. John Wiley & Sons, United Kingdom.

Hicks, R., Durinick, N., Gage, J. R., 1988. Differentiation of idiopathic toe-walking and cerebral palsy. J. Pediatr. Orthop. 8, 160-163.

Klein, T., Lastovicka, O., Janura, M., Svoboda, Z., Chapman, G. J., Richards, J., 2021. The immediate effects of sensorimotor foot orthoses on foot kinematics in healthy adults. Gait Posture 84, 93-101.

Kohonen, T., 2001. Self-Organizing Maps. Springer, Berlin. Lloyd, D. G., Besier, T. F., 2003. An EMG-driven musculoskeletal model to estimate muscle forces and knee joint moments in vivo. J. Biomech. 36, 765-776.

Mathis, A., Schneider, S., Lauer, J., Mathis, M. W., 2020. A primer on motion capture with deep learning: principles, pitfalls, and perspectives. Neuron 108, 44-65.

Nüesch, C., Roos, E., Pagenstert, G., Mündermann, A., 2017. Measuring joint kinematics of treadmill walking and running: comparison between an inertial sensor based system and a camera-based system. J. Biomech. 57, 32-38.

Pataky, T. C., 2012. One-dimensional statistical parametric map-ping in Python. Computer Methods Biomech. Biomed. Engin. 15, 295-301.

Pataky, T. C., Vanrenterghem, J., Robinson, M. A., 2015. Zero-vs. one-dimensional, parametric vs. non-parametric, and confidence interval vs. hypothesis testing procedures in one-dimensional biomechanical trajectory analysis. J. Biomech. 48 (7), 1277-1285.

Ranganath, L. R., Cox, T. F., 2011. Natural history of alkaptonuria revisited: analyses based on scoring systems. J. Inherit. Metab. Dis. 34 (6), 1141-1151.

Ranganath, L. R., Jarvis, J. C., Gallagher, J. A., 2013. Recent advances in management of alkaptonuria (invited review; best practice article). J. Clin. Pathol. 66 (5), 367-373.

Robert-Lachaine, X., Mecheri, H., Larue, C., Plamondon, A., 2017. Validation of inertial measurement units with an opto-electronic system for whole-body motion analysis. Med. Biol. Eng. Comput. 55 (4), 609-619.

Rose, G. K., 1983. Clinical gait assessment: a personal view. J. Med. Eng. Technol. 7, 273-279.

Schutte, L. M., Narayanan, U., Stout, J. L., et al., 2000. An index for quantifying deviations from normal gait. Gait Posture 11, 25-31.

Schwartz, M. H., Rozumalski, A., 2008. The gait deviation index: a new comprehensive index of gait pathology. Gait Posture 28, 351-357.

Shao, Q., Bassett, D. N., Manal, K., et al., 2009. An EMG-driven model to estimate muscle forces and joint moments in stroke patients. Comput. Biol. Med. 39 (12), 1083-1088.

Shepherd, H., 2020. The development and evaluation of an indi-vidualised gait modification intervention to improve move-ment function in alkaptonuria patients. PhD thesis, John Moores University, Liverpool.

Shepherd, H. R., Robinson, M. A., Ranganath, L. R., Barton, G. J., 2022. Identifying joint specific gait mechanisms causing impatied gait in alkaptonuria patients. Gait Posture 91, 312-317.

van den Bogert, A. J. , Geijtenbeek, T. , Even-Zohar, O. E. , Steenbrink, F. , Hardin, E. C. , 2013. A real-time system for biomechanical analysis of human movement and muscle function. Med Biol Eng Comput 51, 1069-1077.

Wakap, N. S. , Lambert, D. M. , Olry, A. , Rodwell, C. , Gueydan, C. , Lanneau, V. , et al. , 2020. Estimating cumulative point preva-lence of rare diseases: analysis of the Orphanet database. Eur. J. Hum. Genet. 28 (2), 165-173.

Wesdock, K. , Blair, S. , Masiello, G. , et al. , 2003. Psychogenic gait: when it is and when it isn't-correlating the physical exam with dynamic gait data. In: Gait and Clinical Movement Analysis Society, Eighth Annual Meeting, Wilmington, Delaware, USA, pp. 279-280.

(许子琢　杨柳新译,孟殿怀校)

6

神经系统疾病步态评估

Michael Whittle, Richard Baker, Nancy Fell,
Derek Liuzzo, Jim Richards 和 *Cathie Smith*

大　纲

本章的目的是通过一些案例，说明如何使用步态分析来确定神经系统疾病的严重程度与进展情况，以及非手术、手术和药物治疗的疗效。本章将讨论几种常见疾病及其临床管理，包括脑瘫（cerebral palsy）、脑卒中（stroke）、帕金森病（Parkinson's disease）和肌营养不良症（muscular dystrophy）。

脑瘫步态评估

Richard Baker

定义、病因和流行病学

脑瘫是一组永久性的运动和姿势发育障碍，归因于胎儿或婴儿期脑损伤（Rosenbaum 等，2007）。与脑卒中或创伤性脑损伤等其他形式的脑损伤不同，脑瘫发生于大脑仍在发育期间,这会影响患儿后续的神经和肌肉骨骼发育。脑瘫患者的运动障碍常伴有感觉、知觉、认知、交流和行为障碍。在发达国家,脑瘫是造成儿童身体残疾的最常见原因,患病率约为每 1 000 例活产中 2 例(Stanley 等,2000)。

脑损伤在早产婴儿中更为常见,但多数情况下,确切的病因尚不清楚。可能是因为血管损伤(如出血或栓塞),更常见的是胎儿血压下降,最终导致发育中的大脑区域缺氧。大脑损伤一旦发生,就是静态的,不会好转或恶化。然而,其临床表现会随着患儿的成长和成熟而不断发展和变化。脑瘫的肌肉骨骼表现尤其如此,这对于确定脑瘫患者能否行走以及如何行走非常重要。

分级

粗大运动功能分级系统

对脑瘫儿童进行分级的主要方法是使用粗大运动功能分级系统(gross motor function classification system,GMFCS)(Palisano 等,1997,2000),它是一个反映病情严重程度及其对运动功能影响的五分制量表。该量表对于不同年龄组有不同的定义,其中 6~12 岁儿童的定义与步态分析最相关(表 6-1)。可以看出,大多数适合进行步态分析的儿童处于Ⅰ~Ⅲ级,并且也已经产生了针对 12~18 岁儿童的描述规范(Palisano 等,2008)。这些与表 6-1 相似,但也考虑到了儿童后期运动能力的一些退化的情况。虽然步态分析最常用于脑瘫儿童,但要注意的是,脑瘫是一种终身疾病,有报道指出,25%~50%的成年患者在成年后早期阶段步行能力进一步下降(Day 等,2007;Jahnsen 等,2004;Murphy 等,1995)。

表 6-1 儿童(6~12 岁)粗大运动功能分级系统(GMFCS)

Ⅰ级	儿童能不受限制地在室内、室外行走和上楼梯。儿童可进行粗大技巧运动,包括跑和跳,但速度、平衡和协调性减低
Ⅱ级	儿童能在室内和室外行走,能扶着栏杆上楼梯,但在不平坦的表面和斜坡上、在人群中或狭窄的空间行走时受限制
Ⅲ级	儿童能通过应用辅助移动设备在室内或室外平坦的表面行走,能扶着栏杆上楼梯。在长距离移动或在户外不平坦的地方,儿童可使用轮椅进行辅助
Ⅳ级	儿童采取的移动方式通常需要成人的帮助。在家中,他们可以在身体接触帮助下短距离行走,但在户外、学校和社区,要依靠轮椅移动(由成人推动或操作电动轮椅)
Ⅴ级	身体损伤限制了自主运动控制、保持头部和躯干抗重力姿势的能力。运动功能的所有领域都受到限制。儿童没有独立移动的方法,只能由成人转运

按运动障碍和受损区域进行分级

导致脑瘫的脑损伤会以几种不同的方式影响神经系统。大约 85%的人主要的限制是痉挛,这会导致特定肌肉的过度活动。还有7%的患者是不自主运动(dyskinetic)(肌张力异常-手足徐动),肌张力不断变化(高或低),导致缓慢扭曲运动,和预期的运动模式叠加。另外5%的患者存在共济失调,导致快速抽搐运动,影响平衡和深部感知。运动障碍或共济失调的患者往往有非常多变的步态模式,这限制了临床步态分析的实用性。不自主运动患者骨科手术的结果是不可预测的。因此,大多数参加临床步态分析的儿童主要是痉挛性运动这一类型。

在GMFCS出现之前,脑瘫儿童的主要分级是根据身体受影响最大的部位。偏瘫是指身体一侧受到影响,包括同一侧的手臂和腿。双瘫是指双腿受累,四肢瘫是指四肢受累。许多儿童并不完全属于这些类别,四肢瘫和双瘫之间的区别也不太明确;许多双瘫患者的一侧肢体比另一侧受影响更大。这些问题导致最近有人建议,在这些术语得到更精确的定义之前,应停止使用它们。现在,单侧和双侧运动受累是对能走路儿童更合适的术语,而对不能走路的儿童则使用全身运动受累。但之前的术语目前仍然被广泛使用。

按步态模式分级

已经有过几次尝试基于步态模式对脑瘫进行分级(Dobson等,2007)。由于一些作者选择重新定义以前作者使用的术语,因此出现了一些混乱,容易分不清楚所引用的是哪一种分级系统。痉挛性偏瘫步态有两种分级(Hullin等,1996;Winters等,1987),其中Winters等人的分级更为常用。如图6-1和表6-2所示,然而,在临床上如何应用仍有一些困惑。原论文仅涉及了矢状面,并纯粹基于步态模式。临床医生在对儿童进行分级时,更多地会考虑水平面(特别是髋关节)和对潜在病理性质(而不仅仅是步态模式)的推断。临床医生在应用这种分级方面的认识是一致的(Dobson等,2006)。最近一项基于人群的研究表明,Ⅰ组、Ⅱ组和Ⅳ组比Ⅲ组更常见。

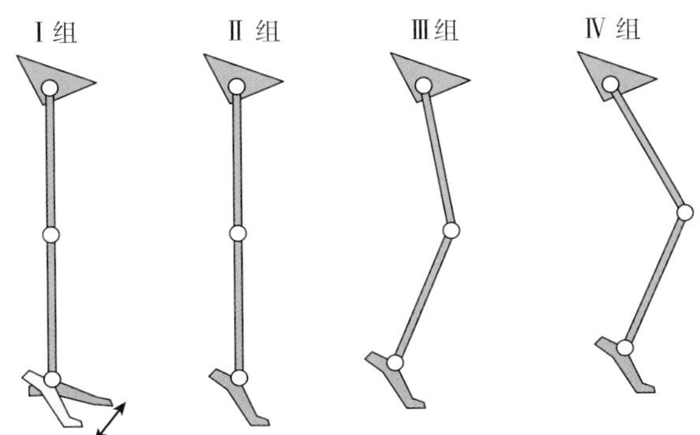

图6-1 偏瘫性脑瘫常见步态模式[转载已获得英国骨与关节外科编辑学会许可和版权(Rodda等,2004)]

表 6-2 偏瘫步态模式分类[a]

Ⅰ组	由于踝关节背屈肌相对于跖屈肌活动不足而导致摆动相踝关节马蹄足
Ⅱ组	由于小腿三头肌静态或动态挛缩,引起整个支撑和摆动过程中跖屈。在支撑相中后期,膝关节常被迫出现轻度过伸
Ⅲ组	Ⅱ组膝关节屈伸范围减小。现在常见标准是Ⅲa 亚组,支撑相膝关节伸展减少;Ⅲb 亚组,支撑相膝过伸,摆动相膝屈曲减少
Ⅳ组	Ⅲ组累及髋部肌肉[b]

[a]Thompson 等(2002)对 Winters 等(1987)原文的总结。

[b]最初论文中,仅测量了矢状面,这是因为髋屈肌和内收肌受累。三维分析几乎肯定会包括增加的内旋。

痉挛性双瘫的步态模式分级还不太明确。其中一个例子是 Rodda 等人(2004)的分级,其中描述了整个步态模式(图 6-2 和表 6-3)。对于不同的人选择以不同方式定义的一些术语,特别容易混淆。例如,Sutherland 和 David(1993)将跳跃定义为膝关节在支撑早期弯曲,但在跳跃时迅速伸展的模式。Rodda 等人(2004)用同样的术语来描述支撑后期时膝关节屈曲和踝关节跖屈的姿势。蹲伏步态(crouch gait)是另一个被不同作者定义的术语。许多研究只是简单地使用这一术语来指代一种步态模式,在整个支撑过程中膝关节屈曲不小于某一角度(通常指

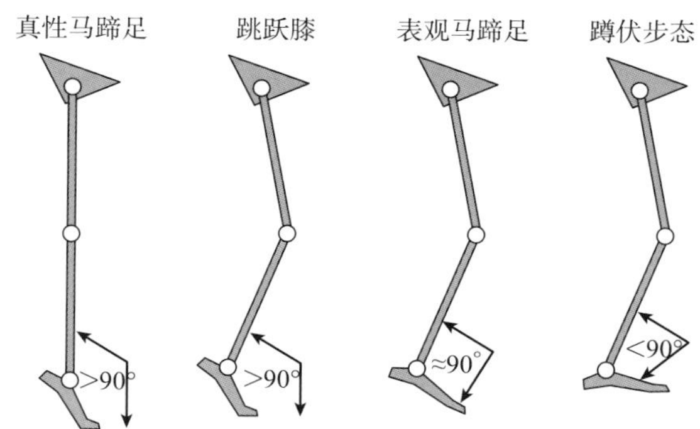

图 6-2 痉挛性双瘫脑瘫常见步态模式(Rodda 等,2004)

表 6-3 痉挛性双瘫性脑瘫常见步态模式(Rodda 等,2004)

Ⅰ组	踝关节呈马蹄形。膝关节完全伸直或轻度反弓。髋关节完全伸展,骨盆姿势正常或前倾
Ⅱ组	踝关节呈马蹄形,尤其是支撑后期。膝关节和髋关节在支撑早期过度屈曲,然后在支撑后期伸展到不同程度,但不会完全伸展。骨盆姿势正常或前倾
Ⅲ组	踝关节活动范围正常,但膝关节和髋关节在整个支撑相过度屈曲。骨盆正常或前倾
Ⅳ组	踝关节在整个支撑相过度背屈,膝关节和髋关节过度屈曲。骨盆姿势正常或后倾

30°)。Gage 等人(2009)对此使用了一个动力学定义,即在整个支撑过程中都存在膝关节伸肌内力矩,而 Rodda 等人(2004)则要求踝关节背屈和膝关节屈曲。

按步态模式进行分级并不能给出全貌。这两种最常用的方案仅基于矢状面数据(Rodda 等,2004;Winters 等,1987)。Winters 等人提出了他们的分级系统,适用于之前没有进行过骨科手术干预的患者,目前尚不清楚该方案对接受过手术的患者有多大价值。Rodda 等人没有讨论手术或其他干预措施如何影响步态模式分级。等级之间有相当大的差异,有些人的表现处于上下两个等级之间的界限上。事实上,有两项研究包含了可以用来推断自然分组是否存在的数据(Dobson,2007;Rozumalski 和 Schwartz,2009),二者出现了相反的观点,步态模式从多维度视角而言,也是不断变化的,分级只是对一般运动模式非常粗略的建议。但这种分级仍然是有用的,可以给人的步态模式一个总体印象,特别是在没有完整器械步态分析的情况下。然而,如果我们想具体了解一个人是如何走路的,以及是什么导致他们以一种特定的方式走路,那么完整的步态分析仍然是必不可少的。

病损

病损(impairments)是指一个人的身体结构或功能出现问题(WHO,2001)。脑瘫患者的原发性病损是脑损伤的直接后果,从而影响神经功能,而继发性病损则是神经系统改变对其他结构的长期影响所产生的间接后果。因此,肌肉可能挛缩或骨骼错位。病损通常分为四大类:痉挛、无力、肌肉挛缩和骨骼错位。

痉挛

痉挛(spasticity)这个词对不同的人有不同的含义。大多数与脑瘫患者一起工作的临床医生倾向于用它来指代一种非常具体的"张力性牵张反射的速度依赖性增高,牵张反射过度兴奋导致了腱反射亢进"(Lance, 1980)。换句话说,如果肌腱被快速拉伸,那么它的肌肉就会变得活跃。根据痉挛的严重程度,肌肉反应可能持续很短时间,因此表现为阵发性过度活动,也可能在整个步态周期中都是兴奋的。这种牵张反射存在于我们所有人身上,但大多数情况下,它被来自大脑并向下传递到脊髓的信号所抑制(下行抑制)。在脑瘫患者中,脑损伤降低了发送此类信号的能力,反射也失去有效的控制。因此,尽管经常听到有人提及痉挛肌肉,但痉挛实际上是神经系统的一种特性。

在脑瘫中,痉挛通常对某些肌肉的影响大于其他肌肉。特别是双关节和多关节肌肉似乎最容易受到影响(Gage 等,2009)。因此,痉挛常见于腓肠肌、腘绳肌、股直肌和腰大肌。在更严重的儿童中,单关节的髋内收肌痉挛是一个特殊现象。痉挛并不是神经功能的唯一改变,在一些脑瘫患者中,特别是那些受影响最严重的人,在没有运动的情况下也会有过度的肌肉活动,这通常被称为静息张力(resting tone)。

肌肉挛缩

痉挛发生在多种情况下,其中大多数受影响的肌肉容易发生肌肉挛缩(muscle contractures)。在这些情况下,肌肉及其肌腱的被动长度减少,也导致了关节活动范围受限。大多数脑瘫儿童在出生时和婴儿期一般没有挛缩,在儿童期挛缩开始发展。它们通常以其保持的位置来命名:例如,膝关节屈曲挛缩是指膝关节处于某种程度的屈曲状态,不能完全伸展。最常见的挛缩包括膝关节屈曲挛缩、踝关节跖屈挛缩和髋关节屈曲挛缩。

挛缩发生的机制还不完全清楚。对于脑瘫儿童来说,挛缩经常被认为是正常成长过程中的障碍,骨骼继续生长,但肌肉没有生长。这并不是全部情况,因为一些儿童,特别是偏瘫儿童,在短时间内就会出现挛缩,其严重程度不能简单地用生长障碍来解释。另一种普遍的看法是,挛缩是制动的结果,一些早期临床和动物试验表明,制动减少了肌纤维的长度(Shortland 等,2002)。最近的研究表明,通过缩短腱膜来减少肌腹长度比直接减少肌纤维长度导致的挛缩要更加显著(Shortland 等,2002),但没有就此提出任何机制。总之,挛缩的发展可能与生长发育障碍、制动和痉挛等有关,但这些因素发挥的相对作用有多大尚不清楚。

无力

直到最近,人们才充分认识到肌肉无力(weakness)对脑瘫患者步态的影响。Wiley 和 Damiano(1998)对脑瘫儿童的力量进行了调查,发现臀肌无力很常见,与同龄健全儿童相比,跖屈肌也特别弱。肌肉无力可能与肌肉的解剖和生理有关,也可能是由于刺激收缩的神经活动减少。尽管脑瘫本质上是一种神经系统问题,但很少有研究能确定无力的原因中肌肉和神经系统成分的相对比例。

这种无力通常归因于肌肉的生理横截面积减少和肌腹长度缩短,因此可能与痉挛性偏瘫和双瘫的挛缩发展密切相关(Elder 等,2003;Fry 等,2007)。然而,临床表现并不总是与此一致,有些肌肉看起来相当无力,但却没有挛缩的迹象。最近的证据表明,这些变化与那些仅仅通过慢性刺激或失用引起的变化大不相同(Foran 等,2005),但与挛缩的发展一样,其潜在机制尚不清楚。在运动过程中,还有一个更进一步的因素,即挛缩或特定的步行模式可能导致肌肉纤维功能性偏离其最佳长度,以产生足够收缩力。临床表现为,与那些没有脑瘫的儿童相比,肌肉随着年龄的增长而变弱。还有一个特殊现象出现在儿童后期和青少年早期,此期体重迅速增加时,导致相对无力更加显著。

骨骼错位(和关节囊挛缩)

患有脑瘫的儿童也容易出现骨骼错位(bony malalignment)。股骨前倾是最常见的例子。它本质上是下肢远端沿着股骨轴向内旋转,导致股骨颈相对于膝关节轴过于向前。虽然它通常被称为发育畸形,但实际上是原始骨排列持续发展导致的结果。出生时,大多数孩子有大约40°的前倾,但在骨骼成熟时,这个角度在正常生长情况下会减少到大约10°。这种减少在许多脑瘫儿童身上没有发生。胫骨沿其轴向外旋转并不罕见,这种情况称为胫骨扭转;足部骨骼,尤其是跟骨,错位也很常见。在病情较严重的儿童中,脊柱、胸部和上肢畸形也很常见。

与其他损伤一样,骨骼错位的确切机制尚不清楚,但至少有三个因素需要考虑。骨骼在骨骺板处长期生长。大多数长骨在近端和远端都有骨骺板。骨骼生长的速度由施加在骨骺板上的压力决定。在骨骺板上施加较大压应力的区域,纵向生长将受到抑制,而其他地方的生长可能受到刺激。因此,正常的骨骼生长需要正常的应力分布。步行被认为是造成这种压力的主要原因,因此,如果孩子不能正常步行,骨骼就不能正常生长。重塑(remodelling)是另一个因素。一旦骨骼生长,骨就会不断被替换,这会导致骨骼形状的改变。有趣的是,相反的定律在这里也适用。高压缩应力往往会刺激产生更多的骨骼,而低压缩应力则会抑制。第三个因素是软骨实际上可以通过机械应力塑形,这对足特别重要,因为足部一些骨骼直到10岁左右才完全钙化。

另一种常见的损伤是关节囊挛缩(capsular contracture),这在膝关节特别常见,但也可能限制髋关节伸展和内/外旋。它是由组成关节囊的韧带挛缩引起的,因此与肌肉挛缩有很大不同。关节囊挛缩一般包含在骨骼畸形中,因为关节囊是一个深在结构,外科手术中也很难全部触及。因此,关节挛缩的治疗通常通过骨骼手术来实现,类似于手术处理骨骼错位。

临床管理

病史

接受步态分析的儿童一般要提供其迟滞的运动发育时间表,如儿童第一次坐起、爬行或行走的年龄。痉挛可能在早期就很明显,无力(特别是髋关节周围)在儿童早期也很常见,但挛缩和骨骼错位较少,往往出现在儿童中后期。虽然无力很早就是一个重要问题,但随着孩子青春期体重迅速增加,它变得更加重要。

痉挛管理

儿童早期管理的重点通常是试图减少痉挛,有一系列方法可供选择。虽然有一些关于干细胞植入反应的传闻报道,但到目前为止,没有科学证据表明可以修复初始脑损伤。肉毒杆菌毒素是一种化学物质,它会破坏神经肌肉接头,从而阻止神经输入使肌肉激活。如果注射到肌肉中,它会被突触处选择性吸收并抑制肌肉活动。肉毒毒素的直接作用在3~9个月的时间内逐渐消失(Eames等,1999)。这可能是有用的,因为它可以在不造成永久性伤害的风险下测试注射的效果,但这也意味着一旦成功就需要重复注射。对于能行走的脑瘫患儿,腓肠肌是最常见的注射部位(Baker等,2002;Eames等,1999)。然而,对于严重痉挛,简单地通过手术松解特定的肌肉可能比重复注射更有效。

如果痉挛影响到许多肌肉,单一特定的干预措施,如肉毒杆菌毒素就不太合适。选择性背根切开术(selective dorsal rhizotomy,SDR)是一种脊柱外科手术,通常在腰椎和骶骨部位切断部分背根神经。通过减少反射弧的神经活动,抑制该水平神经支配的所有肌肉的痉挛。SDR中的"选择性"一词是指在手术中使用肌电图(EMG)选择切除哪一根和切除多少根神经。SDR仅适用于少数儿童,需要高度专业化的外科手术团队。另一种方法是使用巴氯芬(baclofen),它是一种天然产生的抑制性神经递质类似物,因此通常可以抑制痉挛。它可以口服,但很少能通过血脑屏障进入脑脊液,因此需要大剂量使用。另一种选择是鞘内巴氯芬(intrathecal baclofen,ITB)治疗,即通过手术插入泵将药物直接输送到脊柱椎管鞘内间隙。ITB往往只用于病情更严重的儿童,偶尔用于GMFCS Ⅲ级,但最常用于GMFCS Ⅳ级和Ⅴ级。

肌肉和肌腱手术

随着儿童年龄的增长,肌肉挛缩通常会变得更加明显。由于这些不是神经活动的直接结果,它们不会受到任何痉挛缓解技术的影响。因此需要对肌肉或肌腱进行各种外科手术。最常见的是腓肠肌松解,即连接肌肉的肌腱被切断延伸,也称为跟腱延长。部分肌肉松解,如腘绳肌、腰大肌和髋内收肌,也可以进行手术使步态和姿势更正常。如果股直肌挛缩,不仅可以手术松解它,还可以将其止点从髌骨(作为膝关节伸肌)转移到胫骨近端后部(在那里它可以作为膝关节屈肌)。胫骨前肌和胫骨后肌较长的肌腱可以纵向分割,部分肌腱可以转移到足的另一侧,提供一个"箍筋",在冠状面中稳定踝关节和距下关节。

骨手术

股骨前倾和胫骨扭转是骨的旋转畸形,可以通过外科手术纠正,如横向切割骨、调整骨旋转,以及用螺钉固定金属板,在骨愈合过程中将其固定在新的对位对线位置。外固定也可用于矫正旋转畸形。足部骨错位可以通过对足部骨进行各种截骨术来纠正。其中最常见的是跟骨延长术，将跟骨切开，在间隙放置骨移植物以延长骨并使足内翻。

关节囊挛缩也可以通过骨手术得到改善。严重膝关节囊挛缩可以通过从股骨远端前部取出一个楔子来矫正。轻度挛缩可以通过引导生长来控制。首先，在股骨远端骨骺板的前部插入钉子或8个钢板。这阻止了骨向前生长，而向后生长的骨会消除关节囊挛缩的影响。前后放置钉子可以防止任何纵向生长，并有助于纠正任何腿长差异。

过去，外科医生倾向于针对不同需求而进行不同手术。最近，特别是随着外科医生信心的增强，出现了一种趋势，在同一次手术中，对骨骼和肌肉进行一系列不同的手术。这通常被称为单事件多节段手术（single-event multilevel surgery，SEMLS），只需要一次手术解决所有问题。

肌力训练

如今，肌肉无力在脑瘫中的重要性已经得到公认，因此，已经有许多物理治疗方案来积极强化（strengthening）肌肉（Damiano 和 Abel，1998；Damiano 等，1995，2002；Dodd 和 Taylor，2005；Dodd 等，2002，2003）。通常采用渐进抗阻力量训练原则，现已证明，这可以使脑瘫儿童肌肉力量增加高达25%，与许多其他情况下的应用一致。这类方案现在正被越来越常规地使用。

临床步态分析

临床步态分析（clinical gait analysis）最明显的用途是规划复杂的、多层次的骨科手术。在大多数情况下，外科医生已经知道需要进行手术，步态分析的目的是准确地确定哪种手术组合对孩子个体最有利。许多中心还会进行随访性步态分析，通常在手术后1~2年，以评估手术结局，作为临床疗效查验的一部分。这使临床团队能够从管理每个儿童的经验中获益，对于维持和提高服务水平非常重要。步态分析也可用于计划肉毒毒素注射、物理治疗、矫形干预和更普遍的病情进展监测。不幸的是，这种分析的成本、可用性和所需的时间往往使其无法用于常规临床目的。

我们现在将重点关注临床步态分析如何能够支持手术决策。步态分析只是该过程的一部分，该过程还包括采集步态数据，执行全面的体格检查，并提供结果的生物力学分析。关于是否需要手术以及应该包括哪些程序的实际决策，需要考虑许多其他问题，例如医学影像、患者病史和心理社会背景，以及外科医生的能力和支持水平，这些不是本书讨论的范围。临床步态分析在临床管理框架内工作，确保向患者提供的服务安全、高质。这包括致力于循证实践，要求所有使用的技术都应该很好地建立起来,是经过缜密科学研究验证的方法。

数据采集

大多数临床服务侧重于获得高质量的运动学和动力学数据,基于测量位置的反射标记技术,具体参见本书的相关章节。传统步态模型(conventional gait model,CGM)(Baker 和 Rodda,2003;Davis 等,1991;Kadaba 等,1990;Ounpuu 等,1996)是迄今为止有记录的最好和最常用的方法(见第 4 章,步态分析方法)。其他模型也会被使用,但它们是否在临床实践中得到了充分的验证,以满足临床管理的严格要求,是值得怀疑的。许多中心还将同时采集肌电数据和运动学数据。

通常要求儿童先光脚来回行走,并尽量减少辅助行走以达到合理的步态模式。这些信息最好地说明了他们的身体能力。然后,他们可能会被要求穿戴踝足矫形器(AFO)和任何其他常用的步行辅助工具行走,以显示他们通常是如何行走的。除了采集完整的三维步态分析数据外,采集儿童行走的高质量标准化视频记录也很重要。

临床检查

除了步态分析外,还完成了全面的临床检查(clinical examination)。评估各种关节的活动范围,这有助于识别肌肉和关节挛缩。通常进行肌肉测试,按照传统的五分制对肌肉进行分级(Kendall 和 Kendall,1949),这通常伴随着对儿童控制肌肉激活的选择性程度的简单评估。Tardieu 测试(Boyd 和 Graham,1999)用于测量痉挛,而改良 Ashworth 量表(Bohannon 和 Smith,1987)虽然通常也被称为痉挛评估量表,但应该视为静态张力测量。骨骼错位的测量,如股骨前倾和胫骨旋转,也记录下来。图 6-3 中为临床检查结果的示例。临床检查结果提供了额外的信息,有助于解释步态分析数据,以准确地阐明哪些损伤对步态模式的影响最大。这个过程有四个阶段:定位、标记、分组和报告。

定位

临床医生必须做的第一件事是获取孩子的总体印象以及他们如何步行。这需要了解诊断(假设为脑瘫)、运动类型、GMFCS 分级和障碍区域分布。评价儿童一般功能水平的量表,如功能评估问卷(Novacheck 等,2000)或功能活动量表(Harveyet 等,2007)也可能有用。对儿童的医疗和手术史,以及他们被转介进行步态分析的确切原因进行概述也很重要。定位(orientation)最后一部分是看视频,以获得步态模式整体印象。在评估过程中,应询问儿童或家人在分析过程中所采用的步行模式是否代表了他们日常的行走方式。

	左	右
髋关节伸展范围	7°伸展	8°伸展
髋关节屈肌肌力	5(2)	5(2)
髋关节伸肌肌力(膝关节0°位)	5(2)	5(2)
髋关节伸肌肌力(膝关节90°位)	5(2)	5(2)
髋关节外展范围(髋关节0°位,膝关节0°位)	44°外展	53°外展
髋关节外展范围(髋关节0°位,膝关节90°位)	未测	未测
髋关节外展肌力	5(2)	5(2)
髋关节内旋范围	41°内旋	33°内旋
外旋范围	31°外旋	42°外旋

	左	右
股骨前倾	11°内旋	12°内旋

	左	右
膝关节伸展范围(关节囊)	5°过伸	10°过伸
腘窝角	27°屈曲	26°屈曲
真性腘窝角	20°屈曲	25°屈曲
动态腘窝角	43°屈曲	40°屈曲
膝关节屈肌肌力	5(2)	5(2)
膝关节伸肌肌力	5(2)	5(2)
股四头肌滞后	0°屈曲	0°屈曲
Duncan-Ely 试验(慢速)	无	无
Duncan-Ely 试验(快速)	无	无

	左	右
踝背屈肌肌力	4(2)	4(2)
混淆(+/-)	-	-
踝背屈(膝关节 90°位)	5°跖屈	4°背屈
踝背屈(膝关节 0°位)	5°跖屈	4°背屈
踝跖屈肌痉挛(Tardieu)	10°跖屈	3°背屈
踝跖屈肌张力(Ashworth)	0	0
踝跖屈肌肌力(膝关节90°位)	4(2)	4(2)
内翻肌肌力	5(2)	5(2)
外翻肌肌力	4+(2)	4(2)

	左	右
胫骨旋转	20°外旋	13°外旋

	左	右
大腿-后足角	0°	2°外旋
后足-前足角	14°内旋	16°内旋
马蹄足/空凹足	轻度	无
后足外翻/内翻	无	轻度外翻
扁平足/高弓足	无	轻度扁平
前足外展/内收	中度内收	中度内收

	左	右
体重(kg)	31	
身高(cm)	133	
真性下肢长度(cm)	69	69
外观下肢长度(cm)	75	75

图 6-3 用于临床步态分析的典型体格检查。运动范围的测量在 格子,肌肉力量在 格子,神经体征在 格子,骨或关节囊畸形在 格子

标记

下一阶段是查看数据并识别步态特征。这些标记(markup)区域与没有神经肌肉骨骼损伤人群的参考数据不同。许多步态分析人员都是在脑海中这样做的,但实际上,用符号标注这些特征的图形非常有用(图 6-4 和表 6-4)。

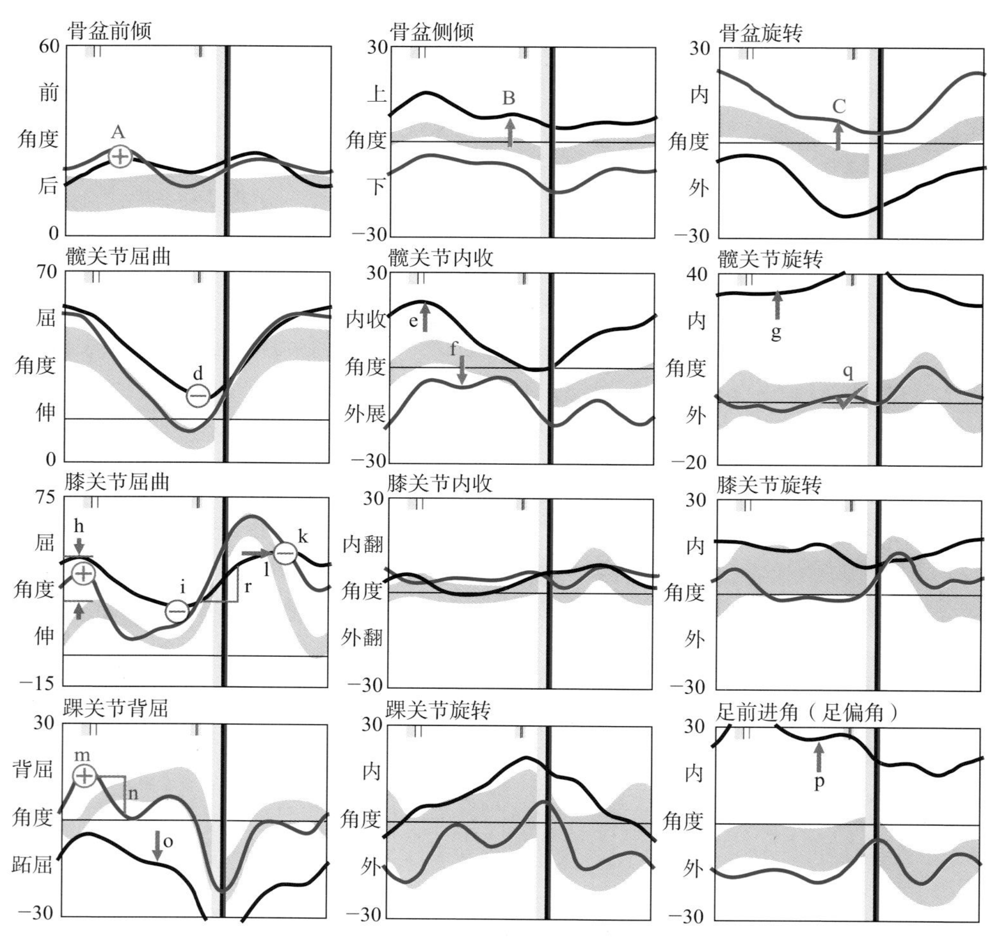

图 6-4 标记代表性图形以识别步态模式特征

分组

一旦确定了步态特征,下一步就是将被认为代表存在特定损伤的特征进行分组(grouping),并将这些特征与临床检查的相关方面联系起来。如表 6-5 所示,列出特定损伤的证据可能会很有用。

表 6-4 标记符号

符号	含义
⊖	太少(步态周期特定阶段)
⊕	太多(步态周期特定阶段)
↓	太少(整个步态周期)
↑	太多(整个步态周期)
↕	范围增加
÷	范围减少
▽ 或 ◺	异常斜率
→	太晚
←	太早
↔	持续时间增加
►◄	持续时间减少
✓	正常范围内
?	可能假象
⬭	其他特征(特征环)

上表中符号右边用蓝色图形表示,用黑色表示左边。大写字母表示双侧特征(包括骨盆的特征)。

表 6-5 表 6-3 中确定的提示患儿股骨前倾的一些特征和补充数据列表

特征	注释		
g.	步态周期中左髋关节过度内旋		
p.	步态周期中足前进角过大		
c.	步态周期中左侧骨盆过度外旋 髋关节内旋部分代偿		
补充数据	**左侧**	**右侧**	**备注**
髋关节内旋范围	50°	35°	
髋关节外旋范围	0°	30°	
股骨前倾	30°	10°	来自临床检查
病损:左侧股骨前倾			
证据:清楚			
对步行影响:严重			

报告

最后阶段需要将调查结果报告(reporting)给转诊的临床医生。如果遵循前述过程,就像罗列出损伤一样简单,包括证据列表和标记步态轨迹,以支持分析。

要 点

- 脑瘫是由脑损伤引起的,但它会导致广泛的损伤,包括痉挛、无力、肌肉和关节挛缩以及骨骼错位。
- 摆动相常见的步态异常包括马蹄足、膝关节和髋关节过度屈曲、足下垂。
- 支撑相常见的步态异常包括足跟触地很少或没有足跟触地、髋关节和膝关节过度屈曲。
- 每个脑瘫儿童都有一个独特的步态模式,这取决于他们的损伤以及他们如何代偿这些损伤。
- 提高步行能力和预防病情恶化有多种选择,包括肉毒杆菌毒素注射、选择性背根切断术、鞘内巴氯芬、物理治疗、矫形器、肌力训练方案和骨科手术。
- 步态分析可用于规划复杂的骨科手术。目的是从步态数据和临床检查的特征中确定哪些损伤对步行的影响最大。

脑卒中步态评估

Nancy Fell

定义、病因和流行病学

卒中是一个广义的术语,泛指一系列中枢神经系统血管病变,导致脑、脊髓或视网膜细胞死亡。常见的血管病变包括因血栓形成引起的缺血性卒中(ischemic stroke),以及脑或脊髓实质、脑膜或脑室系统内的非创伤性出血性卒中(nontraumatic hemorrhagic stroke)(Sacco 等,2013)。在全球范围内,25%的 25 岁以上成年人将在其一生中发生卒中,每年有 1 370 万人发生首次卒中(世界卒中组织,2021)。其中,有 500 万人终身残疾(世界卫生组织,2021)。在美国,卒中导致的残疾影响着数百万人,每年有超过 79.5 万例。美国的统计数据显示,卒中是导致死亡的主要原因,也是导致严重长期残疾的主要原因。据估计,美国卒中管理每年要花费 460 亿美元(美国疾病控制和预防中心,2019)。

卒中后步态功能障碍很常见,其原因是与神经系统事件相关的原发性损伤,以及由于失用和缺乏身体活动导致的继发性心血管和肌肉骨骼不良后果。肌肉无力、肌张力障碍、运动控制受损、软组织灵活性下降和心血管功能下降是主要原因(Carr 和 Shepherd,2003)。步行对回归独立生活和全面进入社区生活很重要。因此,只要有可能,康复专业人员提供步态检查和康复是卒中后管理的一部分。

时间和空间参数

卒中后步态通常表现为速度慢和不对称（Hesse 等，1997；Olney 和 Richards，1996；Roth 等，1997；Woolley，2001），步频下降（Woolley，2001），并且存在显著的个体间和个体内变异性（Olney 和 Richards，1996；Woolley，2001）。考虑到卒中后步态的异质性，需要一套通用的功能测量方法。卒中后临床步态评估可以首先用 10 米步行测试（10-meter walk test，10MWT）测量步行速度（Tyson 和 Connell，2009；Lewek 和 Sykes，2019）和 6 分钟步行测试（6-minute walk test，6MWT）测量步行距离/时间（Fulk 和 He，2018）。这两个测量对于功能预测非常重要。Jarvis 及其同事（2019）发现，年轻成年卒中幸存者的步行速度明显慢于年龄匹配的健康对照组，步行效率更低，并且卒中后重返工作岗位的比例很低（23%），步行速度是重返工作岗位的最强预测指标。步行速度大于 0. 93 米/秒的人比步行速度较慢的人，更有可能在卒中后重返工作岗位（Jarvis 等，2019）。Awad 及其同事（2019）对卒中幸存者社区步行能力的临床预测研究发现，在 6MWT 期间，步行速度随距离增加的变化情况和 6 分钟步行总距离结合在一起的联合评估提供了最佳预测因子。6MWT 期间行走的总距离可以解释卒中幸存者每日行走步数变化的 41%差异；加上在测试的第 1 分钟和最后 1 分钟内行走距离的变化（$\Delta 6MWT_{min6-min1}$），可以将预测准确性提升到 71%。进一步分析显示，从第 1 分钟到最后 1 分钟，步行速度下降≥0. 1 m/s 与每日步数显著减少呈正相关。

一些作者认为，偏瘫步态偏差可能与步行速度降低有关（Carlsoo 等，1974；Lehmann 等，1987；Roth 等，1997；Woolley 等，2001）。Roth 和同事（1997）研究了 25 名卒中患者的步行速度和其他 18 个时间步态参数之间的相关性。由于卒中后的步行速度与大多数（但不是全部）其他时间步态特征相关，因此作者建议临床步态检查必须包括步行速度，并描述不对称和瘫痪肢体姿势，以及摆动相持续时间和占比。许多其他时空参数在卒中后经常发生变化，包括双支撑相时间增加、非瘫痪侧肢体支撑相时间增加、瘫痪肢体步长缩短、步宽轻度增大、足偏角轻度增大（Carr 和 Shepherd，2003；Olney 和 Richards，1996；Perry，1969；Shumway-Cook 和 Woollacott，2007；Woolley，2001；Vistamehr 等，2018）。

Balasubramanian 和同事（2009）研究了年龄匹配的健康对照组和卒中后不同严重程度（重度、中度、轻度）、步长对称性（较长、较短、对称）和跌倒风险［动态步态指数（dynamic gait index，DGI），分为 DGI≤19 和 DGI>19］组的时空步态特征。作者证实，与健康个体相比，偏瘫患者步行时步长、摆动相时间、摆动前期时间和步幅时间的变异性增加。对于卒中后的受试者，与非瘫痪侧下肢相比，步行时瘫痪侧下肢摆动时间变异性增加。在表现受损最严重的参与者中，其他时空参数也存在双下肢间的变异性。与年龄匹配的对照组相比,速度较慢的步行者(速度<0.4 m/s)的步宽变异性显著降低。Patla 等人(2002)先前提出,步长、步宽和步高的适应是卒中后患者避开障碍物和保持平衡的重要步态策略。Balasubramanian 及其同事(2009)通过比较不同组间的步态特征,探索步态参数对功能的影响。他们发现,步长变异性增加和步宽变异性减少的卒中组结果表现也较差(严重偏瘫、步长不对称和 DGI 评分为≤19)。最终作者认为,步宽变异性减少以及其他步态参数变异性增加与步行表现受损密切相关。

运动学

文献已经描述了常见的卒中后步态异常。对于支撑相的瘫痪肢体,这些异常包括:

- 前向推进力减小。
- 躯干前屈伴髋关节伸展无力和/或髋关节屈曲挛缩,尤其是支撑相末期髋关节伸展不足。
- 骨盆侧方移位减少或增加。
- 髋关节内收和/或屈曲时髋关节位置不佳。
- 髋关节外展肌无力所致的 Trendelenburg 跛行。
- 髋关节内收肌痉挛和/或代偿髋关节屈肌无力的剪刀步。
- 支撑相早期和/或晚期膝关节过度屈曲。
- 支撑相中期向前行进时膝关节过伸。
- 马蹄内翻足,足跟着地缺失或不充分。
- 内翻足。
- 支撑相中期向前行进时踝背屈减少。
- 足趾离地时踝关节跖屈不足。
- 双侧步长不等。

对于摆动相的瘫痪肢体,这些异常包括:

- 躯干过度伸展。
- 骨盆旋前不足。
- 非瘫痪侧支撑肢体跳跃。
- 髋关节屈曲不充分和/或延迟伴有代偿,如骨盆抬高、髋关节环转、髋关节外旋和/或内收。
- 髋关节过度屈曲。
- 摆动相早期膝关节屈曲不足。
- 摆动相后期膝关节屈曲。
- 膝关节伸展控制不佳,特别是在足跟触地之前。
- 持续性踝关节/足内翻或马蹄内翻。

- 足下垂/脚趾拖拽或过度背屈。
- 推进动能过强导致不受控制地摆动。

Van Criekinge 等人(2020)研究了亚急性卒中后肢体和躯干步行生物力学之间的关系。他们得出结论,下肢损伤可能导致躯干运动异常,但不应被认为是唯一或主要的原因;可能存在躯干自身的问题,这需要进一步的研究。Moseley 等人(1993)和 Moore 等人(1993)共同假设,支撑相和摆动相步态异常可能是由于无法选择性地激活和协调肌肉活动和/或不适应肌肉缩短的结果。

Olney 和同事(1991)记录了卒中后个体慢速、中速、快速行走时的双下肢关节角度。关节角度活动幅度或关节活动范围异于正常,并且在所有步行速度下都存在;他们认为临床上重要的是瘫痪肢体摆动相膝关节屈曲幅度和支撑相髋关节伸展幅度下降;同时还证实了步行速度和非瘫痪侧最大踝关节跖屈角度之间的相关性。Hesse 和同事(1997)首次描述了卒中后患肢与健肢开始步行时,在时相、步长、压力中心侧方位移和质心运动速度模式等方面的显著差异。Bensossan 等人(2006)深化了 Hesse 的工作,评估了 3 名卒中后伴有痉挛性马蹄内翻足的受试者和 3 名对照受试者的动力学和运动学步态启动特征。他们观察到,卒中后受试者有不对称的运动策略,如当健侧肢体开始步行时,瘫痪肢体的支撑相减少;体重分布不对称,健侧肢体承受较多体重;健侧肢体推进力显著高于瘫痪肢体;摆动相初期膝关节屈曲增加以适应马蹄内翻足;瘫痪肢体首次触地时足扁平姿势。

Lu 等人(2010)研究了慢性卒中高功能患者(无须辅助设备能够步行 100 米,Berg 平衡评分>50)8 米步行和跨越 3 种不同高度障碍物时的步态。与年龄匹配的健康对照组相比,卒中后高功能个体的关节运动学有显著差异,包括跨越障碍物时前足足趾廓清距离、后足足趾障碍距离和骨盆后倾增大。步行速度没有显著差异。作者得出结论,卒中后能够高水平发挥功能的个体会发展出一种特定的双侧对称策略,包括增加骨盆后倾和抬高摆动足足趾。这种策略可能提供了后足更靠后的位置,增加了前足趾在跨越障碍物时的廓清距离,防止绊倒。

动力学

与步态时空特征相似,卒中后力学模式在个体之间以及在瘫痪和健侧肢体之间,变化较大。对于卒中后瘫痪和健侧肢体比较,已经有结果表明,垂直负荷降低和首次触地负荷有显著变化(Marks 和 Hirschberg,1958;Wortis 等,1951)。Hesse 和同事(1993)发现,与健侧肢体相比,瘫痪肢体首次触地后的垂直负荷增加,首次触地后承重反应时相延长、支撑相末期过早减重和蹬离地面力垂直分力减少。Iida 和 Yamamuro(1987)报道,与健康对照组相比,卒中后重心侧方位移宽度显著增加;他们还阐述了这些差异在更严重的卒中后个体中更为明显。

卒中后患者步态肌肉激活模式已被广泛研究。卒中后,四肢之间和个体之间肌肉放电强度和时相模式具有高度变异性。在对偏瘫步态特征的回顾中,Woolley(2001)得出结论,卒中后一般肌肉放电变化包括瘫痪肢体肌肉放电幅度降低,以及双下肢肌肉在支撑相和摆动相放电提前和持续时间延长。Peat 和同事(1976)报道了卒中后瘫痪肢体肌肉活动在承受体重后同时集体达到峰值的趋势。有一些研究建立了基于 EMG 模式的分类系统(Dimitrijevic 等,1981;Knutsson 和 Richards,1979;Waters 等,1982),但没有一项在临床实践中得到广泛应用。

Nasciutti-Prudente 和同事(2009)研究了慢性卒中后个体的肌肉力矩和步行速度之间的关系。他们只确定了一组肌肉群,即瘫痪侧膝关节屈肌,对预测卒中后的步行速度有显著影响。瘫痪膝关节屈肌占步行速度变化的 61%,这与先前的一项研究一致,该研究认为瘫痪侧膝关节肌力量是慢性轻至中度卒中后患者行走能力的中度至较强的预测因子(Flansbjer 等,2006)。

有研究表明,对于典型的卒中后人群来说,步行所需的代谢能量消耗比健康人在相同速度下行走多约 50%~67%(Corcoran 等,1970),而瘫痪下肢承担了大约 40%的步行机械功(Olney 等,1991)。Bowden 和同事(2006)研究了卒中后不同严重程度偏瘫个体的瘫痪下肢对前后地面反作用力的影响。他们发现,瘫痪下肢产生的总推进力的百分比,重度偏瘫患者为 16%,中度偏瘫患者为 36%,轻度偏瘫患者为 49%。在一篇卒中后瘫痪侧推进力的综述中,Roelker 和同事(2019)得出结论,瘫痪侧推进力是衡量步行表现和功能运动恢复的重要指标。他们报道说,支撑相末期的瘫痪侧下肢伸展,包括髋关节伸展和踝关节跖屈,与瘫痪侧推进力密切相关,这二者都与时空参数、运动学和动力学步行指标有关。Vistamehr 和同事(2018)收集了 15 名卒中幸存者的动态平衡和步行能力数据,这些幸存者能够独立或在监护下使用拐杖或矫正器行走至少 10 米,将其与 10 名健康成年人的数据进行了比较。在没有辅助设备情况下完成的步行任务包括向前和向后行走、跨越障碍和爬坡任务。与健康对照组相比,卒中幸存者冠状面步态指标有缺陷,尤其是瘫痪肢体支撑时,包括比目鱼肌肌肉活动显著降低。

一个值得关注的临床问题是步态代偿,如提髋、跳跃或膝关节过伸,对卒中后健侧的可能影响等。Kerrigan 和同事(1999)评估了卒中后痉挛性瘫痪和下肢僵直步态患者,髋、膝和踝关节 3 个平面上的健侧肢体关节力矩。他们比较了健侧腿和健康对照组的平均压力。总的来说,健侧肢体关节力矩平均峰值与对照组没有显著差异,这表明随着时间的推移,生物力学损伤的风险很小。最近,Marrocco 等人(2016)研究了 9 名卒中后个体和 17 名健康成年人的膝关节负荷,使用三维步态分析记录了膝关节外内收和屈曲力矩。该研究的一个目的是证明用膝关节外内收和屈曲力矩测量膝关节内侧动态负荷的可行性。作者绘制了整个步态周期中每个下肢冠状面和矢状面膝关节力矩。从每次试验中确定膝关节内收和屈曲力矩的第一个峰值,然后在5次试验中取平均值。作者发现,与健康成年人相比,卒中幸存者的瘫痪侧和健侧膝关节变异性更大,膝关节负荷过度,但与躯干倾斜或足偏角无关。因此,在临床医生能够准确预测长期步态代偿(如关节退变和/或疼痛)的影响之前,还需要进行更多的研究。

临床管理

康复界已经确定了人在不同环境和社会背景下安全行走的步行速度标准为1.1~1.5 m/s。不幸的是,只有大约7%的卒中幸存者康复出院后能够以安全过马路所需的速度连续步行500米(Hill等,1997)。需要更多的研究来建立恢复社区安全步行的最佳实践。Hornby和同事(2020)发表了一份临床实践指南,以改善慢性卒中(急性发作后>6个月)、不完全性脊髓损伤和脑损伤后的步行表现。他们关注的是如何最好地提高步行速度或距离,并得出结论,有强有力的证据表明,中等到高强度的运动训练可以提高步行速度或距离,而力量、循环或骑自行车训练,或基于虚拟现实的平衡训练对功能改善的证据不足。作者进一步得出结论,有强有力的证据表明,不应该使用减重跑步机训练、机器人辅助训练或没有虚拟现实的平衡训练,来改善这些有步行能力人群的步行速度或距离。从步态时空参数不对称管理的角度来看,Ryan和同事(2020)对慢性卒中后的个体进行了研究,比较了专注于修复步长不对称的干预措施和专注于修复支撑时间不对称的干预措施。他们认为,以步长为重点的干预可以改善步行距离,而以支撑时间为重点的干预可以改善步行的能量代谢成本。他们的结论是,有针对性的训练,虽然专注于步态时空不对称,但并没有形成更对称的步态。另一项观察结果是,实验室中测量到的步行能力的提升似乎并没有转化为社区移动能力的增加。

许多卒中患者被指导或独立选择使用单侧辅助行走设备。Kuan和同事(1999)研究了15名急性卒中后受试者和9名年龄匹配的健康对照受试者使用和不使用手杖行走的步态时空参数。他们发现,对于卒中后受试者,使用手杖对步态空间参数的影响比对时间参数的影响更大,而且无论是否使用手杖,步态时相都差不多。对于卒中后使用手杖的受试者,瘫痪侧支撑相末期骨盆倾斜、髋关节外展和踝关节外翻增加;摆动前期髋关节伸展、膝关节伸展和踝关节跖屈增加;与不拄手杖步行相比,摆动相髋关节内收、膝关节屈曲和踝关节背屈增加。作者得出结论,卒中后个体在使用手杖时,可以改善步态空间参数,包括增强了重心转移和支撑相蹬离,减少了摆动相划圈。

矫形器和功能性电刺激(FES)通常也是卒中后的治疗方案之一。最近一项临床实践指南(Johnston等,2021)提供了强有力的证据表明,AFO和FES都可以提高步行速度、移动能力和平衡能力,并有中等强度证据表明,AFO 和 FES 可以提高生活质量、步行耐力和肌肉激活。虽然没有发现这两种方法哪种更好,但 AFO 可能会产生更多的代偿作用,而 FES 可能会产生更多的治疗效果。此外,这些策略在改善步态运动学方面的证据也很薄弱。作者提醒,有证据表明,AFO 或 FES 不应用于减少跖屈肌痉挛。

Lewallen 和同事(2010)记录了 13 名卒中后使用矫形器患者的步态特征;具体来说,包括固定式(solid)、铰链式(articulated)和后叶弹簧式(posterior leaf spring)等类别 AFO。他们发现,那些佩戴固定式 AFO 的患者步态受影响最严重,步长和步行速度都明显下降。与上坡和平地步行相比,使用固定式 AFO 会导致下坡行走速度变慢。Lehmann 和同事(1987)报道了改善的步行速度与 AFO 相关的支撑相时间之间的相关性。与不穿戴矫形器或矫形器设置为 5°跖屈相比,5°背屈 AFO 有助于提高步行速度和增加足跟触地。但他们没有探讨中立位 AFO 的应用效果。

临床医生也对鞋类选择与卒中后个体步态和平衡的潜在相关性感兴趣。不合适的鞋子已被确定为老年人跌倒的危险因素(Menz 和 Lord,1999;Menz 等,2006;Sherrington 和 Menz,2003)。虽然还需要更多的研究,但鞋子的选择可能很重要。Ng 等人 2010 年报道了大多数研究参与者在室内步行时更喜欢宽松的拖鞋,而不是紧密贴脚鞋或赤脚。只有 23%的参与者表示他们得到过穿合适鞋子的建议。作者得出结论,为了适当的地面接触、稳定性和本体感觉输入,推荐穿戴宽松平底鞋,鞋跟牢固,薄而结实的鞋底夹层,有鞋带或其他固定物,以及足够的防滑能力。

要 点

- 临床医生应该预计到卒中后患者内部和患者之间的高步态变异性。
- 必须测量步行速度(使用 10 米步行测试等标准方法)和距离(使用 6 分钟步行测试等标准方法)。
- 为提高卒中超过 6 个月患者的步行速度和/或距离,应采用中高强度运动训练。
- 为提高步行速度,膝关节屈肌肌力可能是卒中后一个重要评价指标和干预内容。
- 改善步态时空不对称性的干预措施不一定提升步态对称性或改善功能。
- 干预方法应关注灵活性、肌力和特定任务动态步行能力。
- 可以考虑用 AFO 和 FES 改善踝关节瘫痪无力,但不要用于治疗踝跖屈肌痉挛。
- 其他设备,包括手杖和鞋类,可能会影响个体的步态特征。确切地说,哪些步态特征会改变,以及改变程度,还有待确定。步态分析有助于更好地使用这些设备。
- 在为卒中患者制定目标时,必须考虑环境限制因素。

帕金森病步态评估

Derek Liuzzo 和 *Jim Richards*

帕金森病(Parkinson's disease 或 Parkinsonism)是锥体外系系统的一种疾病,由大脑基底神经节退变引起,是一种影响运动功能和步态的常见疾病。帕金森病是一个常见病,欧洲 65 岁以上人群中患病率约为 1.8%(de Rijk 等,2000),疾病进展会导致生活质量显著下降(de Boer 等,1996)。确切的发病机制尚不完全清楚,然而,它与多巴胺能神经元数量显著减少和路易小体增加有关;路易小体是在神经细胞中发现的微球蛋白沉积物,其存在于大脑中会破坏重要化学信使的作用。帕金森病诊断基于出现以下两种或两种以上症状:震颤(tremor)、僵硬(rigidity)、姿势不稳(postural instability)和运动障碍(akinesia)。运动障碍定义为运动缺乏,可细分为动作弛缓和继发于僵硬的动作笨拙,运动缺乏和启动困难,即冻结(freezing)。

早期对帕金森病步态的分析侧重于时间和空间参数,如速度和步长,Knutsson (1972)是最早使用步态分析技术报道帕金森病步态时空参数的研究人员之一。Murray 等人(1978)对 44 名帕金森病患者的步态进行了首次运动学评估,使用间断光摄影记录了自由速度和快速步行时多个身体部位的位移模式,定量测量了步态模式。他们发现了以下异常情况:

- 步幅和步速大幅减少,尽管步态周期时间和步频通常是正常的。
- 步宽略微增加。
- 髋关节、膝关节和踝关节活动范围减少,主要是关节伸展减少。
- 手臂摆动大幅减少。
- 大多数患者躯干与骨盆同步旋转,而不是相反方向旋转。
- 头部、足跟和足趾垂直位移减少,尽管有报道认为头部摆动明显。

帕金森病步态典型的特征是弯腰和拖曳步态(shuffling gait)(Samii 等,2004),包括支撑相后期关节伸展减少,摆动相中期关节屈曲减少,并导致躯干前倾(图 6-5)。拖曳步态的发生是因为足在初始触地时仍向前移动。有些患者初始触地时足扁平;其他情况下,患者可以是足跟触地,但足一般比较水平。有些患者摆动相中期也会出现足与地面摩擦。与大多数最初两到三步就稳定下来的步态模式不同,帕金森病患者的步态通常会经历数步不断变化的过程才能稳定下来。图 6-5 显示了帕金森病患者与年龄、性别匹配的健康受试者相比的稳定步行状态。

临床管理

治疗帕金森病最有效的方法之一是左旋多巴(L-DOPA),它是多巴胺的一种

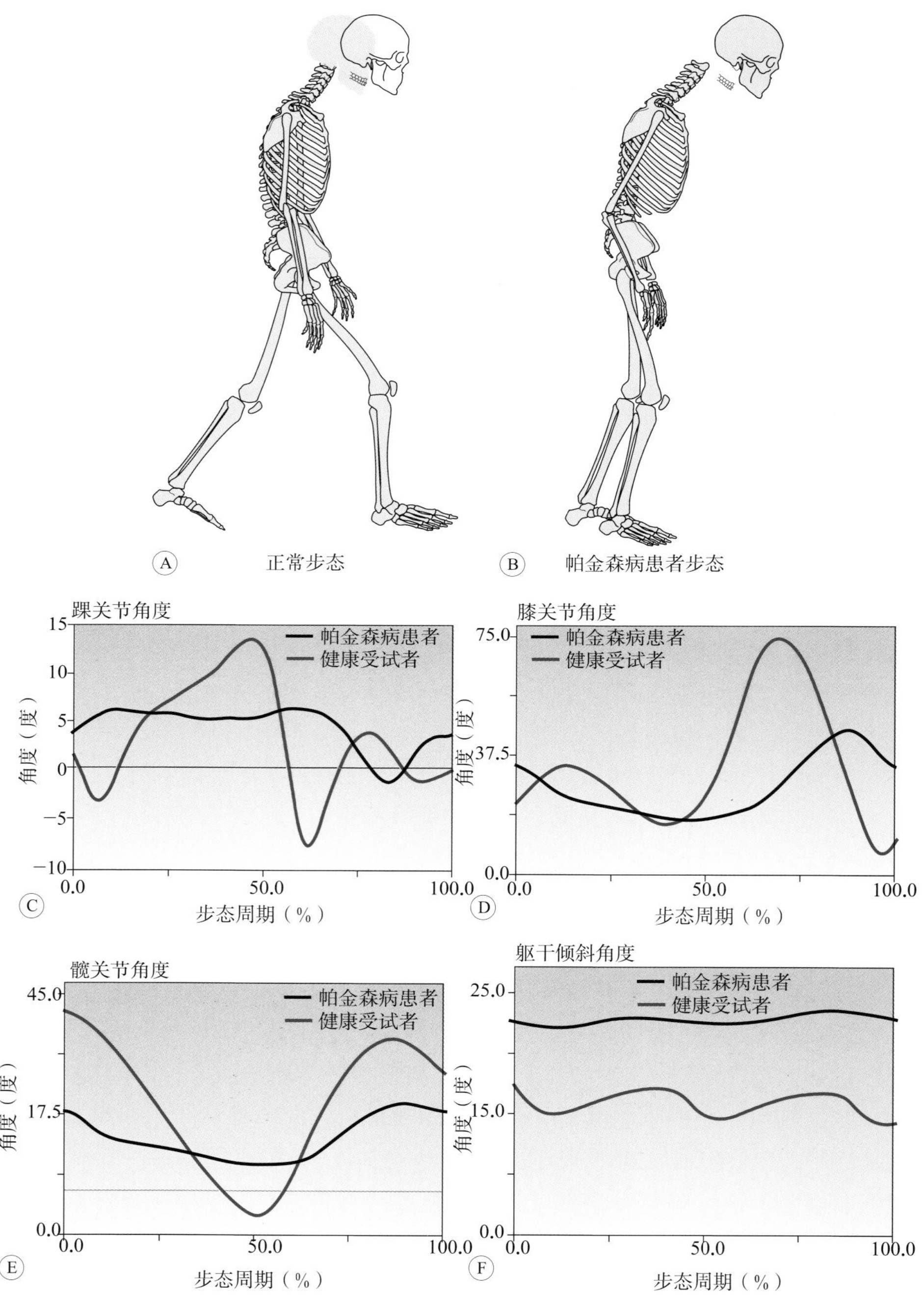

图 6-5 (A,B)健康受试者和帕金森病患者典型步态特征。帕金森病患者和年龄匹配的健康个体在步行过程中(C)踝关节、(D)膝关节、(E)髋关节和(F)躯干矢状面角度

前体。左旋多巴转化为多巴胺,改善僵硬症状以及启动能力(运动迟缓)(Durrieu,1998;Stowe 等,2008;van Hilten 等,2007)。一般认为左旋多巴有短期效应(几个小时)和长期效应(几天或几周),二者都有助于缓解症状。刚接受治疗的患者通常会经历一段蜜月期,在此期间左旋多巴的效果显著,通常持续数年。随着时间的推移,这段蜜月期结束,患者会受到更广泛的影响。随着帕金森病的进展,患者会经历运动波动和其他自主神经症状,通常在短期效应结束时处于不同的"开"和"关"状态(Morris 等,2001)。

Morris 等人(1996)发现,患者在服用左旋多巴时,步速和步长都增加了;尽管在服药时步态参数是可重复的,但在停药阶段,步态参数波动很大。O'Sullian 等人(1998)发现左旋多巴会显著增加步速,但没有增加步频,这再次表明左旋多巴可以增加步幅,Defebvre 等人(2002)进一步证实了这一点。Ferrarin 等人(2004)通过步态分析描述躯干倾斜度,发现左旋多巴治疗的帕金森病患者的躯干前倾或弯腰步态模式明显减少。

除了步态分析外,还可以使用临床评估。常用的是帕金森病统一评定量表(unified Parkinson's disease rating scale,UPDRS),这是一种经过验证的帕金森病严重程度量表(框 6-1)。UPDRS 有四个组成部分,主要来自之前已有的量表。第二部分和第三部分与步态分析的相关性最大。第二部分评估日常生活的开和关阶段,包括跌倒、行走和行走时冻结等情况。第三部分是对运动能力的评估,包括从椅子上站起、姿势、步态、姿势稳定性和身体动作迟缓和运动减少。

框 6-1　帕金森病统一评定量表(UPDRS)

- 第一部分:心理、行为和情绪
- 第二部分:日常生活活动
- 第三部分:运动检查
- 第四部分:并发症治疗(过去一周)

帕金森病步态启动问题

动作启动困难,称为冻结或运动障碍,仍然是帕金森病最严重的问题之一(Halliday 等,1998)。Giladi 等人(1992)研究了 990 名帕金森病患者,发现 318 人有运动障碍:其中 86%的人步行启动障碍,45%的人转弯障碍,25%的人走廊步行障碍,23%的人开放跑道步行障碍。因此,步行启动对运动障碍患者的影响最大,占被调查帕金森病患者的 27%。

Hass 等人(2005)研究了不同严重程度的帕金森病患者的步行启动和动态平衡控制。他们发现,在单支撑相结束时,残疾程度较低患者的压力中心(COP)到质心(COM)距离(COP-COM 距离)的峰值幅度明显大于平衡能力较差的患者。两组间 COP-COM 距离的差异表明,有姿势控制障碍的帕金森病患者比临床评价无平衡障碍的帕金森病患者的 COP-COM 距离更短,这是一种预防跌倒的适应。Hass 等人(2005)得出结论,这种评估方法可以被证明是一种有用的定量指标,用于评价改善帕金森病患者行走和平衡的干预措施的作用。

Jiang 和 Norman(2006)研究了视觉和听觉提示对帕金森病患者步行启动的影响。他们发现,冻结和不冻结的帕金森病患者,最大向前推进力存在平均差异。他们还发现,不同提示之间的最大水平力不同。听觉提示是有节奏的声音,其间隔与受试者的平均步长相匹配。视觉提示是地板上高对比度的横线,根据受试者第一步的长度和整体高度进行调整。他们发现,横向视觉提示改善了步行启动,而听觉提示没有影响。虽然在地板上使用高对比度横线可以应用于家庭环境,但其在社区环境中并不容易获得。

旨在帮助人们克服开始行走或冻结困难的便携式提示辅助设备正变得越来越普遍。McCandless 等人(2016)研究了其中几种设备对伴有步行启动困难的帕金森病患者的有效性和可接受性。他们测试了五种随机条件:激光手杖、声音节拍器、振动节拍器、手杖和无提示。对于冻结和非冻结状态患者,步长和前后、内外侧方向的 COM 和 COP 运动存在显著差异。当使用激光手杖和手杖时,COM 和 COP 运动有显著改善,并且在冻结期间使用激光手杖时,步长更大。参与者对设备感知有效性进行了评分,当使用激光手杖开始和维持步行时,满意度有显著提高。图 6-6 显示了无提示、使用激光手杖的帕金森病患者以及年龄和性别匹配健康受试

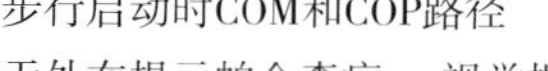

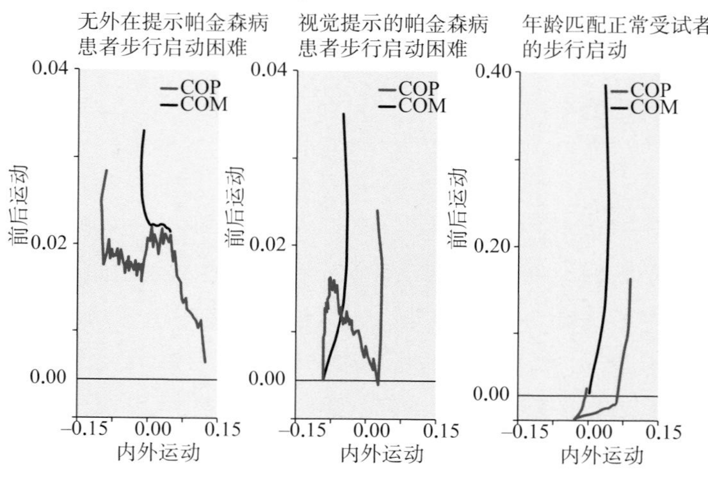

图 6-6 质心(COM)和压力中心(COP)运动

者步态启动的 COM 和 COP 运动模式。外在提示改善了 COP 的内外侧运动和 COM 的前向运动，但与年龄和性别匹配的健康个体相比，其前向运动幅度仍明显减少。

结 论

对稳定状态的步态和启动阶段的步态进行分析，作为评估帕金森病的敏感工具，越来越被广泛接受。虽然可以识别一般的步态模式，但患者的步态存在相当大的可变性，特别是在非治疗阶段（“关”）。然而，目前对这一患者群体进行基于临床的步态分析仍然较少，仅见于少数专科医院。

要 点

- 躯干倾斜度和髋关节屈伸度是有用的临床结果测量指标，但时间和空间参数也是良好的临床指标。
- 临床医生应该意识到患者之间以及同一患者的开、关阶段间步态会有相当大的差异。
- 评估帕金森病患者的稳定状态步态、步态启动和转向很重要。
- 左旋多巴可以改善僵硬的运动症状以及启动和持续运动的能力。
- 包括助行器和视觉提示在内的设备已被证明可以改善步态参数和步态启动。然而，还需要进一步研究确定社区环境中最有效的设备。

肌营养不良症步态评估

Cathie Smith

肌营养不良症（muscular dystrophy，MD）描述了一种由遗传相关的非炎症性肌病引起的进行性神经肌肉疾病的诊断亚组。进行性假肥大性肌营养不良（Duchenne muscular dystrophy，DMD）是最常见的儿科神经肌肉疾病，男性发病率为 1∶3 500～1∶6 000，随着疾病的进展，步态力学会逐渐恶化（Bushby 等，2010）。健康肌肉组织死亡导致的无力和肌肉内脂肪与纤维组织沉积导致的低延展性的综合作用，使 DMD 儿童的姿势和运动模式发生相对可预测的变化（Rahbek 等，2005）。

DMD 发病时间和进展速度有相当大差异，但其典型临床表现是下肢运动能力恶化，通常在上肢无力前 2～3 年出现。这对早期在 DMD 儿童中观察到的代偿模式有重要贡献，因为他们通过改变关节对齐和肌肉激活来学习适应较弱的肌肉群。在疾病进展早期，DMD 患儿会降低步行速度，这是改变步态运动学的一种微妙手段，以便在摆动相更容易地推进下肢，减少行走的能量消耗（Campbell 等，2012；

Perry 和 Burnfield,2010)。DMD 患儿表现出的一种典型的运动适应策略是高氏征(Gower's sign),即从坐姿站起来时,用手臂推动大腿,以帮助髋关节伸展(Campbell 等,2012)。

这种疾病在 2~5 岁发病的隐匿性,加上这些代偿性运动模式,可能导致 DMD 相关早期损伤的延迟识别。监测肌肉力量和活动范围随时间的变化是必要的检查组成部分,有助于区分 DMD 儿童典型发展与非典型发展轨迹的年龄相关差异。角度测量或功能运动模式分析可以相对客观地评估所有年龄段的关节活动变化。然而,在比较年幼的儿童中获得可靠的客观力量测量可能具有挑战性。对于 5 岁以上的儿童,通常可以采用经典的徒手肌力测试(manual muscle testing,MMT)来获得一系列的力量测量。对于年龄较大的儿童,另一种测量特定肌群力量随时间下降的方法是定量肌肉测试(quantitative muscle testing,QMT),可以更精确地解释步态力学的改变。QMT 通过使用测力计来直接评估特定肌群的收缩活动,同时确保肌肉长度恒定,从而测量等长肌力(Stuberg 和 Metcalf,1988)。除了所需的专业设备外,儿童还必须表现出合作、动机、注意力和理解说明的能力,以支持 QMT 的可靠使用。

DMD 的诊断通常在 2~5 岁进行,步态不成熟是早期的标志之一。早期步态病理力学、勉强步行,笨拙和频繁跌倒增加,与同龄人相比站立困难,以及没有足跟触地,是常见的早期临床表现(Campbell 等,2012)。Sutherland 等人(1981)将 DMD 患儿的步态障碍分为三期:早期、过渡期和晚期步态。当检查这些组中 21 名患有 DMD 青少年的步态变量时,这些研究人员确定了以下三种步态特征可以作为疾病进展的预测因子,准确率为 91%:步频、摆动相踝背屈和骨盆前倾。除了高氏征阳性外,最显著的早期步态变化包括步频改变、摆动相髋关节屈曲轻微增加,随着步频持续降低,踝关节背屈减少,足下垂。与这些步态模式变化相关的是,在肌肉无力(最明显的是股四头肌)早期单腿支撑期间,地面反作用力传递到膝关节前方。D'Angelo 等人(2009)对 21 名平均年龄为 72±8.2 个月的 DMD 患儿的步态模式进行了研究,证实了先前报道的数据,显示骨盆过度前倾和膝关节承重反应异常。此外,这些研究人员报道了与年龄匹配的同龄人相比,DMD 患儿摆动相使用更高的屈曲和外展运动模式来推进肢体,导致步幅显著降低,步宽显著增加。Gaudreault 等人(2010)在研究步速对 7~15 岁 DMD 患儿步态模式的影响时,报道了与年龄和性别匹配的同龄人相比,DMD 患儿步频较高、步长较短、髋关节伸展力矩较低、膝关节伸展力矩极小或消失、足跟触地时踝背屈力矩减少或消失。Gaudreault 等人(2009)研究了 11 名平均年龄为 9.2±2.6 岁、确诊为 DMD 儿童的步态,观察踝跖屈挛缩的作用,结果发现,踝跖屈牵伸结束时增加的净踝跖屈力矩和 COP 的前移,有助于儿童独立行走,尽管其伸肌明显无力。

步行晚期,DMD 患儿表现出与步态病理力学显著增加相关的做功输出显著增加。臀大肌日益无力的功能代偿导致骨盆前倾过度，支撑相髋关节伸展受限。由于臀中肌无力，支撑相无法保持骨盆对齐，导致 Trendelenburg 征阳性，即单腿支撑时非承重髋过度下降，出现 Trendelenburg 步态模式，其特征是躯干向承重侧侧弯，导致肩部摆动增加，步宽变大。这些步态改变使得 DMD 患儿在整个单腿支撑过程中能够维持髋关节后方和膝关节前方的力线，从而有助于依靠深层关节结构来协助维持直立姿势，作为髋关节和膝关节伸肌无力的代偿。

可靠预测独立行走能力丧失是 DMD 患者需要重点考虑的管理因素。Sienko-Thomas 等人（2010）认为，承重反应中膝关节屈曲的丧失可能是即将丧失活动能力的一个指标，而 Bakker 等人（2002）发现髋关节伸展和踝关节背屈力量的丧失是主要的预测因素。Siegel（1986）发现，俯卧时主动抗重力髋关节伸展（髋关节弯曲至 90°）和坐位时主动膝关节伸展（膝关节屈曲至 90°）二者合并的滞后角（lag angle）超过 90°时，很可能在未来几个月内丧失独立行走能力。其他已报道的识别独立活动能力即将消失的临床方法包括髋关节伸肌 MMT 低于 3 级或踝关节背屈肌 MMT 低于 4 级（McDonald 等，1995），下肢力量降低超过 50%，以及攀登 4 个标准台阶的时间延长（Brooke 等，1989）。

临床管理

儿童 DMD 医疗和药物管理的进步导致疾病自然病程发生了变化，越来越多诊断为 DMD 的儿童可以存活到成年。研究进展包括活动能力丧失时间延迟；挛缩进展延迟和手术矫正次数减少；长腿矫形器使用减少；脊柱侧弯和背部矫正手术发生率降低；肺功能下降延迟；成年早期的存活率提高。Moxley 等人（2010）报道称，在 21 世纪的前十年，DMD 平均生存期增加到了 30 岁，并且在近十年中有可能进一步增加。与 2000 年和 2009 年相比，1990—1999 年患者的生存期增加了近 5 年。随着对 DMD 患儿预防管理更加精确，随着生存可能性不断增加，临床医生仔细监测步态模式以确定即将发生的退变迹象就显得很重要。

为了更好地了解 DMD 患儿在整个生命周期中的管理需求，国际先天性肌营养不良症管理标准委员会（International Standard of Care Committee for Congenital Muscular Dystrophy）于 2009 年 11 月在比利时布鲁塞尔召开了为期 3 天的研讨会，根据该领域专家和直接受 DMD 影响的家庭的意见，制定了一份共识声明（Wang 等，2010）。会议期间制定了“关于先天性肌营养不良症标准管理的共识声明”，提出满足 DMD 患者在整个生命周期中新出现需求的管理建议包括：协调管理从儿科到成人服务的过渡；确定和规划高等教育和职业需求；让患者准备好管理自己的医疗保健需求；支持患者和家属决定好预先管理指令；倡导提供满足独立生活需求的服务、援助服务和医疗保险（Wang 等，2010）。

DMD 是导致步态特征改变的多种进行性神经肌肉疾病的典型例子。了解影响肌营养不良症患者步态病理力学的潜在因素,为支持这些患者的最佳生活质量和促进长期独立行走提供了必要的信息。

要 点

- 股四头肌功能不全是影响骨盆前倾增加、支撑相髋关节伸展受限和马蹄足等代偿性体位适应的关键因素。
- 尽管伸肌肌力显著降低,但膝关节前部和髋关节后部负重力线的移位,加上踝跖屈肌紧绷,有助于支持独立行走。
- 可以可靠地预测独立行走能力丧失的时间。
- 临床医疗管理的进步增加了预期寿命,因此有必要做好 DMD 儿童从儿童到成人时期的过渡服务。

参考文献

Awad, L. , Reisman, D. , Binder-Macleod, S. , 2019. Distanceinduced changes in walking speed after stroke: relationship to community walking ability. J. Neurol. Phys. Ther. 43, 220-223.

Baker, R. , Jasinski, M. , Maciag-Tymecka, I. , et al. , 2002. Botulinum toxin treatment of spasticity in diplegic cerebral palsy: a randomized, double-blind, placebo-controlled, doseranging study. Dev. Med. Child Neurol. 44 (10), 666-675.

Baker, R. , Rodda, J. , 2003. All you Ever Wanted to Know about the Conventional Gait Model but Were Afraid to Ask (Cd-ROM). Women and Children's Health, Melbourne.

Bakker, J. P. , de Groot, I. J. , Beelen, A. , et al. , 2002. Predictive factors of cessation of ambulation in patients with Duchenne muscular dystrophy. Am. J. Phys. Med. Rehabil. 81, 906-912.

Balasubramanian, C. K. , Neptune, R. R. , Kautz, S. A. , 2009. Variability in spatiotemporal step characteristics and its relationship to walking performance post-stroke. Gait Posture 29, 408-414.

Bensoussan, L. , Mesure, S. , Viton, J. , et al. , 2006. Kinematic and kinetic asymmetries in hemiplegic patients' gait initiation patterns. J. Rehabil. Med. 38, 281-294.

Bohannon, R. W. , Smith, M. B. , 1987. Interrater reliability of a modified Ashworth scale of muscle spasticity. Phys. Ther. 67 (2), 206-207.

Bowden, M. G. , Balasbramanian, C. K. , Neptune, R. R. , et al. , 2006. Anterior-posterior ground reaction forces as a measure of paretic leg contribution in hemiparetic walking. Stroke 37, 872-876.

Boyd, R. N. , Graham, H. K. , 1999. Objective measurement of clinical findings in the use of botulinum toxin type A for the management of children with cerebral palsy. Eur. J. Neurol. 45 (Suppl. 96), 10-14.

Brooke, M. H. , Fenichel, G. M. , Grigs, R. C. , et al. , 1989. Duchenne muscular dystrophy: patterns of clinical progression and clinical effects of supportive therapy. Neurology 39, 475–481.

Bushby, K. , Finkel, R. , Birnkrant, D. J. , et al. , 2010. Diagnosis and management of Duchenne muscular dystrophy Part 1. Lancet Neurol. 9, 177–189.

Campbell, S. K. , Palisano, R. J. , Orlin, M. N. , 2012. Physical Therapy for Children, fourth ed. WB Saunders/Elsevier, St. Louis, MO.

Carlsoo, S. , Dahllof, A. , Holm, J. , 1974. Kinetic analysis of the gait in patients with hemiparesis and in patients with intermittent claudication. Scand. J. Rehabil. Med. 6, 166–179.

Carr, J. H. , Shepherd, R. B. , 2003. Stroke Rehabilitation: Guidelines for Exercise and Training to Optimize Motor Skill. Elsevier, London. Centers for Disease Control and Prevention. National Center on Health Statistics. Online: www. cdc. gov/nchs/fastats/stroke (accessed 1. 3. 22).

Corcoran, P. J. , Jebsen, R. H. , Brengelman, G. L. , et al. , 1970. Effects of plastic and metal leg braces in speed and energy cost of hemiparetic ambulations. Arch. Phys. Med. Rehabil. 51, 69–77.

Damiano, D. L. , Abel, M. F. , 1998. Functional outcomes of strength training in spastic cerebral palsy. Arch. Phys. Med. Rehabil. 79 (2), 119–125.

Damiano, D. L. , Dodd, K. , Taylor, N. F. , 2002. Should we be testing and training muscle strength in cerebral palsy? Dev. Med. Child Neurol. 44 (1), 68–72.

Damiano, D. L. , Vaughan, C. L. , Abel, M. F. , 1995. Muscle response to heavy resistance exercise in children with spastic cerebral palsy. Dev. Med. Child Neurol. 37 (8), 731–739.

D'Angelo, M. G. , Berti, M. , Piccinini, L. , et al. , 2009. Gait pattern in muscular dystrophy. Gait Posture 29, 36–41.

Davis, R. , Jameson, E. G. , Davids, J. R. , et al. , 1991. A gait analysis data collection and reduction technique. Hum. Mov. Sci. 10, 575–587.

Day, S. M. , Wu, Y. W. , Strauss, D. J. , et al. , 2007. Change in ambulatory ability of adolescents and young adults with cerebral palsy. Dev. Med. Child Neurol. 49 (9), 647–653.

de Boer, A. G. , Wijker, W. , Speelman, J. D. , et al. , 1996. Quality of life in patients with Parkinson's disease: development of a questionnaire. J. Neurol. Neurosurg. Psychiatry 61 (1), 70–74.

de Rijk, M. C. , Launer, L. I. , Berger, K. , et al. , 2000. Prevalence of Parkinson's disease in Europe: a collaborative study of population-based cohorts. Neurology 54 (11), S21–S23.

Defebvre, L. J. P. , Krystkowiak, P. , Blatt, J. L. , et al. , 2002. Influence of pallidal stimulation and levodopa on gait and preparatory postural adjustments in Parkinson's disease. Mov. Disord. 17(1), 76–83.

Dimitrijevic, M. R. , Faganel, J. , Sherwood, A. M. , et al. , 1981. Activation of paralysed leg flexors and extensors during gait in patients after stroke. Scand. J. Rehabil. Med. 13, 109–115.

Dobson, F. , 2007. Classification of Gait Patterns in Children with Hemiplegic Cerebral Palsy. School of Physiotherapy, University of Melbourne, Melbourne.

Dobson, F. , Morris, M. E. , Baker, R. , et al. , 2006. Clinician agreement on gait pattern ratings in children with spastic hemiplegia. Dev. Med. Child Neurol. 48 (6), 429–435.

Dobson, F., Morris, M. E., Baker, R., et al., 2007. Gait classification in children with cerebral palsy: a systematic review. Gait Posture 25 (1), 140-152.

Dodd, K., Taylor, N., 2005. Strength Training for Young People with Cerebral Palsy. La Trobe University, Melbourne.

Dodd, K., Taylor, N., Damiano, D., 2002. A systematic review on the effectiveness of strength training programs for people with cerebral palsy. Arch. Phys. Med. Rehabil. 83, 1157-1164.

Dodd, K., Taylor, N., Graham, H., 2003. A randomized clinical trial of strength training in young people with cerebral palsy. Dev. Med. Child Neurol. 45, 652-657.

Durrieu, G., 1998. Early combination therapy with levodopa and dopamine agonist for preventing motor fluctuations in Parkinson's disease. Cochrane Database Syst. Rev. 2, CD001311.

Eames, N. W. A., Baker, R., Hill, N., et al., 1999. The effect of botulinum toxin A on gastrocnemius length: magnitude and duration of response. Dev. Med. Child Neurol. 41 (4), 226-232.

Elder, G. C., Kirk, J., Stewart, G., et al., 2003. Contributing factors to muscle weakness in children with cerebral palsy. Dev. Med. Child Neurol. 45 (8), 542-550.

Ferrarin, M., Rizzone, M., Lopiano, L., et al., 2004. Effects of subthalamic nucleus stimulation and-dopa in trunk kinematics of patients with Parkinson's disease. Gait Posture 19 (2), 164-171.

Flansbjer, U., Downham, D., Lexell, J., 2006. Knee muscle strength, gait performance, and perceived participation after stroke. Arch. Phys. Med. Rehabil. 87, 974-980.

Foran, J. R., Steinman, S., Barash, I., et al., 2005. Structural and mechanical alterations in spastic skeletal muscle. Dev. Med. Child Neurol. 47 (10), 713-717.

Fry, N. R., Gough, M., McNee, A. E., et al., 2007. Changes in the volume and length of the medial gastrocnemius after surgical recession in children with spastic diplegic cerebral palsy. J. Pediatr. Orthop. 27 (7), 769-774.

Fulk, G. D., He, Y., 2018. Minimal clinically important difference of the 6-Minute Walk Test in people with stroke. J. Neurol. Phys. Ther. 42, 235-240.

Gage, J. R., Schwartz, M. H., Koop, S. E., et al., 2009. The Identification and Treatment of Gait Problems in Cerebral Palsy Clinics in Developmental Medicine. Mac Keith Press, London.

Gaudreault, N., Gravel, D., Nadeau, S., 2009. Evaluation of plantar flexion contracture contribution during the gait of children with Duchenne muscular dystrophy. J. Electromyogr. Kinesiol. 19, 180-186.

Gaudreault, N., Gravel, D., Nadeau, S., et al., 2010. Gait patterns comparison of children with Duchenne muscular dystrophy to those of control subjects considering the effect of gait velocity. Gait Posture 32, 342-347.

Giladi, N., McMahon, D., Przedborski, S., et al., 1992. Motor blocks in Parkinson's disease. Neurology 42, 333-339.

Halliday, S. E., Winter, D. A., Frank, J. S., et al., 1998. The initiation of gait in young, elderly, and Parkinson's disease subjects. Gait Posture 8, 8-14.

Harvey, A., Graham, H. K., Morris, M. E., et al., 2007. The Functional Mobility Scale: ability to detect change following single event multilevel surgery. Dev. Med. Child Neurol. 49 (8), 603-607.

Hass, C., Waddell, D., Fleming, R., et al., 2005. Gait initiation and dynamic balance control in Parkinson's disease. Arch. Phys. Med. Rehabil. 86 (11), 2172-2176.

Hesse, S., Reiter, F., Jhanke, M., et al., 1997. Asymmetry of gait initiation in hemiparetic stroke subjects. Arch. Phys. Med. Rehabil. 78, 719-724.

Hesse, S. A., Jahnke, M. T., Schreiner, C., et al., 1993. Gait symmetry and functional walking performance in hemiparetic patient prior to and after a 4-week rehabilitation programme. Gait Posture 1, 166-171.

Hill, K., Ellis, P., Bernhardt, J., et al., 1997. Balance and mobility outcomes for stroke patients: a comprehensive audit. Aust. J. Physiother 43, 173-180.

Hornby, T. G., Reisman, D. S., Ward, I. G., et al., 2020. Clinical practice guideline to improve locomotor function following chronic stroke, incomplete spinal cord injury, and brain injury. J. Neurol. Phys. Ther. 44, 49-100.

Hullin, M., Robb, J., Loudon, I., 1996. Gait patterns in children with hemiplegic spastic cerebral palsy. J. Pediatr. Orthop. 5, 247-251.

Iida, H., Yamamuro, T., 1987. Kinetic analysis of the center of gravity of the human body in normal and pathological gait. J. Biomech. 20, 987-995.

Jahnsen, R., Villien, L., Aamodt, G., et al., 2004. Locomotion skills in adults with cerebral palsy. Clin. Rehabil. 18, 309-316.

Jarvis, H. L., Brown, S. J., Price, M., et al., 2019. Return to employment after stroke in young adults: how important is the speed and energy cost of walking? Stroke 50, 3198-3204.

Jiang, Y., Norman, K. E., 2006. Effects of visual and auditory cues on gait initiation in people with Parkinson's disease. Clin. Rehabil. 20 (1), 36-45.

Johnston, T. E., Keller, S., Denzer-Weiler, C., Brown, L., 2021. A clinical practice guideline for the use of ankle-foot orthoses and functional electrical stimulation post-stroke. J. Neurol. Phys. Ther. 45, 112-196.

Kadaba, M. P., Ramakrishnan, H. K., Wootten, M. E., 1990. Measurement of lower extremity kinematics during level walking. J. Orthop. Res. 8 (3), 383-392.

Kendall, H., Kendall, F., 1949. Muscles Testing and Function. Lippincott Williams & Wilkins, Baltimore, MD.

Kerrigan, D. C., Frates, E. P., Rogan, S., et al., 1999. Spastic paretic stiff-legged gait: biomechanics of the unaffected limb. Am. J. Phys. Med. Rehabil. 78, 354-360.

Knutsson, E., 1972. An analysis of parkinsonian gait. Brain 95 (3), 475-486.

Knutsson, E., Richards, C., 1979. Different types of disturbed motor control in gait of hemiparetic patients. Brain 102, 405-430.

Kuan, T., Tsou, J., Fong-Chin, S., 1999. Hemiplegic gait of stroke patients: the effect of using a cane. Arch. Phys. Med. Rehabil. 80, 777-784.

Lance, J., 1980. Pathophysiology of spasticity and clinical experience with baclofen. In: Feldman, R., Young, R., Koella, W. (Eds.), Spasticity: Disordered Motor Control. Year Book Medical Publishers, Chicago, IL, pp. 485-495.

Lehmann, J. F., Condon, S. M., Price, R., et al., 1987. Gait abnormalities in hemiplegia: their correction by ankle-foot orthoses. Arch. Phys. Med. Rehabil. 68, 763-771.

Lewallen, J., Miedaner, J., Amyx, S., et al., 2010. Effect of three styles of custom ankle foot orthoses on the gait of stroke patients while walking on level and inclined surfaces. Am. Acad. Orthotists Prosthetists 22, 78-83.

Lewek, M. D., Sykes III, R., 2019. Minimal detectable change for gait speed depends on baseline speed in individuals with chronic stroke. J. Neurol. Phys. Ther. 43, 122-127.

Lu, T. W., Yen, H. C., Chen, H. L., et al., 2010. Symmetrical kinematic changes in higher function in older patients post-stroke during obstacle-crossing. Gait Posture 31, 511-516.

Marks, M., Hirschberg, G. G., 1958. Analysis of the hemiplegic gait. Ann. N. Y. Acad. Sci. 74, 59-77.

Marrocco, S., Crosby, L. D., Jones, I. C., et al., 2016. Knee loading patterns of the non-paretic and paretic legs during poststroke gait. Gait Posture 49, 297-302.

McCandless, P. J., Evans, B. J., Janssen, J., Selfe, J., Churchill, A., Richards, J., 2016. Effect of three cueing devices for people with Parkinson's disease with gait initiation difficulties. Gait Posture 44, 7-11.

McDonald, C. M., Abresch, R. T., Carter, G. T., 1995. Profiles of neuromuscular diseases: Duchenne muscular dystrophy. Am. J. Phys. Med. Rehabil. 74 (Suppl), 570-592.

Menz, H. B., Lord, S. R., 1999. Footwear and postural stability in older people. J. Am. Podiatr. Med. Assoc. 89, 346-357.

Menz, H. B., Morris, M. E., Lord, S. R., 2006. Footwear characteristics and risk of indoor and outdoor falls in older people. Gerontology 52, 174-180.

Moore, S., Schurr, K., Wales, A., et al., 1993. Observation and analysis of hemiplegic gait: swing phase. Aust. J. Physiother 39, 271-278.

Morris, M. E., Huxham, F., McGinley, J., et al., 2001. The biomechanics and motor control of gait in Parkinson disease. Clin. Biomech. (Bristol, Avon) 16 (6), 459-470.

Morris, M. E., Matyas, T. A., Iansek, R., et al., 1996. Temporal stability of gait in Parkinson's disease. Phys. Ther. 76 (7), 763-777.

Moseley, A., Wales, A., Herbert, R., et al., 1993. Observation and analysis of hemiplegic gait: stance phase. Aust. J. Physiother 39, 259-267.

Moxley, R., Pandya, S., Ciafolnoi, E., et al., 2010. Change in natural history of Duchenne muscular dystrophy with long-term corticosteroid treatment: implications for management. J. Child Neurol. 25 (9), 1116-1129.

Murphy, K., Molnar, G., Lankasky, K., 1995. Medical and functional status of adults with cerebral palsy. Dev. Med. Child Neurol. 37, 1075-1084.

Murray, M. P., Sepic, S. B., Gardner, G. M., Downs, W. J., 1978. Walking patterns of men with parkinsonism. Am. J. Phys. Med. 57, 278-294.

Nasciutti-Prudente, C., Oliveira, F. G., Houri, S. F., et al., 2009. Relationships between muscular torque and gait speed in chronic hemiparetic subjects. Disabil. Rehabil. 31, 103-108.

Ng, H., McGinley, J. L., Jolley, D., Morris, M., Workman, B., Srikanth, V., 2010. Effects of footwear on gait and balance in people recovering from stroke. Age Ageing 39 (4), 507-510.

Novacheck, T. F., Stout, J. L., Tervo, R., 2000. Reliability and validity of the Gillette Functional Assessment Questionnaire as an outcome measure in children with walking disabilities. J. Pediatr. Orthop. 20 (1), 75-81.

Olney, S. J., Griffin, M. P., Monga, T. N., et al., 1991. Work and power in gait of stroke patients. Arch. Phys. Med. Rehabil. 72, 309-314.

Olney, S. J., Richards, C., 1996. Hemiparetic gait following stroke. Part 1: Characteristics. Gait Posture 4, 136-148.

O'Sullivan, J. D., Said, C. M., Dillon, L. C., et al., 1998. Gait analysis in patients with Parkinson's disease and motor fluctuations: influence of levodopa and comparison with other measures of motor function. Mov. Disord. 13 (6), 900-906.

Ounpuu, O., Davis, R., Deluca, P., 1996. Joint kinetics: methods, interpretation and treatment decision-making in children with cerebral palsy and myelomeningocele. Gait Posture 4, 62-78.

Palisano, R., Rosenbaum, P., Walter, S., 1997. Development and reliability of a system to classify gross motor function in children with cerebral palsy. Dev. Med. Child Neurol. 39 (4), 214-223.

Palisano, R. J., Hanna, S. E., Rosenbaum, P. L., et al., 2000. Validation of a model of gross motor function for children with cerebral palsy. Phys. Ther. 80 (10), 974-985.

Palisano, R. J., Rosenbaum, P., Bartlett, D., et al., 2008. Content validity of the expanded and revised Gross Motor Function Classification System. Dev. Med. Child Neurol. 50 (10), 744-750.

Patla, A. E., Niechwiej, E., Racco, V., et al., 2002. Understanding the roles of vision in the control of human locomotion. Exp. Brain Res. 142, 551-561.

Peat, M., Dubo, H. I. C., Winter, D. A., et al., 1976. Electromyographic analysis of gait: hemiplegic locomotion. Arch. Phys. Med. Rehabil. 57, 421-425.

Perry, J., 1969. The mechanics of walking in hemiplegia. Clin. Orthop. Relat. Res. 63, 23-31.

Perry, J., Burnfield, J. M., 2010. Gait Analysis: Normal and Pathological Function, second ed. Slack Inc., Thorofare, NJ.

Rahbek, J., Werge, B., Madsen, A., et al., 2005. Adult life with Duchenne muscular dystrophy: observations among an emerging and unforseen population. Pediatr. Rehabil. 8 (1), 17-28.

Rodda, J. M., Graham, H. K., Carson, L., et al., 2004. Sagittal gait patterns in spastic diplegia. J. Bone Joint Surg. Br. 86 (2), 251-258.

Roelker, S. A., Bowden, M. G., Kautz, S. A., Neptune, R. R., 2019. Paretic propulsion as a measure of walking performance and functional motor recovery post-stroke: a review. Gait Posture 68, 6-14.

Rosenbaum, P., Paneth, N., Leviton, A., et al., 2007. A report: the definition and classification of cerebral palsy, April 2006. Dev. Med. Child Neurol. 49 (Suppl. 2), 8-14.

Roth, E. J., Merbitz, C., Mroczek, K., et al., 1997. Hemiplegic gait relationships between walking speed and other temporal parameters. Am. J. Phys. Med. Rehabil. 76, 128-133.

Rozumalski, A., Schwartz, M. H., 2009. Crouch gait patterns defined using k-means cluster analysis are related to underlying clinical pathology. Gait Posture 30 (2), 155-160.

Ryan, H. P., Husted, C., Lewek, M. D., 2020. Improving spatiotemporal gait asymmetry has limited functional benefit for individuals poststroke. J. Neurol. Phys. Ther. 44, 197-204.

Sacco, R. L., Kasner, S. E., Broderick, J. P., et al., 2013. An updated definition of stroke for the 21st century. A statement for healthcare professionals from the American Heart Association/

American Stroke Association. Stroke 44, 2064-2089.

Samii, A., Nutt, J. G., Ransom, B. R., 2004. Parkinson's disease. Lancet. 363 (9423), 1783-1793.

Sherrington, C., Menz, H. B., 2003. An evaluation of footwear worn at the time of fall-related hip fracture. Age Ageing 32, 310-314.

Shortland, A. P., Harris, C. A., Gough, M., et al., 2002. Architecture of the medial gastrocnemius in children with spastic diplegia. Dev. Med. Child Neurol. 44 (3), 158-163.

Shumway-Cook, A., Woollacott, M. H., 2007. Motor Control: Translating Research into Clinical Practice, third ed. Lippincott Williams & Wilkins, Philadelphia, PA. 299-329.

Siegel, I. M., 1986. Muscle and Its Diseases: An Outline Primer of Basic Science and Clinical Method. Year Book Medical Publisher, Chicago, IL.

Sienko-Thomas, S., Buckon, C. E., Nicorici, A., et al., 2010. Classification of the gait patterns of boys with Duchenne muscular dystrophy and their relation to function. J. Child Neurol. 25 (9), 1103-1109.

Stanley, F. J., Blair, E., Alberman, E., 2000. Cerebral Palsies: Epidemiology and Causal Pathways. Mac Keith Press, Cambridge, UK.

Stowe, R., Ives, N., Clarke, C. E., et al., 2008. Dopamine agonist therapy in early Parkinson's disease. Cochrane Database Syst. Rev. 2, CD006564.

Stuberg, W. A., Metcalf, W. K., 1988. Reliability of quantitative muscle testing in health children and in children with Duchenne muscular dystrophy using a hand-held dynamometer. Phys. Ther. 68 (6), 977-982.

Sutherland, D. H., Davids, J. R., 1993. Common gait abnormalities of the knee in cerebral palsy. Clin. Orthop. Relat. Res. 288, 139-147.

Sutherland, D. H., Olshen, R. A., Cooper, L., et al., 1981. The pathomechanics of gait in Duchenne muscular dystrophy. Dev. Med. Child Neurol. 23 (1), 3-22.

Tyson, S., Connell, L., 2009. The psychometric properties and clinical utility of measures of walking and mobility in neurological conditions: a systematic review. Clin. Rehabil. 23 (11), 1018-1033.

Van Criekinge, T., Wim, S., Herssens, N., Van de Walle, P., De Hertogh, W., Truijen, S., et al., 2020. Trunk biomechanics during walking after sub-acute stroke and its relation to lower limb impairments. Clin. Biomech. 75, 105013.

van Hilten, J. J., Ramaker, C. C., Stowe, R., et al., 2007. Bromocriptine/levodopa combined versus levodopa alone for early Parkinson's disease. Cochrane Database Syst. Rev. 4, CD003634.

Vistamehr, A., Balasubramanian, C. K., Clark, D. J., et al., 2018. Dynamic balance during walking adaptability tasks in individuals post-stroke. J. Biomech. 74, 106-115.

Wang, C. H., Bonnemann, C. G., Rutkowski, A., et al., 2010. Consensus statement on standard of care for congenital muscular dystrophies. J. Child Neurol. 25 (12), 1559-1581.

Waters, R. L., Frazier, J., Garland, D. E., et al., 1982. Electromyographic analysis before and after operative treatment for hemiplegic equinus and equinovarus deformity. J. Bone Joint Surg. Am. 64, 284-288.

Wiley, M. E., Damiano, D. L., 1998. Lower-extremity strength profiles in spastic cerebral palsy.

Dev. Med. Child Neurol. 40 (2), 100–107.

Winters Jr., T. F., Gage, J. R., Hicks, R., 1987. Gait patterns in spastic hemiplegia in children and young adults. J. Bone Joint Surg. Am. 69 (3), 437–441.

Woolley, S. M., 2001. Characteristics of gait in hemiplegia. Top. Stroke Rehabil. 7, 1–18.

World Health Organization, 2001. International Classification of Functioning, Disability and Health (ICF). https://www.who.int/classifications/international-classification-of-functioning disability-and-health.

World Health Organization, 2021. The Atlas of Heart Disease and Stroke, Ch 15. Global Burden of Stroke., Online: www.WHO.int/cardiovascular_diseases/resources/atlas/en. (accessed 04.29.2021)

World Stroke Organization. 2021. Facts and Figures about Stroke. Online: www.world-stroke.org. (accessed 04.29.2021).

Wortis, B. S., Marks, M., Hirschberg, G. G., et al., 1951. Gait analysis in hemiplegia. Trans. Am. Neurol. Assoc. 76, 181–183.

（杨云　王舒译，孟殿怀校）

7

肌肉骨骼疾病、假肢和矫形器步态分析

Jim Richards, *Frank Tudini*, *June Hanks*, *Hannah Shepherd*, *Gabor Barton*, *David Levine*, *Natalie Vanicek*, *Cleveland Barnett* 和 *Ashley Schilling*

大　纲

本章讨论了步态分析如何提高我们对肌肉骨骼疾病治疗的理解，通过全髋关节置换术、膝骨关节炎、假肢和截肢步态以及矫形器管理等举例说明。

全髋关节置换术

David Levine, *Frank Tudini* 和 *Jim Richards*

全髋关节置换术(total hip arthroplasty,THA)是最常见和最成功的骨科手术之一,可以减轻髋关节骨关节炎患者的疼痛和恢复功能。2000—2014 年期间,美国 THA 手术率从 56.80 人/10 万人增加到 116.26 人/10 万人。同期,首次 THA 手术数量从 159 856 例增加到 370 770 例。根据线性回归模型统计,预计到 2030 年,这一数字将进一步增长 71.2%,达到 635 000 人(Sloan 等,2018)。

步态分析被认为是一种客观的身体功能测量方法，也是评估 THA 手术成功与否的方法之一。步态分析主要关注步态过程中下肢的时空参数、运动学和动力学。许多研究将术后 6~18 个月的 THA 状态与术前水平或健康对照组进行比较，并得出结论，THA 术后步态有所改善，但并未恢复正常。

时空参数

时空参数（spatiotemporal factors）包括步速、步频、步长和步幅（Foucher, 2016）。有中度证据表明，THA 术后 6 周、3 个月和 6 个月时步速增加（Bahl 等, 2018）。术后 12 个月，步速和其他几个步态性能参数均有显著改善。然而，步速、步长、步幅和单支撑时间等方面通常仍然存在不足（Bahlet 等, 2018；Bolinket 等, 2016；Mazzoliet 等, 2017）。Foucher 等人提出，THA 术后步速目标为 1. 34m/s，远高于报道的临床意义变化值（clinically important change, CIC）0. 32m/s（Foucher, 2016）。然而，最近一项荟萃分析观察到，术后步速的改善并没有达到这些值（Bahl 等, 2018），表明术后恢复是多个因素决定的。这可以部分归因于年龄和步速之间的关系，即老年 THA 患者的表现低于年轻 THA 患者（Bahlet 等, 2018；Mazzoli 等, 2017）。

运动学

各项研究都一致报道的 THA 患者步态运动学方面的不足是矢状面动态髋关节活动范围（range of motion, ROM）减小（Foucher, 2016）。与年龄匹配的健康对照组相比，这种不足主要表现为蹬离地面前髋关节伸展峰值下降（图 7-1）（Beaulieu 等, 2010; Bennett 等, 2008; Foucher 等, 2007; Perron 等, 2000）。Bennett 等（2008）和 Perron 等（2000）认为，在支撑相后期未能充分伸展髋关节与步速下降有关。另外几项研究表明，髋关节伸展的减少可能与髋关节前部结构（如髋关节屈肌）的被动阻力或挛缩有关，而不是髋关节伸肌无力（Miki 等, 2004；Nantel, 2009；Perron, 2000）。有中等强度证据表明，术后 6 周时髋关节矢状面运动微小变化，3 个月、6 个月和 12 个月时中等增加（Bahl 等, 2018）。然而，左右不对称差异可能在术后 10 个月后仍然存在（Tsai 等, 2015）。Foucher 建议术后髋关节矢状面动态运动基准为增加 30°，临床意义变化值（CIC）为 13. 3°（Foucher, 2016）。

与年龄匹配的健康对照组相比，手术侧单支撑期间也观察到手术侧躯干侧屈显著增加（Nankaku 等, 2007; Perron 等, 2000），同时髋关节内收角峰值降低（Nankaku 等, 2007；Perron 等, 2000）。这两种变化都被认为是减少对髋关节外展肌需求的策略，并在单腿支撑时通过移动重心更靠近旋转轴（即髋关节）来增加骨盆冠状面的稳定。Beaulieu 等（2010）认为，躯干侧屈可能是为了改善平衡，而

Nankaku 等(2007)则认为,躯干侧屈也可能导致能量消耗增加。

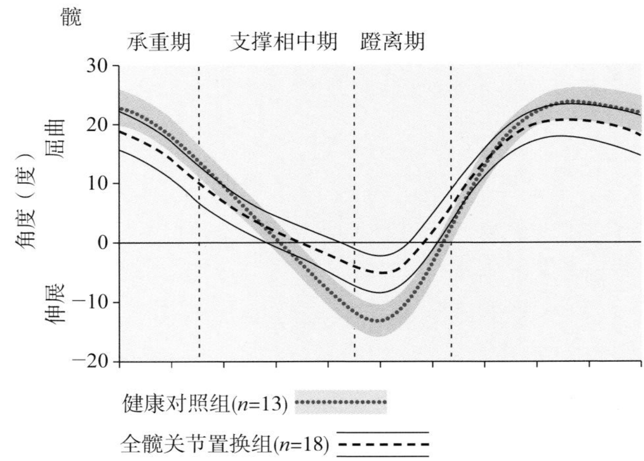

图 7-1 显示髋关节矢状面活动范围减小,主要是由于支撑相后期髋关节伸展减少所致(摘自 Perron 等,2000)

动力学

THA 术前,髋关节骨关节炎患者在平地步行和爬楼梯时,受累侧髋关节产生的力量低于未受累侧髋关节。THA 术后,髋关节受力总量增加,这可能会减少其他关节肌力代偿需求(Queen 等,2019)。Foucher 建议术后肌力目标为≥4.2%,需要增加 0.87%才能观察到临床改善(Foucher,2016)。与对照组相比,最一致报道的步态动力学不足是动态外展肌力和功能降低(Foucher,2016;Beaulieu 等,2010)。然而,尚不清楚髋关节外展肌无力是由于术前疼痛回避策略引起的失用性萎缩,还是手术本身的影响。

直接前路手术入路可保留髋关节周围的肌肉,而前外侧入路可分离臀中肌和部分臀小肌。后路手术入路避开了髋关节外展肌,通过臀大肌和外旋肌进入髋关节。最近两篇系统综述比较了这些手术技术。第一篇综述发现,接受直接前路入路的患者比接受前外侧入路的患者术后 3 个月步速和髋关节屈曲峰值更大。第二篇综述支持后路手术入路可增加步长和冠状面力矩。但这些差异很小,且结果的临床意义尚不清楚,这导致了这些手术入路方法之间差异不大的结论(Moyer 等,2018;Yoo 等,2019)。

Perron 等(2000)和 Miki 等(2004)观察到,在承重反应期,即步态周期 0~20%,髋关节内伸展力矩下降,与步速下降有关。这与髋关节伸展活动度减少影响步行速度的运动学研究结果一致,提示髋关节伸肌力量是恢复正常步态模式的重要因素。

其他临床相关检查

除了步态分析外，THA 手术成功与否也通过患者的临床检查指标来衡量，如西安大略和麦克马斯特大学骨关节炎指数（Western Ontario and McMaster Universities Osteoarthritis Index，WOMAC）和哈里斯髋关节评分（Harris hip score，HHS）。研究表明，术后前 3 个月功能有显著改善，大多数患者在术后 3～12 个月达到或接近最大功能评分（Bolink 等，2016；Foucher，2016）。然而，多达 25%的患者在 THA 术后 2～5 年内可能在行走和其他重要的日常生活活动方面存在中度至重度障碍（Brunner 和 Foucher，2018）。功能预后不良的预测因素包括术前 HHS 较低、术前峰值外旋力矩降低和术前矢状面髋关节 ROM 较大（Foucher，2017），年龄较大的受试者表现较差（Mazzoli 等，2017）。

Nantel 等（2009）建议在 6 个月和 1 年时进行长期随访，目的是恢复正常步态模式。恢复正常步态可能有助于防止跌倒，并减少在较高难度活动中受伤的风险。早期和长期干预应侧重于缓解髋关节屈肌紧张，强化髋关节伸肌和外展肌。

要　点

- 预计未来 10 年内，首次 THA 和 THA 返修手术量将会大幅增加。
- 大多数研究表明，THA 术后步态有所改善，但并未恢复正常。
- 康复应注重改善时空参数（如步速和步长）、运动学参数（特别是髋关节伸展 ROM）、动力学参数（包括髋关节外展和伸展肌力）。
- 研究人员建议，需要更多的长期随访来解决持续的髋关节 ROM 和肌力障碍，努力使步态正常化，减少植入物的压力，恢复整体功能。

膝骨关节炎

Jim Richards，*Frank Tudini*，*Hannah Shepherd* 和 *Gabor Barton*

膝骨关节炎步态分析

40 岁及以上人群中膝骨关节炎患病率为 22.9%，相当于全球约有 6.54 亿人患病（Cui 等，2020）。骨关节炎最常影响膝关节内侧间室（van Tunen 等，2018）。这与膝关节冠状面生物力学特征有关，正常步态中，60%～80%的负荷作用于内侧间室（Andriacchi，1994；Baliunas 等，2002；Hurwitz 等，2002），而膝骨关节炎患者内侧间室负荷高达 100%（Schipplein 和 Andriacchi，1991）。最近一项系统综述比较了骨关节炎和健康膝关节的运动学，发现受累膝关节处于更内收的位置，特别是屈曲 0~90°(Scarvell 等,2018)(图 7-2)。这一发现与观察到的骨关节炎与膝关节内翻畸形的相关性是一致的,后者会在整个支撑阶段引起膝关节外内收力矩(Telfer 等,2017)。膝关节内收力矩是地面反作用力穿过膝关节冠状面旋转中心内侧的结果。目前尚不清楚膝关节是从内翻姿势开始产生内收力矩,从而加剧内翻畸形,还是内收力矩的存在导致内翻畸形。可以明确的是,内翻畸形和膝关节内收力矩在导致内侧间室膝骨关节炎力学中的重要性(Andriacchi,1994;Crenshaw 等,2000;Hurwitz 等,1998)。

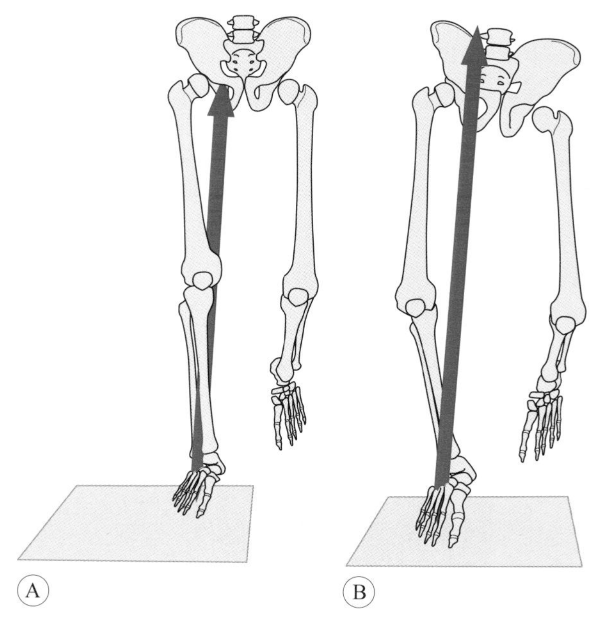

图 7-2 膝关节内收力矩:(A)无疼痛和病理损伤个体,(B)内侧间室膝骨关节炎患者

手术治疗

有几种手术方法可用于治疗膝骨关节炎。包括全膝关节置换术(total knee arthroplasty,TKA)、单室膝关节置换术(unicompartmental knee arthroplasty,UKA)和胫骨高位截骨术(high tibial osteotomy,HTO)。这些方法的目的是通过纠正内翻畸形来减少膝关节内侧间室的过度负荷,从而减少疼痛和改善功能。

全膝关节置换术

2010 年,美国总人口中 TKA 患病率为 1.52%。这相当于 470 万个体:300 万女性和 170 万男性(Maradit Kremers 等,2015)。TKA 是有症状的晚期骨关节炎的主要治疗方法。在传统方法中，膝关节假体被机械调准以形成一个中立位的髋-膝-踝轴，定位组件垂直于股骨和胫骨机械轴，并试图平衡内侧和外侧间室之间的负荷。然而，由于不满意率高达25%，人们正在探索其他方法，如运动学调准。运动学调准的目的是将股骨组件的屈伸轴恢复到单个膝关节的自然运动轴上，以匹配解剖结构。目前，运动学和机械调准在术后96个月的临床和放射学结果相当(Luo 等,2020;Sappey-Marinier 等,2020)。从患者角度来看，TKA 术后最重要的结果是减轻疼痛和改善功能(Devasenapathy 等,2019)。在术后几周至数月的康复过程中，患者通常表现出疼痛减轻和功能改善(Hatfield 等,2011)。TKA 术后的典型结局测量包括 WOMAC 评分和步行速度等客观测量。

运动学

对 TKA 术后膝关节运动学进行的多项系统综述文献一致认为，与对照组相比，全膝关节 ROM 减少，承重反应期间膝关节屈曲减少(Milner,2009)(图 7-3)。一项系统综述发现，TKA 患者在承重反应期间的膝关节屈曲范围为 9.8°~16.0°，而对照组的膝关节屈曲范围为 16.0°~19.7°(Milner,2009)。同一篇综述发现，站立时承重反应和膝关节屈曲峰值之间 ROM 的绝对差异为 3.0°~11.2°。此外，TKA 患者在摆动时通常表现为膝关节屈曲减少，在足跟触地时通常膝关节角度较大(McClelland 等,2007;Milner,2009)。

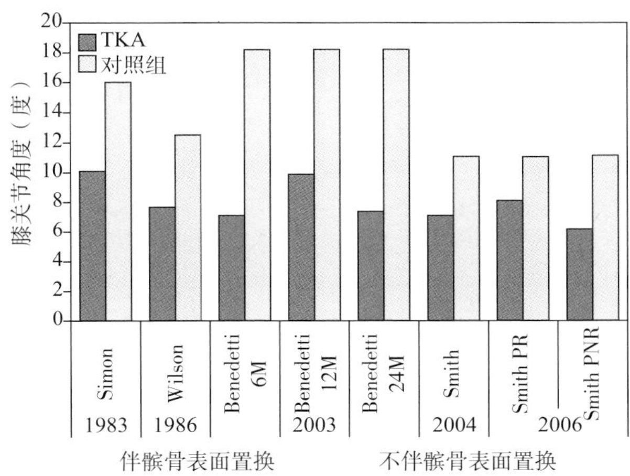

图 7-3 各研究中全膝关节置换术组(TKA)和对照组(control)在承重时从足跟触地到膝关节屈曲峰值的屈膝偏移。图片取得了 Springer Science 和 Business Media 的使用许可

动力学

TKA 术后测量了膝关节的动力学变化,特别是在矢状面。在正常的受试者中,双相力矩模式出现在步行周期的支撑相。导致引起伸展的外力矩穿过膝关节,迅速转变为屈曲力矩,然后再次转为伸展,直到支撑相末期屈曲膝关节(McClelland 等,2007)。内力矩由腿部肌肉组织产生,以抵消这些外力矩。经 TKA 后,这种常规的双相模式通常不存在了(McClelland 等,2007)。根据下肢位置,屈曲力矩或伸展力矩可能会出现在整个支撑相。当整个支撑过程中出现外屈曲力矩时,股四头肌必须产生更大程度的内屈曲力矩,称为股四头肌过度使用模式(quadriceps overuse pattern)。当整个支撑过程中出现外伸展力矩时,股四头肌活动缺失,称为股四头肌回避模式(quadriceps avoidance pattern)(图 7-4)。股四头肌回避模式在临床上很重要,因为髋关节或踝关节必须代偿膝关节伸肌力矩的减少,研究表明,与对照组相比,TKA 患者的髋关节伸肌力矩通常会增加(Mandeville 等,2007)。此外,冠状面常表现出膝关节内收力矩峰值降低和膝关节内收角度增大(Sosdian 等,2014)。

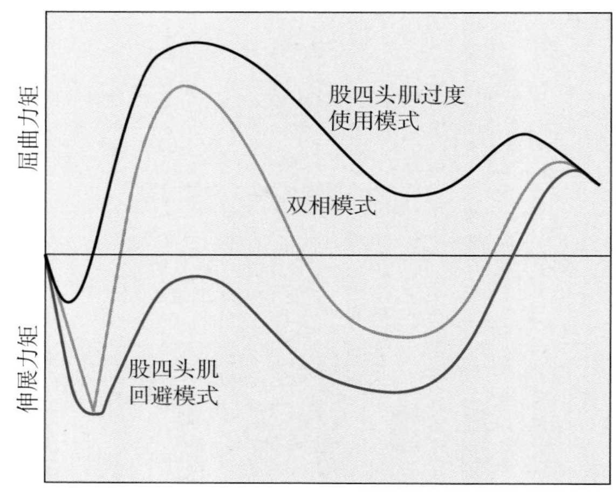

图 7-4 股四头肌回避和过度使用模式(Mccclellan 等,2007)

其他临床相关检查

与健康对照组相比,膝骨关节炎患者通常肌肉力量较低、坐-站时间较长、膝关节内收力矩较大、本体感觉障碍以及跌倒风险更高(Sonoo 等,2019;van Tunen 等,2018)。术前功能差和股四头肌力量下降也很常见,可能导致预后不良(Devasenapathy 等,2019)。这使得一些临床医生提倡术前康复,据报道,这可以增加运动能力,改善股四头肌力量,减少术后住院时间(Moyer 等,2017)。股四头肌力量与术后 3 个月和 12 个月的功能表现相关。Yoshida 等人(2008)发现,改善股四头肌力量可使计时起立行走测试(timed up and go test)、爬楼梯测试(stair-climbing test)和 6 分钟步行测试(6-minute walk test)的时间显著缩短。

术后运动干预应侧重于改善疼痛、身体功能、僵硬、膝关节伸展力量、膝关节主动屈曲 ROM、步行速度、平衡、本体感觉和跌倒风险(Bragonzoni 等 2019;di Laura Fratturadeg 等,2018;Umehara 和 Tanaka,2018)。然而,运动干预的另一个目的应该是改善膝关节伸展 ROM,这已被证明可以改善膝关节伸肌的表现和功能(Pua 等,2013)。充分的伸膝 ROM 是站立和行走过程中肢体优势侧的决定因素。Harato 等人(2010)比较了接受单侧 TKA 治疗的双侧关节炎患者的负重策略。他们的研究结果表明,在支撑相有足够伸膝 ROM 的患者使用手术后的下肢作为优势侧,而伸膝 ROM 减少的患者对侧肢体承重更多,这可能会增加其退变率(Harato 等,2010)。

胫骨高位截骨术和单室膝关节置换术

中度膝骨关节炎患者的手术与非手术治疗存在不确定性(Palmer 等,2019)。对于有症状的膝关节,特别是那些非手术治疗失败的膝关节,手术选择包括胫骨高位截骨术(high tibial osteotomy,HTO)和单室膝关节置换术(unicompartmental knee arthroplasty,UKA)。HTO 是一种外科手术,用于改变骨对齐和减少膝关节内翻角度,同时对软组织的损伤最小,对膝关节稳定性的影响最小。HTO 的目的是在膝关节内侧和外侧间室之间均匀地分配负荷。膝骨关节炎的截骨术主要有两种类型:开放楔形和闭合楔形。开放楔形手术中,在胫骨上切开并将两侧分开,然后用骨移植物填充楔形空间。闭合楔形手术中,做两个切口,取出一块楔形的骨头,然后将两边闭合,产生所需的角度变化。这两种手术都需要固定骨头,通常是用钢板和螺钉。图 7-5 显示了 HTO 如何成功降低外内收力矩并将膝关节内翻角度从 11°变为 1.5°的例子。

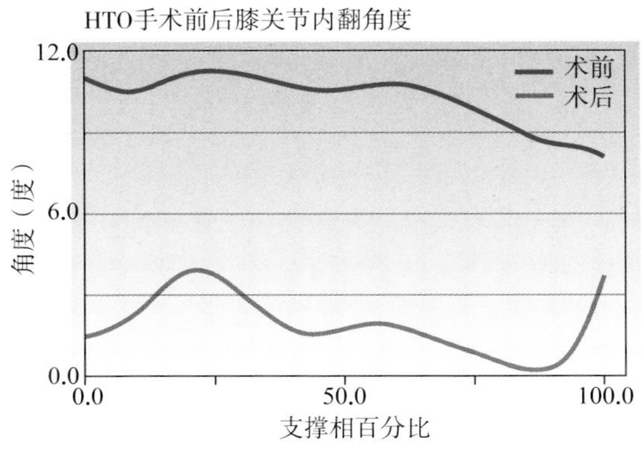

图 7-5 胫骨高位截骨术前后

一项系统综述和荟萃分析发现,无论采用何种技术,接受 HTO 的患者恢复运动(75.7%)和工作(80.8%)的比例都很高,并发症发生率也较低。HTO 的一个缺点是 TKA 返修风险较高(Chen 等,2020)。如果需要返修,10 年生存率、结局测量评分、伸展角度和影像学结果与接受首次 TKA 的患者相似。但手术时间较长、感染率较高、屈曲角度较差(Sun 等,2020)。目前的共识是,对于年轻的膝骨关节炎患者,HTO 被认为是 TKA 的替代方案(He 等,2021)。

第二种选择是 UKA 或部分膝关节置换术,它只置换受损间室(通常是内侧)的软骨表面。虽然在水平行走过程中,UKA 组患者与健康对照组在垂直地面反作用力或矢状面整体运动学方面似乎没有显著差异,但 UKA 组的行走速度较慢、步频较慢、步幅较短(Kim 等,2018)。在比较 UKA 结果与 TKA 结果时,平地行走期间整体运动学或步速没有显著差异,UKA 可能导致更长的步幅(Nha 等,2018)。此外,在 UKA 手术中,更多的骨量被保留,且不需要切割交叉韧带。但是在 UKA 中,关节磨损可能不均匀,且翻修风险增加(He 等,2021)。

在比较 UKA 和 HTO 时,最近的一项系统综述和荟萃分析发现,这两种技术都显示了令人满意的功能结果。与 HTO 相比,UKA 的并发症和返修更少。然而,HTO 获得了更好的 ROM,可能适用于有高活动需求的患者(Cao 等,2018)。另一项系统综述显示,与接受 UKA 治疗的患者相比,接受 HTO 治疗的患者身体活动更多,但与 HTO 患者相比,UKA 患者总体身体活动水平的增加更大(Belsey 等,2021)。

膝骨关节炎非手术治疗

膝骨关节炎的非手术治疗包括减重、手法治疗、运动和肌力训练、患者教育、支具(矫形器)、步态再训练和药物干预。

减重

肥胖普遍被认为是膝骨关节炎发病的危险因素之一(Lau 等,2000)。肥胖增加了承重关节的机械应力,超出了其负重能力。体重每减轻 1 kg,膝关节在体力活动中的负荷会减少 4 kg(Kuster,2002)。体重减轻直接降低了步行等运动过程中地面反作用力的大小,据估计,在平地行走过程中地面反作用力的大小贡献了最大关节接触力的 30%,净肌肉力量贡献了剩余的 70%(Kuster,2002)。

一项针对 157 名患有膝骨关节炎的肥胖患者的减肥计划研究显示,在 16 周内体重下降了 13.5%。这相当于减少了 7%的膝关节负荷,降低了 13%的轴向冲量,减少了 12%的膝关节内伸展力矩(Aaboe 等,2011)。尽管负荷减少,但最近的研究表明,与最低限度的护理相比,体重减轻只能使骨关节炎患者的疼痛和残疾得到轻至中度的改善(Robson 等,2020)。

手法治疗和运动干预

手法治疗包括软组织松动、关节松动和按摩,可能有助于减轻疼痛和僵硬,并可改善膝骨关节炎患者的身体功能(Xu 等,2017)。这些技术通常用于减轻症状或改善运动前活动能力,是康复的主要方法。参加运动计划可以改善身体功能,减少疼痛,并影响抑郁等心理社会领域,同时提高自我效感和社会功能(Bartholdy 等,2017)。提供关于运动如何帮助控制症状的建议和安慰,可能会提高患者的依从性(Hurley 等,2018)。尽管整体运动计划是有益的,但一项专门分析力量训练的系统综述发现,训练后虽然力量得到了改善,但对疼痛或残疾没有显著影响。

支具和足部矫形器

支具和鞋垫也常用于膝骨关节炎患者,它们可以通过直接施加一个力或间接改变地面反作用力的力线来影响施加于膝关节的外力。膝关节外翻支具的目的是通过对膝关节近端和远端施加屈曲力矩来减轻疼痛间室的负荷,并减少内翻畸形(Pollo,1998)。支具已被证明可减少 3°内翻畸形角度,降低 14.5%的膝关节内收力矩,可显著缓解疼痛(Jones 等,2013)。虽然外翻支具是改善内侧间室膝骨关节炎继发性疼痛的一种有效治疗方法,但在功能结局和僵硬方面的有效性尚不明确(Gohal 等,2018)。软支具虽然不具有外翻支具提供的生物力学效应,但已被证明对膝骨关节炎患者的疼痛有中度作用,对自我报告的身体功能有轻至中度作用(Cudejko 等,2018)。外侧楔形足矫形器也被用于改变膝关节的生物力学,通过在鞋跟下放置一个较厚的外侧缘鞋垫。对脚后跟施加一个外翻的力矩,试图将其移动到一个外翻的位置。外侧楔形鞋垫已被证明可以减少膝关节内收角度和外力矩,但对疼痛和功能的影响尚不清楚(Shaw 等,2018;Zafar 等,2020)。

步态修正

修正(gait modification)干预通常被认为是一种非侵入性的解决方案,具有降低疾病发作风险、延缓疾病进展和减轻疼痛的潜力。步态修正旨在通过巧妙地改变运动学来重新训练步态以及优化神经和肌肉骨骼疾病中的运动功能。步态修正干预并不是一个新概念,一项系统综述确定并讨论了 14 种不同的减少膝骨关节炎冠状面膝关节力矩的步态修正方案(Simic 等,2011)。

步态修正是复杂而巧妙的运动学变化的结合,可能对矢状面和冠状面的力矩产生影响(Walter 等,2010;Erhart-Hledik 等,2015)。最重要的是,在步态模式修正期间,冠状面力矩减少可能以矢状面和水平面甚至相邻关节的力矩增加为代价。

这些研究对仅使用冠状面力矩峰值提出了质疑,并建议在步行过程中将作用于膝关节三个平面的负荷力矩的净和视为更可靠的结局测量方法。

步态修正训练可通过两种方法来提供反馈。间接反馈提供了关于运动学策略的信息,这些信息被理解为可以改变膝关节负荷,即躯干侧向摆动(隐含指示)。直接反馈提供了正在修改的特定参数或膝关节负荷结局测量的信息(明确说明)。通常在骨关节炎研究中,间接反馈是呈现给参与者的,但这导致了不一致的结果。Gerbrands 和同事(2017)发现,当出现躯干外侧摆动和膝关节内侧推力两种改变时,膝骨关节炎患者的最佳策略有所不同。间接反馈不仅需要影响关节力矩的特定运动的先验知识和证据,而且另外规定特定的运动学策略可能不被患者所接受。在未受损伤的成年人中,个体对多种预先规定的步态修正反应存在很大差异,目前没有任何运动限制来制约他们执行每次修正的能力(Lindsey 等,2021)。当存在异质样本、当前步态代偿、主观参与度和疼痛导致的额外运动限制时,这些反应的巨大差异可能会在患者群体中进一步放大,导致无法执行特定的回避策略。为了克服这些问题,可以鼓励患者使用期望结局测量的直接反馈来创建自己的步态修正。与间接反馈相比,直接反馈不仅产生了更低的膝关节力矩参数(Barrios 等,2010;Hunt 等,2011;Shull 等,2011),而且促进了特定患者的个体化反应,具有改善预期结果和患者依从性的潜力。运动反馈设备的技术进步可以持续帮助以家庭为基础的学习干预。监测日常生活中的步态干预将提供丰富的纵向数据,以了解步态修正方案的依从性,以及这些方案对临床评估和疾病进展的影响。

要 点

- TKA 手术的实施率预计将大幅增加。
- TKA 是晚期症状性膝骨关节炎的有效治疗方法。
- HTO 和 UKA 对中度症状性单室膝骨关节炎均有效。
- 非手术和手术均可影响解剖复位,导致膝关节内收力矩减少,从而减轻疼痛。
- 参加运动计划可以改善身体功能,减少疼痛,并影响心理社会领域。
- 使用直接反馈步态再训练可以改善膝关节力学和临床结局。

假肢步态

Natalie Vanicek 和 *Cleveland Barnett*

下肢截肢和假肢组件

截肢是通过手术切除肢体,导致部分肢体或整个肢体、相关骨骼结构、肌肉功能和本体感觉丧失。大多数截肢发生在下肢,分不同水平:膝上(经股骨)、经膝关节、膝下(经胫骨)、踝离断(Syme 病)或部分足(前足/脚趾)切除。大多数截肢是单侧的,双侧截肢较少见。在发达国家,糖尿病和周围血管疾病是导致下肢截肢的主要原因。其他不太常见的原因包括创伤、感染和癌症。一个人在截肢后经历的不适程度和身体适应程度各不相同,这取决于内部因素(截肢水平、肌肉力量)和外部因素(假肢组件、固定类型)。

下肢截肢的人通常可以学会使用假肢安全舒适地行走。假肢通常由一个固定在残肢上的关节窝、一个"膝关节"组件(用于全膝及膝上截肢)、一个桥架组件和一个踝足假肢组件组成。膝关节和踝足假肢类型从基本被动系统到智能仿生系统有多种类别。不同的商用踝足假肢在步态周期支撑相存储和释放的能量各不相同。膝关节假肢组件的设计旨在增强支撑相的稳定性,更先进的系统中,还有助于预防跌倒。还有用于特定活动的专用假肢,例如,为短跑设计的跑步刀片。桥架组件通常是刚性圆柱体,也可以包括纵向和旋转减震。通常,假肢固定是通过皮带、套筒或吸引/真空方法实现。骨结合(osseointegration)是一种固定方法,将假肢直接锚定到负重骨,而不用接受腔(适用于残肢过短或者皮肤溃烂等情况),常用于非血管相关截肢和上肢截肢患者。

假肢康复

下肢截肢后,患者将首先使用早期助行器(early walking aid,EWA)练习行走和负重。EWA 最早可在术后 1 周使用,其优点包括减少水肿、加快残肢愈合、缩短手术和铸造功能假肢之间的时间(Redhead 等,1978;Scott 等,2000)。EWAs 根据截肢水平不同而不同,对于经胫骨截肢患者,膝关节活动(关节与非关节)也不同。研究表明,对于经胫骨截肢的患者来说,无论是使用允许膝关节屈伸的 EWA,如 Ortho Europe 的截肢活动辅助装置(amputee mobility aid,AMA),还是使用维持生理膝关节伸展的 EWA,如 Ortho Europe 的气动截肢后活动辅助装置(pneumatic post amputation mobility,PPAM),都没有明确的长期益处。对于使用 AMA 或 PPAM 的患者,尽管在康复早期使用 EWAs 的步态模式差异较大,但在康复出院时,其步行表现均有所改善,步速约为 0.71 m/s,且时空参数或运动学参数方面也没有任何差异(Barnett 等,2009)。经股骨截肢术后使用 Ortho Europe 公司 Femurett EWA 患者的表现也是一样。

时空参数

假肢使用者呈现出步态模式改变,在单侧截肢的情况下,通常在完整肢体和受影响肢体之间表现出不对称分布。下肢截肢者行走速度比正常人慢,且单位行走距离消耗更多的代谢能量(Waters 和 Mulroy,1999)。经股骨截肢患者行走速度(0.78~0.96 m/s)(Highsmith 等,2010;Shirota 等,2015)通常比小腿截肢患者慢(1.07~1.15 m/s)(De Asha 和 Buckley,2015;Vanicek 等,2009;Wong 等,2015)。非创伤性截肢患者往往比创伤性截肢患者步行更慢,后者通常也更年轻。能量消耗程度随截肢水平、假肢质量、对准和惯性特性等而不同。与完整肢体相比,单侧截肢的人在假肢上负重的时间更少,导致支撑相减少。患肢迈步的时间也比健肢要长。

运动学

经胫骨截肢患者的关节活动度减小。通常使用的髌骨-肌腱承重(patellar-tendon bearing,PTB)腔形状可能会限制膝关节的活动,尤其是膝关节屈曲,如在执行相对复杂的任务(如上下楼梯)时。经胫骨和经股骨截肢患者从双支撑相末期过渡到摆动相时,通常不会出现踝关节跖屈。这是因为踝足假肢不允许主动跖屈。如果没有必要的能量产生推进力,截肢部位的近端肌肉必须补偿踝关节功能的不足。这些代偿通常由臀部肌肉提供。除腓肠肌外,经胫骨截肢患者膝关节周围的肌肉相对不受影响,但运动学适应仍会发生。

一些研究表明,经胫骨截肢的患者缺乏正常的支撑相膝关节屈曲(Powers 等,1998;Sanderson 和 Martin,1997)。这可能部分是因为膝关节伸肌无力(在步态周期的这一阶段,膝关节伸肌需要离心收缩),或者是因为感觉功能障碍(可能导致跌倒)。由于失用和肌肉无力,膝关节伸肌经常出现明显萎缩。在患肢从最初双支撑相过渡到单支撑相的过程中,保持膝关节处于一个相对伸展的位置有助于更大的稳定性。髋关节运动学通常在正常范围内,尽管在摆动前期髋关节伸展可能会减少。这种变化可能与步速变慢、步长减少、骨盆前倾较大、髋屈肌挛缩等因素的单个或多个组合有关。

动力学

检查下肢截肢患者的地面反作用力剖面图、关节力矩和功率,可以揭示由于截肢而发生的内适应。在平地步行时,患肢推进力和冲量减少,这与做功的跖屈肌缺失有关,而制动力和冲量与健肢没有太大差异。患侧的垂直地面反作用力峰值变平,幅度减小,可能不会显示出正常典型的“双峰”特征。这可能是因为行走速度较慢,也可能是为了减少残肢/关节窝连接处的负荷。

关节内力矩和功率分布说明了一些与经胫骨或经股骨水平截肢的肌肉组织丧失相关的代偿性适应。图 7-6 显示了 8 名受试者行走时假肢侧髋关节、膝关节和踝关节矢状面角度(A)、关节力矩(B)和关节功率(C)。受试者接受了经股骨截肢手术,并安装了一个膝关节假肢:C-Leg(微处理器控制的膝关节)或 Mauch SNS(非微处理器控制的膝关节)。髋关节在摆动前期起着重要的作用,髋关节屈肌向心收缩,以确保在没有主动踝关节跖屈的情况下,可以有充分的足廓清。与健全受试者相比,假肢侧髋关节屈肌力矩和功率生成爆发(标记为 H3)更大。在假肢侧站立时的膝关节力矩和功率通常很低或接近于零。通过使膝关节假肢处于较伸展位,膝关节与地面反作用力矢量之间的力臂相对较短,导致膝关节力矩较小,也使得关节功率较小。由于踝足假肢的机械限制,踝关节力矩和功率分布是受影响最大的关节动力学参数。如果踝关节假肢没有主动跖屈,缺失的跖屈肌不能产生足够的功率,患肢踝关节力矩就会显著减少。假肢(A1)的小功率吸收爆发通常是明显的,这是由于踝足假肢在支撑相中期至末期踝背屈变形时吸收能量所致。这可能是假体踝足的理想功能,提供能量存储和释放。根据机械能的释放,踝关节在摆动前期(A2)产生的能量爆发最小,但这取决于踝足组件的确切类型。

与身体健全的人相比,下肢截肢者的步态特征有所改变,但他们可以熟练、安全地使用假肢步行。技术进步的重点是开发和改进假肢组件,以促进更自然和舒适的步行模式。最近的其他研究旨在改善步态生物力学和平衡,减少跌倒倾向,个性化的运动计划显示出长期的疗效(Schafer 和 Vanicek,2021;Schafer 等,2018)。

日常生活活动中的运动模式

当遇到更具挑战性的地形,如在倾斜的地面上行走,以及上下楼梯时,下肢截肢患者必须对其步态做出额外的调整。当在斜坡上行走时,假肢侧支撑相有更大的不稳定性,这可以通过更短的单支撑时间和更小的地面反作用力来证明(Vickers 等,2008)。经胫骨截肢的患者可能会表现出患肢的膝关节屈曲增加:在上坡行走时,这种情况发生在初始触地后,而在下坡行走时,可以在支撑相末期到摆动相早期观察到。然而,经股骨截肢的患者在患肢摆动时,尤其是使用非微处理器控制的膝关节组件时,通常无法更多地弯曲膝关节,并且同侧髋关节可能发生代偿。在下坡行走时,通常会看到假肢使用者缩短其步长,以方便定位足和更舒适地管理高度差。在承重和站立时,他们还将患侧膝关节保持在一个更伸展的位置(Vrieling 等,2008)。

在楼梯上行走比水平地面行走对机械要求更高,在楼梯上更容易绊倒和跌倒;对于假肢使用者来说,这种情况更加严重。下肢截肢患者爬楼梯速度明显更慢,他们更多地依靠扶手来支撑下肢,而且经常采用代偿策略,例如使用“至步”(step-to)模式前进而不是“交替步”(step-over-step)模式,特别是在下楼梯时。在康复过程中,通常建议假肢使用者在上楼梯时先迈较强壮的健侧肢体,而在下楼梯时先迈受累肢体。在上楼梯的“拉升”(pull-up)阶段,膝关节通常会产生能量来抬高身体(McFadyen 和 Winter, 1988)。患侧膝关节伸肌无力或缺失意味着这一任务要求通常由同侧髋关节伸肌来实现。在下楼梯过程中,踝足假肢不能主动跖屈使前足初始触地。因此,假肢使用者会用足跟或足中段触地,使患肢膝关节保持伸展位置。受控下降阶段是支撑相容易受伤的阶段,此时通常离心激活膝关节伸肌,使得膝关节弯曲以使身体下降,可以引导患肢保持膝关节伸展,并使用更安全的"至步"策略来避免受伤(Vanicek 等,2015)。

即使在更困难的环境中,也可以通过有针对性地持续加强健全和受累肢体的下肢肌肉,特别是髋关节和膝关节,来提高步行安全性。提高功能先进的假肢组件的可用性,例如液压和微处理器控制的组件,可以提高许多假肢患者的步行稳定性。其他策略包括使用助行器和/或手扶或抓握扶手,为重要的视觉反馈提供足够的光线,并根据需要采用替代的安全运动策略。

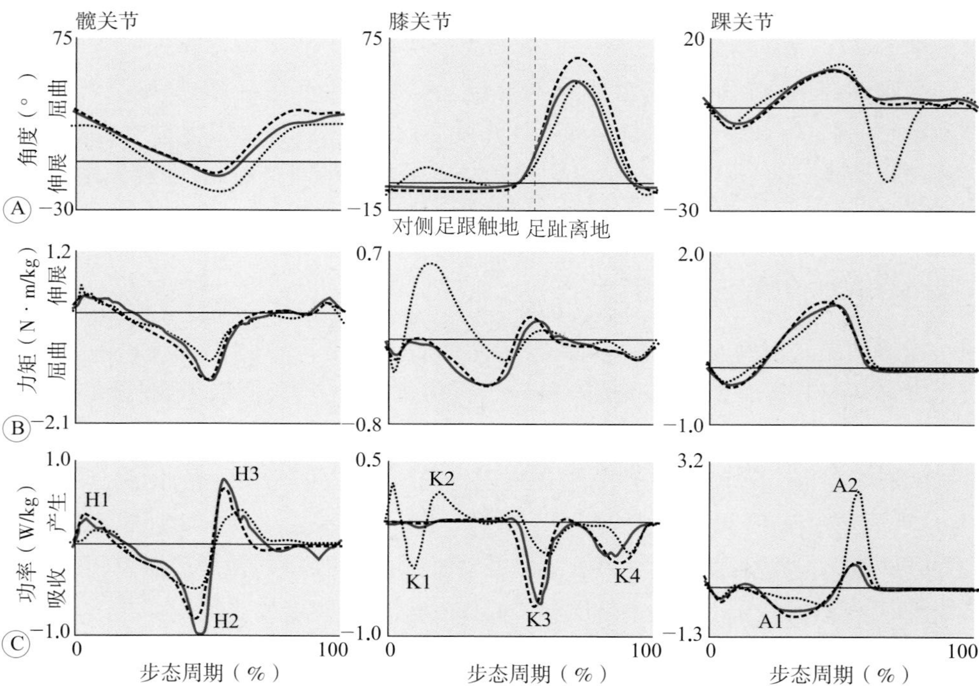

图 7-6 佩戴 C-Leg(实线)和 Mauch SNS(虚线)与对照组(点线)的假肢运动学和动力学(改编自 Segal 等,2006)。对于所有的受试者和试验,显示了在控制步行速度(1.11 ± 0.1m/s)时的髋关节、膝关节和踝关节的平均(A)角度曲线、(B)力矩曲线和(C)功率曲线

H1=支撑相早期矢状面髋关节功率峰值(+);H2=支撑相中期矢状面髋关节功率峰值(−);H3=支撑相后期矢状面髋关节功率峰值(+);K1=支撑相早期矢状面膝关节功率峰值(−);K2=支撑相中期矢状面膝关节功率峰值(+);K3=支撑相后期矢状面膝关节功率峰值(−);K4=摆动相后期矢状面膝关节功率峰值(−);A1=支撑相早期矢状面踝关节功率峰值(−);A2=支撑相后期矢状面踝关节功率峰值(+)。正(+)表示生成功率;负(−)表示吸收功率。

假肢步态测量

在对下肢截肢患者进行步态分析时，应考虑一些特定的生物力学因素。一般情况下，这些考虑会假设肢体节段呈刚性。违反这一假设的情况发生在假肢装置和残肢的固定界面，以及专门设计用于铰接和变形的假肢组件中。这对于更高级的生物力学分析来说是有问题的，比如计算关节力矩和功率。然而，已经开发了一些方法来实现这些分析，同时也考虑了假肢组件的具体特征（Takahashi 等，2012）。越来越多的研究正在结合活动监测来评估肢体缺失者的自由生活行为。例如，活动监测仪显示，经股骨截肢患者所走步数与他们的功能分类密切相关。在 12 个月里，这些作者发现，活动性最低和最高群体的平均每日步数分别约为 1 150 步和 2 560 步（Halsne 等，2013）。另一项研究发现，50 岁以上的经胫骨血管相关截肢的成年人平均每日大约步行 30 分钟，步数不到 1 800 步，描述了这一群体经历的大量久坐行为（Vanicek 等，2021）。

要　点

- 与身体健全的人相比，下肢截肢患者步态特征出现改变，但可以学会熟练、安全地使用假肢步行。
- 技术进步的重点是开发和改进假肢组件，以便于促进更自然和舒适的步行模式。
- 最近的研究主要集中在改善功能表现和减少跌倒倾向，特别是血管相关截肢的老年人群。
- 更有挑战性的日常生活活动，如斜坡和楼梯行走，需要更复杂的代偿步态模式和可能的“更安全”策略。

矫形器管理

Jim Richards，*June Hanks* 和 *Ashley Schilling*

下肢矫形器包括外部支架和鞋垫，用于减少原发性损伤，预防继发性损伤，改善步态和日常生活活动表现（Aboutorabi 等，2017；Caliskan Uckun 等，2014）。这些装置通过控制骨性对齐或提供支撑来影响下肢和足部的生物力学。虽然矫形器可以由皮革、金属和热塑性材料制成，但大多数现代下肢矫形器是由不同设计的轻质热塑性塑料或碳纤维复合材料制成的，可以根据患者的生物力学需求个性化提供。

足部矫形器

足部矫形器(foot orthoses,FOs)可以做成鞋子形状或可以嵌入鞋子中,其目的是:

- 保持足的位置。
- 改变足的位置。
- 足部分减压。
- 改变全足或足不同节段之间的 ROM。
- 改变地面反作用力的作用线。

足部矫形器和减震鞋垫通常用于预防和管理许多下肢肌肉骨骼疾病。足部矫形器可以对足部各个节段产生直接影响,并间接产生显著的临床影响,范围远至身体骨盆和腰部,甚至远至肩关节和颈部。足部矫形器有多种形状和形式。基本形式由简单的乙基乙酸乙烯酯(ethyl vinyl acetate,EVA)楔形组成。有些是预制的轮廓装置,可能需要也可能不需要修改以充分满足患者的需求。用于描述鞋垫的分类系统各不相同,从所使用材料的特性描述(包括软质、半刚性或刚性)到用于构造器具的程序类型(即模制或非模制)。每个人肌肉和关节功能的性质决定了哪种方法能最有效地达到预期效果。

虽然具体机制尚不完全清楚,但足部矫形器已被证明可以改变足底压力分布、感觉反馈、肌肉活动,以及站立、行走和跑步下肢运动学。减震鞋垫形态相对平坦,由柔软材料制成,主要用于减少冲击力。全足底长(Vanicek 等,2015)足部矫形器可有效缓解足底筋膜炎相关疼痛,特别是与贴扎和夜间拉伸夹板结合使用时(Schuitema 等,2019)。足部矫形器和 AFOs 也可能有助于限制胫骨后肌功能不全等情况下的足踝部畸形进展(Soliman 等,2019)。足部是一个极其复杂的关节系统,因此,足踝的运动不能完全用一个平面的旋转来解释,而是三个平面的运动组合。这种复杂性使得足部生物力学评估和足部矫形器的制作非常具有挑战性。技术进步使得我们可以超越单一节段分析的局限,从而加深对足部功能和足矫形器作用的理解。

踝足矫形器

踝足矫形器(ankle foot orthoses,AFOs)覆盖了小腿和足的大部分,可以预制(成品),也可以定制,可以为患者配备预先成型的“空白”器具,也可以根据患者肢体形态或需要调整。虽然没有对 AFOs 的标准化描述,但设计包括固定式(rigid)、后叶弹性式(posterior leaf spring)、铰链式(hinged)、螺旋式(spiral)、地面反射式(ground reaction)和踝上式(supramalleolar)AFOs。表 7-1 描述了关于不同种类 AFOs 设计的主要适应证和特殊注意事项。

固定式 AFOs 旨在阻止踝关节和足部在所有平面上的运动(Totah 等,2018;Abe 等,2009)。它们通常由模压塑料制成,包裹腿后部和整个足部或跖趾关节。固定式 AFOs 的设计是通过在胫骨上提供一个向后的力来支持踝关节周围的地面反作用力产生的背屈力矩,从而防止或控制胫骨在足部的运动。通过这种方式,固定式踝足矫形器的刚性产生一个跖屈力矩,该力矩与来自地面反作用力的踝关节力矩相反。固定式 AFOs 可以通过将腿/足的角度设置为轻微的跖屈来抵抗膝关节屈曲。然而,过度的膝关节屈曲可能需要一个膝-踝-足矫形器(knee-ankle-foot orthosis,KAFO)来提供更直接的控制。可在鞋上添加滚动底,通过协助胫骨向前移动到足上来帮助身体在支撑腿上向前移动。这种设计还减少了踝关节跖屈肌所需的离心收缩。

表 7-1 踝足矫形器类型

类型	特征	主要适应证
固定式	限制/阻止矢状面、冠状面和水平面运动	• 踝关节背屈肌和跖屈肌无力/缺失 • 摆动相和支撑相时严重痉挛导致马蹄内翻足 • 膝关节伸肌无力 • 本体感觉丧失
后叶弹性式	摆动相辅助背屈,支撑相提供内翻/外翻稳定性	• 主动背屈无力或不能,旋前/旋后稳定性良好 • 支撑相中期需要踝背屈至中立位
铰链式	允许矢状面自由运动,限制冠状面和水平面运动;可根据需要通过关节"停止点"来限制矢状面运动	• 踝关节内侧/外侧稳定结构较弱
旋式	控制矢状面、冠状面和水平面运动	• 踝足复合体所有间隔肌肉无力,可以是松弛或轻至中度痉挛 • 支撑相或摆动相内侧-外侧不稳 • 除踝关节运动无力外,膝关节肌力略有减弱 • 踝关节本体感觉丧失
地面反射式	维持膝关节中心前方的地面反作用力	• 股四头肌或跖屈肌无力
踝上式	提供稳定性和改善足对齐	• 旋前;足部不对齐

后叶弹性式 AFOs,也称为柔性塑料外壳矫形器,在摆动相提供背屈辅助,同时在支撑相上为踝关节的内翻/外翻提供一定的稳定性。后叶弹性式 AFOs 通常过于灵活,无法在水平面上提供支撑,尽管这将部分取决于裁切线或后叶弹簧材料的宽度和厚度(图 7-7)。修剪线厚度必须在以下二者之间取得平衡,即摆动相提供背屈辅助

以防止足下垂需求,和同时支撑足部重量和/或抵抗踝关节跖屈肌痉挛。在支撑相,可能需要一条更宽的裁切线来抵抗跖屈肌的离心收缩,为背屈运动提供更大的阻力,从而改善对支撑腿的运动控制。后叶弹性式 AFOs 需要良好的膝关节稳定性、支撑相中期踝关节背屈到中立位的活动度,以及没有明显的足部内外翻和痉挛。

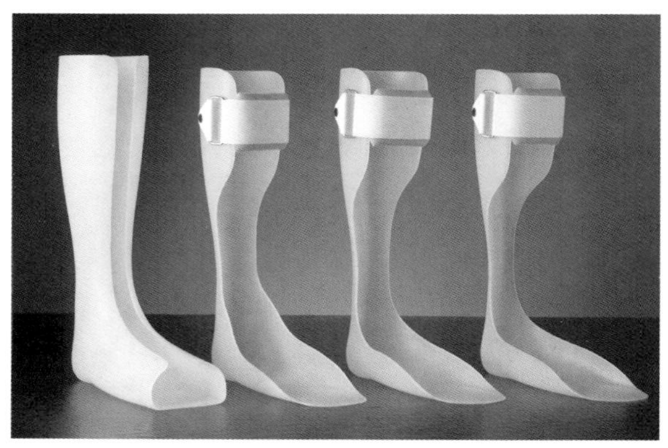

图 7-7 奥托博克成品塑料踝足矫形器。最左:固定式,中间:可裁切式,最右:后叶弹性式

铰链式踝足矫形器可以用不受限制的关节或辅助关节构建,旨在踝关节跖屈和背屈运动时阻止踝关节内旋/外旋和内翻/外翻动作。如果需要矢状面运动控制,则可以在关节上添加跖屈和/或背屈止点,设置与所需控制程度相匹配的可用 ROM。可以设置背屈止点来限制胫骨在足部的过度前移,避免膝关节塌陷屈曲,同时仍允许胫骨在足部有一定程度的前移(Balaban 等,2007)。铰链式踝足矫形器设计使用金属或塑料铰链,金属铰链提供更大的刚性以防止冠状面和水平方向移动,而塑料铰链位置更低一些,可以更好地贴合鞋内结构(Daryabor 等,2018)(图 7-8)。

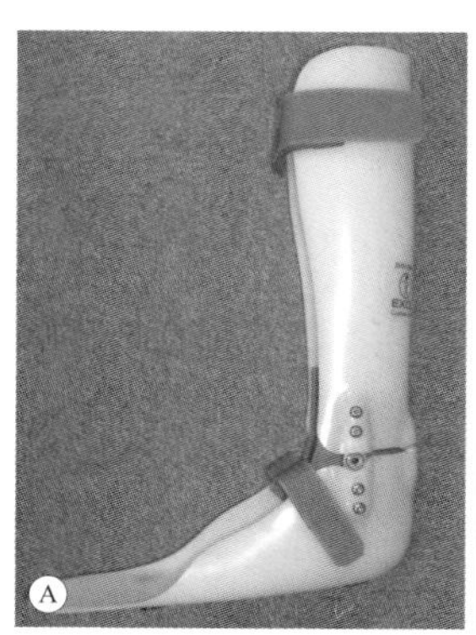

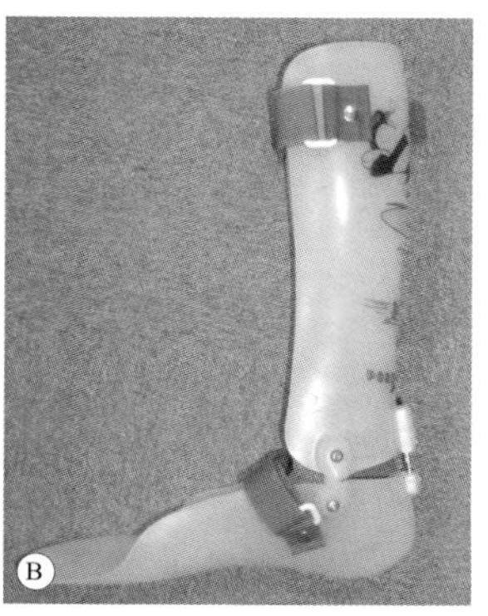

图 7-8 (A)金属铰链式踝足矫形器;(B)塑料铰链式踝足矫形器

螺旋式AFOs在矢状面、冠状面和水平面上提供可控的运动。支柱可以起自足底内侧或外侧，然后向后绕过腿并终止于胫骨内侧髁水平。螺旋式AFOs的设计避免了对金属铰链的需要，在负重时解绕使足跖屈，在减重时复绕使足背屈。

儿童常用的其他一些类型矫形器包括地面反射式和踝上式AFOs。地面反射式AFOs从膝关节前部传递到踝关节，以维持负重时膝关节中心前方的地面反作用力。膝关节伸展力矩和过度背屈的限制有助于膝关节的稳定和保持腘绳肌腱的长度，从而限制站立时膝关节屈曲（蹲伏步态）。踝上式AFOs支撑足弓，同时保持足跟中立位，从而防止过度内旋。它们通常比其他类型的AFOs要小，而且用户通常耐受良好。

矫正步行器

矫正步行器，或步行靴，以及全包裹式石膏，常用于临床实践中各种病理和损伤的管理，包括糖尿病和踝关节骨折等。矫正步行器（图7-9）允许早期负重，同时为足部和踝关节提供保护和固定。矫正步行器的使用已被证明在踝关节功能、骨强度和更快的骨愈合方面具有更好的临床结果，个人的生活质量也有所提高。几项研究探索了矫正步行器的使用及其对足底压力分布的影响（Crenshaw 等，2004），最近有研究探索了其对步态中膝关节和髋关节功能的影响（Richards 等，2016）。固定踝关节的效果主要是支撑相中期略微增加膝关节屈曲和髋关节伸展角度，更明显的是增加膝关节伸展力矩和减少髋关节伸展力矩。虽然这种装置的不同设计看起来相似，但不同设计之间的膝关节和髋关节角度和力矩存在差异，这可能是由于足底滚动形态和胫骨倾角的细微差异。

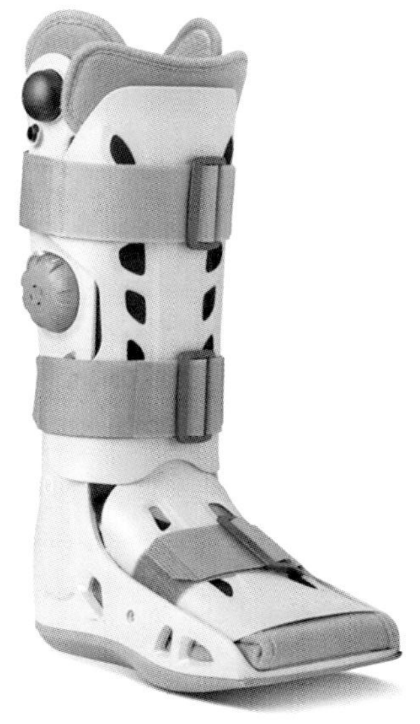

图7-9 Aircast AirSelect Elite 矫正步行器（DJO，LLC）

膝踝足矫形器

膝踝足矫形器（knee-ankle-foot orthoses，KAFOs）结合了踝足矫形器和膝关节矫形器的优点。它们通常用于需要较大力矩来控制膝关节，以及踝关节和膝关节严重缺乏控制和稳定性的情况下。KAFO可以由皮革带、衬垫和金属侧支柱构成，也可以是塑料的，由金属铰链形成链接部分（图7-10）。KAFOs最常用于脊髓损伤、脊髓脊膜膨出、脊髓性肌萎缩、肌萎缩症、多发性硬化和脊髓灰质炎。

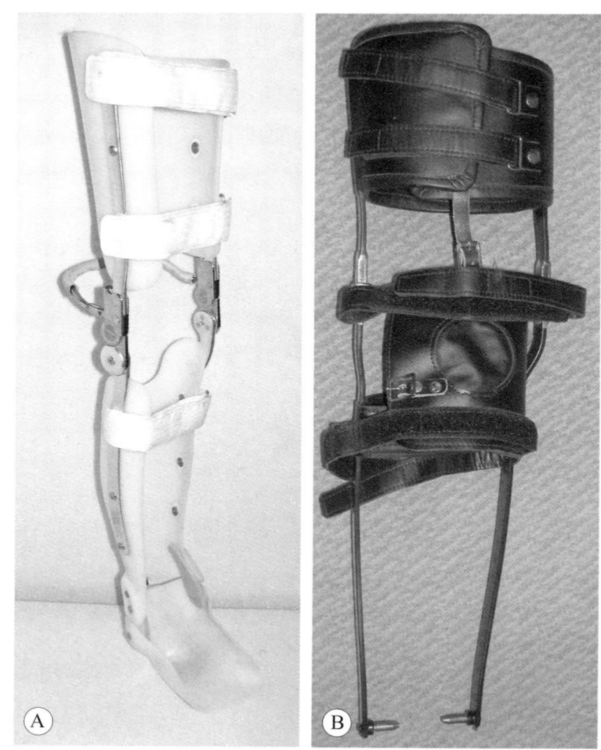

图 7-10 膝-踝-足矫形器(KAFO):(A)包裹式 KAFO;(B)常规 KAFO

要 点

- 不同配置的踝足矫形器可用于阻止踝关节的运动,辅助肌肉功能,或允许在“安全”范围内自由运动。
- 使用踝-足矫形器可在踝关节、膝关节、髋关节和骨盆处产生临床效果。
- 足部矫形器可以直接影响足部和踝关节的运动和地面反作用力,并对膝关节、髋关节和骨盆的控制和功能产生显著的临床效果。
- 每个人肌肉和关节功能的性质决定了矫形器管理的最有效形式。

参考文献

Aaboe, J., Bliddal, H., Messier, S. P., et al., 2011. Effects of an intensive weight loss program on knee joint loading in obese adults with knee osteoarthritis. Osteoarthritis Cartilage 19 (7), 822-828.

Abe, H., Michimata, A., Sugawara, K., et al., 2009. Improving gait stability in stroke hemiplegic patients with a plastic ankle-foot orthosis. Tohoku J. Exp. Med. 218 (3), 193-199.

Aboutorabi, A., Arazpour, M., Ahmadi Bani, M., et al., 2017. Efficacy of ankle foot orthoses types on walking in children with cerebral palsy: a systematic review. Ann. Phys. Rehabil. Med. 60 (6), 393-402.

Andriacchi, T. P., 1994. Dynamics of knee malalignment. Orthop. Clin. North Am. 25, 395-403.

Bahl, J. S., Nelson, M. J., Taylor, M., et al., 2018. Biomechanical changes and recovery of gait function after total hip arthroplasty for osteoarthritis: a systematic review and meta-analysis. Osteoarthritis and Cartilage 26 (7), 847-863.

Balaban, B. B., Yasar, E., Dal, U., et al., 2007. The effect of hinged ankle-foot orthosis on gait and energy expenditure in spastic hemiplegic cerebral palsy. Disabil. Rehabil. 29 (2), 139-144.

Baliunas, A. J., Hurwitz, D. E., Ryals, A. B., et al., 2002. Increased knee joint loads during walking are present in subjects with knee osteoarthritis. Osteoarthritis Cartilage 10, 573-579.

Barnett, C., Vanicek, N., Polman, R., et al., 2009. Kinematic gait adaptations in unilateral transtibial amputees during rehabilitation. Prosthet. Orthot. Int. 33, 141-153.

Barrios, J. A., Crossley, K. M., Davis, I. S., 2010. Gait retraining to reduce the knee adduction moment through real-time visual feedback of dynamic knee alignment. J. Biomech. 43 (11), 2208-2213.

Bartholdy, C., Juhl, C., Christensen, R., et al., 2017. The role of muscle strengthening in exercise therapy for knee osteoarthritis: a systematic review and meta-regression analysis of randomized trials. Semin. Arthritis Rheum. 47 (1), 9-21.

Beaulieu, M. L., Lamontagne, M., Beaule, P. E., 2010. Lower limb biomechanics during gait do not return to normal following total hip arthroplasty. Gait Posture 32, 269-273.

Belsey, J., Yasen, S. K., Jobson, S., et al., 2021. Return to physical activity after high tibial osteotomy or unicompartmental knee arthroplasty: a systematic review and pooling data analysis. Am. J. Sports Med. 49 (5), 1372-1380.

Bennett, D., Humphreys, L., O'Brien, S., et al., 2008. Gait kinematics of age-stratified hip replacement patients - a large scale, long-term follow-up study. Gait Posture 28, 194-200.

Bolink, S. A., Lenguerrand, E., Brunton, L. R., et al., 2016. Assessment of physical function following total hip arthroplasty: inertial sensor based gait analysis is supplementary to patient-reported outcome measures. Clin. Biomech (Bristol, Avon) 32, 171-179.

Bragonzoni, L., Rovini, E., Barone, G., et al., 2019. How proprioception changes before and after total knee arthroplasty: a systematic review. Gait Posture 72, 1-11.

Brunner, J. H., Foucher, K. C., 2018. Sex specific associations between biomechanical recovery and clinical recovery after total hip arthroplasty. Clin. Biomech. (Bristol) 59, 167-173.

Caliskan Uckun, A., Celik, C., Ucan, H., et al., 2014. Comparison of effects of lower extremity orthoses on energy expenditure in patients with cerebral palsy. Dev. Neurorehabil. 17 (6), 388-392.

Cao, Z., Mai, X., Wang, J., et al., 2018. Unicompartmental knee arthroplasty vs high tibial osteotomy for knee osteoarthritis: a systematic review and meta-analysis. J. Arthroplasty 33 (3), 952-959.

Chen, X., Yang, Z., Li, H., et al., 2020. Higher risk of revision in total knee arthroplasty after high tibial osteotomy: a systematic review and updated meta-analysis. BMC Musculoskelet. Disord. 21 (1), 153.

Crenshaw, S. J., Pollo, P. E., Brodsky, J. W., 2004. The effect of ankle position on plantar pressure in a short leg walking boot. Foot Ankle Int. 25, 69-72.

Crenshaw, S. J., Pollo, F. E., Calton, E. F., 2000. Effect of lateral wedged insoles on kinetics of the knee. Clin. Orthop. Relat. Res. 375, 185-192.

Cudejko, T., van der Esch, M., van der Leeden, M., et al., 2018. Effect of soft braces on pain and physical function in patients with knee osteoarthritis: systematic review with meta-analyses. Arch. Phys. Med. Rehabil. 99 (1), 153-163.

Cui, A., Huizi, L., Wang, D., et al., 2020. Global, regional prevalence, incidence and risk factors of knee osteoarthritis in population based studies. EClinicalMedicine, 29-30.

Daryabor, A., Arazpour, M., Aminian, G., 2018. Effect of different designs of ankle-foot orthoses on gait in patients with stroke: a systematic review. Gait Posture 62, 268-279.

De Asha, A. R., Buckley, J. G., 2015. The effects of walking speed on minimum toe clearance and on the temporal relationship between minimum clearance and peak swing-foot velocity in unilateral trans-tibial amputees. Prosthet. Orthot. Int. 39 (2), 120-125.

Devasenapathy, N., Maddison, R., Malhotra, R., et al., 2019. Preoperative quadriceps muscle strength and functional ability predict performance-based outcomes 6 months after total knee arthroplasty: a systematic review. Phys. Ther. 99 (1), 46-61.

di Laura Frattura, G., Filardo, G., Giunchi, D., et al., 2018. Risk of falls in patients with knee osteoarthritis undergoing total knee arthroplasty: a systematic review and best evidence synthesis. J. Orthop. 15 (3), 903-908.

Erhart-Hledik, J. C., Asay, J. L., Clancy, C., et al., 2017. Effects of active feedback gait retraining to produce a medial weight transfer at the foot in subjects with symptomatic medial knee osteoarthritis. J. Orthop. Res. 35 (10), 2251-2259.

Foucher, K. C., 2016. Identifying clinically meaningful bench marks for gait improvement after total hip arthroplasty. J. Orthop. Res. 34 (1), 88-96.

Foucher, K. C., 2017. Preoperative gait mechanics predict clinical response to total hip arthroplasty. J. Orthop. Res. 35 (2), 366-376.

Foucher, K. C., Hurwitz, D. E., Wimmer, M. A., 2007. Preoperative gait adaptations persist one year after surgery in clinically well-functioning total hip replacement patients. J. Biomech. 40, 3432-3437.

Gerbrands, T. A., Pisters, M. F., Theeven, P. J. R., et al., 2017. Lateral trunk lean and medializing the knee as gait strategies for knee osteoarthritis. Gait Posture 51, 247-253.

Gohal, C., Shanmugaraj, A., Tate, P., et al., 2018. Effectiveness of valgus offloading knee braces in the treatment of medial compartment knee osteoarthritis: a systematic review. Sports Health 10 (6), 500-514.

Halsne, E. G., Waddingham, M. G., Hafner, B. J., et al., 2013. Long term activity in and among persons with transfemoral amputation. J. Rehabil. Res. Dev. 50 (4), 515-529.

Harato, K., Nagura, T., Matsumoto, H., et al., 2010. Extension limitation in standing affects weight-bearing asymmetry after unilateral total knee arthroplasty. J. Arthroplasty 25 (2), 225-229.

Hatfield, G. L., Hubley-Kozey, C. L., Astephen Wilson, J. L., et al., 2011. The effect of total knee arthroplasty on knee joint kinematics and kinetics during gait. J, Arthroplasty 26 (2), 309-318.

He, M., Zhong, X., Li, Z., et al., 2021. Progress in the treatment of knee osteoarthritis with high tibial osteotomy: a systematic review. Syst. Rev. 10 (1), 56.

Highsmith, M. J., Schulz, B. W., Hart-Hughes, S., et al.,. 2010. Differences in the Spatiotemporal Parameters of Transtibial and Transfemoral Amputee Gait. J. Prosthet. Orthot. 22 (1), 26-30.

Hunt, M. A., Simic, M., Hinman, R. S., et al., 2011. Feasibility of a gait retraining strategy for reducing knee joint loading: increased trunk lean guided by real-time biofeedback. J. Biomech. 44 (5), 943-947.

Hurley, M., Dickson, K., Hallett, R., et al., 2018. Exercise interventions and patient beliefs for people with hip, knee or hip and knee osteoarthritis: a mixed methods review. Cochrane Database Syst. Rev. 4 (4), Cd010842.

Hurwitz, D. E., Ryals, A. B., Case, J. P., et al., 2002. The knee adduction moment during gait in subjects with knee osteoarthritis is more closely correlated with static alignment than radio graphic disease severity, toe out angle and pain. J. Orthop. Res. 20, 101-107.

Hurwitz, D. E., Sumner, D. R., Andriacchi, T. P., et al., 1998. Dynamic knee loads during gait predict proximal tibial bone distribution. J. Biomech. 31 (5), 423-430.

Jones, R. K., Nester, C. J., Richards, J. D., et al., 2013. A comparison of the biomechanical effects of valgus knee braces and lateral wedged insoles in patients with knee osteoarthritis. Gait Posture 37 (3), 368-372.

Kim, M. K., Yoon, J. R., Yang, S. H., et al., 2018. Unicompartmental knee arthroplasty fails to completely restore normal gait patterns during level walking. Knee Surg. Sports Traumatol. Arthrosc. 26 (11), 3280-3289.

Kuster, M. S., 2002. Exercise recommendations after total joint replacement: a review of the current literature and proposal of scientifically based guidelines. Sports Med. 32 (7), 433-445.

Lau, E. C., Cooper, C., Lam, D., et al., 2000. Factors associated with osteoarthritis of the hip and knee in Hong Kong Chinese: obesity, joint injury, and occupational activities. American Journal of Epidemiology 152 (9), 855-862.

Lindsey, B., Bruce, S., Eddo, O., et al., 2021. Relationship between kinematic gait parameters during three gait modifications designed to reduce peak knee abduction moment. Knee 28, 229-239.

Luo, Z., Zhou, K., Peng, L., et al., 2020. Similar results with kinematic and mechanical alignment applied in total knee arthroplasty. Knee Surg. Sports Traumatol. Arthrosc. 28 (6), 1720-1735.

Mandeville, D., Osternig, L., Chou, L. S., 2007. The effect of total knee replacement on dynamic support of the body during walking and stair ascent. Clin. Biomech. (Bristol, Avon)

22, 787-794.

Maradit Kremers, H., Larson, D. R., Crowson, C. S., et al., 2015. Prevalence of total hip and knee replacement in the United States. J. Bone Joint Surg. Am. 97 (17), 1386-1397.

Mazzoli, D., Giannotti, E., Longhi, M., et al., 2017. Age explains limited hip extension recovery at one year from total hip arthroplasty. Clin. Biomech. (Bristol), 48, 35-41.

McClelland, J. A., Webster, K. E., Feller, J. A., 2007. Gait analysis of patients following total knee replacement: a systematic review. Knee 14 (4), 253-263.

McFadyen, B. J., Winter, D. A., 1988. An integrated biomechanical analysis of normal stair ascent and descent. J. Biomech. 21, 733-744.

Miki, H., Sugano, N., Hagio, K., et al., 2004. Recovery of walking speed and symmetrical movement of the pelvis and lower extremity joints after unilateral THA. J. Biomech. 37, 443-455.

Milner, C., 2009. Is gait normal after total knee arthroplasty? Systematic review of the literature. J. Orthop. Sci. 14, 114-120.

Moyer, R., Ikert, K., Long, K., et al., 2017. The value of preoperative exercise and education for patients undergoing total hip and knee arthroplasty: a systematic review and meta-analysis. JBJS Rev. 5 (12), e2.

Moyer, R., Lanting, B., Marsh, J., et al., 2018. Postoperative gait mechanics after total hip arthroplasty: a systematic review and meta-analysis. JBJS Rev. 6 (11) e1.

Nankaku, M., Tsuboyama, T., Kakinoki, R., et al., 2007. Gait analysis of patients in early stages after total hip arthroplasty: effect of lateral trunk displacement on walking efficiency. J. Orthop. Sci. 12, 550-554.

Nantel, J., Termoz, N., Vendittoli, P. A., et al., 2009. Gait patterns after total hip arthroplasty and surface replacement arthroplasty. Arch. Phys. Med. Rehabil. 90, 463-469.

Nha, K. W., Shon, O. J., Kong, B. S., et al., 2018. Gait comparison of unicompartmental knee arthroplasty and total knee arthroplasty during level walking. PLoS One 13 (8), e0203310.

Palmer, J. S., Monk, A. P., Hopewell, S., et al., 2019. Surgical interventions for symptomatic mild to moderate knee osteoarthritis. Cochrane Database Syst. Rev. 7 (7), Cd012128.

Perron, M., Malouin, F., Moffet, H., et al., 2000. Threedimensional gait analysis in women with a total hip arthroplasty. Clin. Biomech. (Bristol, Avon) 15, 504-515.

Pollo, F. E., 1998. Bracing and heel wedging for unicompartmental osteoarthritis of the knee. Am. J. Knee Surg. 11 (1), 47-50.

Powers, C. M., Rao, S., Perry, J., 1998. Knee kinetics in trans-tibial amputee gait. Gait Posture 8, 1-7.

Pua, Y. H., Ong, P. H., Chong, H. C., et al., 2013. Knee extension range of motion and self-report physical function in total knee arthroplasty: mediating effects of knee extensor strength. BMC Musculoskelet. Disord. 14, 33.

Queen, R. M., Campbell, J. C., Schmitt, D., 2019. Gait analysis reveals that total hip arthroplasty increases power production in the hip during level walking and stair climbing. Clin. Orthop. Relat. Res. 477 (8), 1839-1847.

Redhead, R. G., Davis, B. C., Robinson, K. P., et al., 1978. Postamputation pneumatic walking aid. Br. J. Surg. 65 (9), 611-612.

Richards, J. , Payne, K. , Myatt, D. , et al. , 2016. Do orthotic walkers affect knee and hip function during gait? Prosthet. Orthot. Int. 40 (1), 137-141.

Robson, E. K. , Hodder, R. K. , Kamper, S. J. , et al. , 2020. Effectiveness of weight-loss interventions for reducing pain and disability in people with common musculoskeletal disorders: a systematic review with meta-analysis. J. Orthop. Sports Phys. Ther. 50 (6), 319-333.

Sanderson, D. J. , Martin, P. E. , 1997. Lower extremity kinematic and kinetic adaptations in unilateral below-knee amputees during walking. Gait Posture 6, 126-136.

Sappey-Marinier, E. , Pauvert, A. , Batailler, C. , et al. , 2020. Kinematic versus mechanical alignment for primary total knee arthroplasty with minimum 2 years follow-up: a systematic review. Sicot. J. 6, 18.

Scarvell, J. M. , Galvin, C. R. , Perriman, D. M. , Lynch, et al. , 2018. Kinematics of knees with osteoarthritis show reduced lateral femoral roll-back and maintain an adducted position. A systematic review of research using medical imaging. J. Biomech. 75, 108-122.

Schafer, Z. , Vanicek, N. , 2021. A block randomised controlled trial investigating changes in postural control following a personalised 12-week exercise programme for individuals with lower limb amputation. Gait Posture. 84, 198-204.

Schafer, Z. A. , Perry, J. L. , Vanicek, N. , 2018. A personalised exercise programme for individuals with lower limb amputation reduces falls and improves gait biomechanics: A block randomised controlled trial. Gait Posture. 63, 282-289.

Schipplein, O. D. , Andriacchi, T. P. , 1991. Interaction between active and passive knee stabilizers during level walking. J. Orthop. Res. 9, 113-119.

Schuitema, D. C. , Creve, K. , Postema, R. , et al. , 2019. Effectiveness of mechanical treatment for plantar fasciitis: a systematic review. J. Sport Rehabil. 29 (5), 657-674.

Scott, H. , Condie, M. E. , Treweek, S. P. , et al. , 2000. An evaluation of the Amputee Mobility Aid (AMA) early walking aid. Prosthet. Orthot. Int. 24 (1), 39-46.

Segal, A. D. , Orendurff, M. S. , Klute, G. K. , 2006. Kinematic and kinetic comparisons of transfemoral amputee gait using C-LegW and Mauch SNSW prosthetic knees. J. Rehabil. Res. Dev. 43, 857-870.

Shaw, K. E. , Charlton, J. M. , Perry, C. K. L. , et al. , 2018. The effects of shoe-worn insoles on gait biomechanics in people with knee osteoarthritis: a systematic review and meta-analysis. Br. J. Sports Med. 52 (4), 238-253.

Shirota, C. , Simon, A. M. , Kuiken, T. A. et al. , 2015. Transfemoral amputee recovery strategies following trips to their sound and prosthesis sides throughout swing phase. J. NeuroEngineering. Rehabil. 12(1), 79.

Shull, P. B. , Lurie, K. L. , Cutkosky, M. R. , et al. , 2011. Training multiparameter gaits to reduce the knee adduction moment with data driven models and haptic feedback. J. Biomech. 44 (8), 1605-1609.

Simic, M. , Hinman, R. S. , Wrigley, T. V. , et al. , 2011. Gait modification strategies for altering medial knee joint load: a systematic review. Arthritis Care Res. (Hoboken) 63 (3), 405-426.

Sloan, M. , Premkumar, A. , Sheth, N. P. , 2018. Projected volume of primary total joint arthroplasty in the U. S. , 2014 to 2030. J. Bone Joint Surg. Am. 100 (17), 1455-1460.

Soliman, S. B., Spicer, P. J., van Holsbeeck, M. T., 2019. Sonographic and radiographic findings of posterior tibial tendon dysfunction: a practical step forward. Skeletal Radiol. 48 (1), 11-27.

Sonoo, M., Iijima, H., Kanemura, N., 2019. Altered sagittal plane kinematics and kinetics during sit-to-stand in individuals with knee osteoarthritis: a systematic review and meta-analysis. J. Biomech. 96, 109331.

Sosdian, L., Dobson, F., Wrigley, T. V., et al., 2014. Longitudinal changes in knee kinematics and moments following knee arthroplasty: a systematic review. Knee, 21 (6), 994-1008.

Sun, X., Wang, J., Su, Z., 2020. A meta-analysis of total knee arthroplasty following high tibial osteotomy versus primary total knee arthroplasty. Arch. Orthop. Trauma Surg. 140 (4), 527-535.

Takahashi, K. Z., Kepple, T. M., Stanhope, S. J. et al., 2012. A unified deformable (UD) segment model for quantifying total power of anatomical and prosthetic below-knee structures during stance in gait. J. Biomech. 45(15), 2662-2667.

Telfer, S., Lange, M. J., Sudduth, A. S. M., 2017. Factors influencing knee adduction moment measurement: a systematic review and meta-regression analysis. Gait Posture 58, 333-339.

Totah, D., Menon, M., Jones-Hershinow, C., et al., 2019. The impact of ankle-foot orthosis stiffness on gait: a systematic literature review. Gait Posture 69, 101-111.

Tsai, T.-Y., Dimitriou, D., Li, J.-S., et al., 2015. Asymmetric hip kinematics during gait in patients with unilateral total hip arthroplasty: in vivo 3-dimensional motion analysis. J. Biomech. 48 (4), 555-559.

Umehara, T., Tanaka, R., 2018. Effective exercise intervention period for improving body function or activity in patients with knee osteoarthritis undergoing total knee arthroplasty: a systematic review and meta-analysis. Braz. J. Phys. Ther. 22 (4), 265-275.

van Tunen, J. A. C., Dell' Isola, A., Juhl, C., et al., 2018. Association of malalignment, muscular dysfunction, proprioception, laxity and abnormal joint loading with tibiofemoral knee osteoarthritis-a systematic review and meta-analysis. BMC Musculoskelet. Disord. 19 (1), 273.

Vanicek, N., Coleman, E., Watson, J., et al., 2021. STEPFORWARD study: a randomised controlled feasibility trial of a self-aligning prosthetic ankle-foot for older patients with vascular-related amputations. BMJ Open. 11(3), 13.

Vanicek, N., Strike, S., McNaughton, L., et al., 2009. Gait patterns in transtibial amputee fallers vs. non-fallers: Biomechanical differences during level walking. Gait Posture. 29(3), 415-420.

Vanicek, N., Strike, S. C., Polman, R. et al., 2015. Kinematic differences exist between transtibial amputee fallers and non-fallers during downwards step transitioning. Prosthet. Orthot. Int. 39(4), 322-332.

Vickers, D. R., Palk, C., McIntosh, A. S., et al., 2008. Elderly unilateral transtibial amputee gait on an inclined walkway: A biomechanical analysis. Gait Posture. 27 (3), 518-529.

Vrieling, A. H., van Keeken, H. G., Schoppen, et al., 2008. Uphill and downhill walking in unilateral lower limb amputees. Gait Posture. 28(2), 235-242.

Walter, J. P., D' Lima, D. D., Colwell, C. W., 2010. Decreased knee adduction moment does not guarantee decreased medial contact force during gait. J. Orthop. Res. 28 (10), 1348-1354.

Waters, R. L., Mulroy, S., 1999. The energy expenditure of normal and pathologic gait. Gait Posture. 9(3), 207-231.

Wong, D. W. C., Lam, W. K., Yeung, L. F., et al., 2015. Does longdistance walking improve or deteriorate walking stability of transtibial amputees? Clinical Biomechanics. 30(8), 867-873.

Xu, Q., Chen, B., Wang, Y., et al., 2017. The effectiveness of manual therapy for relieving pain, stiffness, and dysfunction in knee osteoarthritis: a systematic review and meta-analysis. Pain Physician, 20 (4), 229-243.

Yoo, J.-I., Cha, Y.-H., Kim, K.-J., et al., 2019. Gait analysis after total hip arthroplasty using direct anterior approach versus anterolateral approach: a systematic review and meta-analysis. BMC Musculoskelet. Disord. 20 (1), 63.

Yoshida, Y., Mizner, R. L., Ramsey, D. K., et al., 2008. Examining outcomes from total knee arthroplasty and the relationship between quadriceps strength and knee function over time. Clin. Biomech. (Bristol, Avon) 23 (1), 320-328.

Zafar, A. Q., Zamani, R., Akrami, M., 2020. The effectiveness of foot orthoses in the treatment of medial knee osteoarthritis: a systematic review. Gait Posture 76, 238-251.

（杨云　李淑月译，孟殿怀校）

8

跑步步态分析及常见损伤处理

Kim Hébert-Losier 和 *Komsak Sinsurin*

大 纲

跑步是一种流行的体育活动形式,具有增强健康的益处,包括将全因死亡风险降低 27%(Pedisic 等,2019)。但是,持续跑步相关的损伤风险相对较高,报道的损伤发生率从 26.0%到 92.4%不等(Van Gheluwe 和 Madsen,1997),每 1 000 小时跑步受伤 7.7~17.8 次(Videbæk 等,2015)。通常,每年有 40%~50%的跑步者会受伤(Kakouris 等,2021),其中 75%的损伤发生在膝关节或膝关节以下,主要原因是过度使用。临床医生和研究人员仍在寻找与跑步相关损伤相关的主要风险因素(van der Worp 等,2015;Dillon 等,2021),跑步相关损伤的原因无疑是多因素的(Esculier 等,2020)。然而,风险因素与训练错误和过度负荷有关,例如"跑得太多、太快"(Soligard 等,2016),有证据表明,训练负荷的突然变化会增加跑步相关损伤的风险(Damsted 等,2019)。大多数临床医师和研究人员认为跑步生物力学是跑步损伤问题的一部分,是跑步损伤预防、管理和康复以及能力提升方面,需要考虑、评估和训练或再训练的重要方面(Harrast,2019)。本章简要概述了跑步生物力学、跑步力学临床评估,以及常见跑步相关损伤的潜在危险因素和关键管理策略。

跑步生物力学

与步行主要区别

跑步是双足步态的一种形式,成年人通常以大约 2 m/s 的速度从步行过渡到跑步,这是由许多因素触发的,特别是那些与机械效率和负荷相关的因素(Kungetal,2018)。前几章中涉及的行走步态的一些概念和术语也适用于跑步,包括描述从一侧足触地到该足再次触地的步态周期(或跑步步幅)。本节的目的不是详细讨论跑步生物力学的所有方面,而是强调跑步与步行相比的几个主要区别特征。

步行有一个双支撑阶段,即双下肢都与地面接触。倒置钟摆常用于模拟行走步态(Cavagna 等,1977)。相比之下,跑步有一个漂浮或腾空阶段,在这个阶段双下肢不与地面接触,可以使用弹簧质量模型建模(McMahon 等,1987)(图 8-1)。在步行和跑步模型中,人体重心运动遵循从足触地到足趾离地的拱形轨迹。当然,这些模型过度简化了人类运动的复杂性。尽管如此,这些模型为这些周期性运动任务提供了一个概念性机械框架和适当的图形表示。步行时,当肢体相对伸展,重心在足触地时最低,在支撑相中期时最高;跑步时,重心在腾空时最高,在支撑相中期、下肢屈曲时最低。

步行周期中支撑相和摆动相分别约占 60% 和 40%,可进一步细分为 7 个阶段(见第 2 章,正常步态)。而跑步周期中支撑相和摆动相分别占 35% 和 65%,可分为 5 个关键阶段:支撑相吸收(stance phase absorption)、支撑相推进(stance phase propulsion)、早期腾空(early float)(或摆动相产生,swing phase generation)、摆动(swing)(或摆动相反转,swing phase reversal)和后期腾空(late float)(或摆动相反转,swing phase reversal),如图 8-2 所示。

为了提高跑步速度,可以通过增加迈步频率(也称步频)和步幅来实现。耐力跑主要依靠增加步幅来提高速度(Bramble 和 Lieberman,2004),短跑主要是通过增加步频来提高速度;但值得注意的是,某些优秀的短跑运动员更多地依赖于增加步幅,另一些人则是增加步频来达到最高的跑步速度(Salo 等,2011)。在冲刺速度下,支撑时间比例可以减少到 20%。同时,随着步行到跑步的速度增加,垂直地面反作用力峰值从体重的 1.2 倍增加到 2.5 倍,优秀短跑运动员甚至可达到体重的 4.0 倍(Čoh 等,2018)。下肢关节活动范围(ROMs),最明显的是矢状面,随着速度的增加而增加;此外,骨盆更加前倾,躯干更加弯曲。步行过程中涉及的主要肌群,包括臀大肌、髂腰肌、腘绳肌、股四头肌、小腿三头肌和胫前肌,在跑步时都变得更

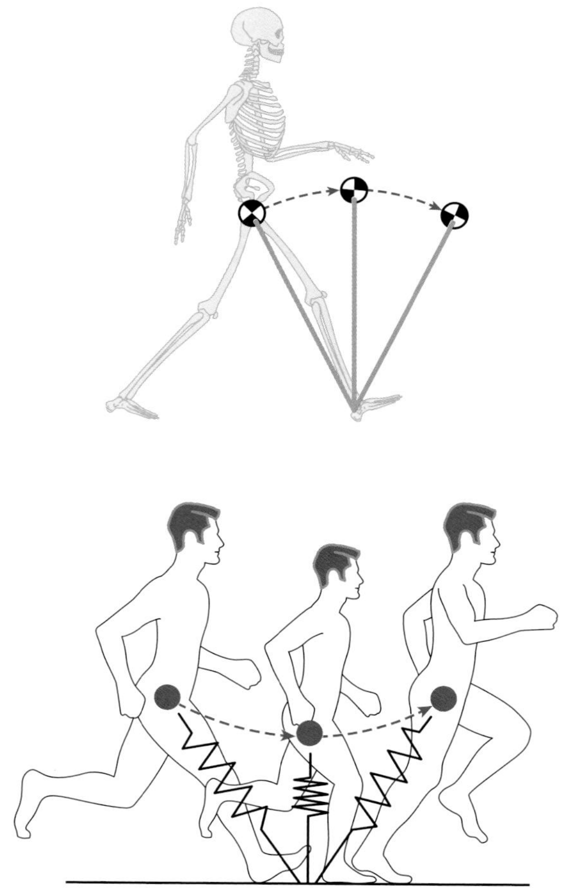

图 8-1 步行"倒置钟摆"模型示意图(上图)(来源:Matthis Jonathan Samir 和 Fajen Brett R., 2013, Humans exploit the biomechanics of bipedal gait during visually guided walking over complex terrainProc. R. Soc. B. 28020130700. https://doi. org/10. 1098/rspb. 2013. 0700)和跑步"弹簧质量"模型示意图(下图)(来源:The Gait Cycle in Running, Part II: iscous-Spring-Dampeners, HealthyStep 2022. From: https://www. healthystep. co. uk/advice/the-gait-cycle-inrunning-2/)。质点(重心)通过肢体连接到足部的地面,并在步态周期中遵循惯性飞行轨迹。在弹簧质量模型中,腿部"弹簧"在支撑前半段压缩,后半段反弹,储存和释放能量

加活跃,髋关节、膝关节、踝关节和足部关节力矩和功率都增加。可以预见的是,跑步的机械力学和能量需求总体上大于步行。

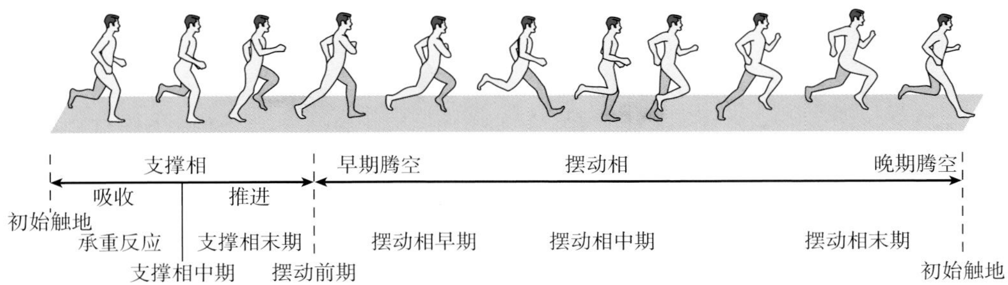

图 8-2 跑步步态周期与主要阶段

跑步步态分析

分析跑步生物力学的两个主要目标是损伤管理(预防、康复、再训练)和能力增强。本章主要讨论前一方面。跑步步态分析方法与第 4 章步态分析方法相似,但通常涉及更高的采样频率。当使用二维或三维运动分析方法对跑步运动进行客观的生物力学评估时,建议至少使用 120 Hz 或更高的频率(Souza,2016)。视觉跑步步态分析在临床实践中仍然很常见;然而,即使是专家也无法仅凭肉眼观察准确识别高效跑步步态的跑步者(Cochrum 等,2020)。这可能是因为缺乏"理想的"(标准的、统一的)跑步方式。实际上,有多种跑步模式都可以产生类似的跑步效率。

使用评分量表可以通过视觉观察来帮助评估跑步者的整体跑步模式(Lussiana 等,2017),但在可能的情况下,出于监测目的,还是建议使用客观测量来量化跑步步态。最常见的是,将感兴趣的生物力学指标分为时空参数[例如速度、步长/步幅、步频/跨步频率、触地时间、摆动时间、空度比(duty factor)等]、运动学参数(例如关节角度、角速度、角加速度等),以及动力学参数(例如峰值地面反作用力、垂直负荷速率、冲量等)。空度比反映了每只脚与地面接触的步幅时间的比例。这种测量方法被认为代表了一种比足触地模式更全面的生物力学行为,因为它考虑了力产生的持续时间与步幅持续时间的关系。高空度比的休闲跑步者,外力较低(Bonnaerens 等,2021),可能对损伤预防有影响。较高的空度比反映了跑步者在跑步时接触地面的时间按比例延长,可以计算如下:

空度比=触地时间/(触地时间+摆动时间)

大多数临床医生在跑步机上进行跑步评估。在这种情况下,跑步机速度可以用来计算一些时空参数。例如,右步长(m)可以通过将跑步机速度(m/s)乘以从左足触地到右足触地的时间(s)来测量。在跑步机上进行跑步评估有几个优点

(表 8-1),尤其是可以分析多个周期,可以标准化跑步条件,且仅需要有限的空间。但是,它需要额外购买设备,需要跑步者熟悉这种方式,而且生态效益较低,即不完全符合生理跑步状态。关于地面跑步和跑步机跑步之间差异的综述强调,两种跑步模式之间的时空参数、运动学、动力学、肌肉活动和肌肉肌腱测量在很大程度上是相似的(Van Hooren 等,2019),但在地面跑步时,垂直位移、膝关节屈曲 ROM 和足触地时足-地角都更大一些。然而,值得注意的是,商用级跑步机的机械性能彼此之间,以及与室外地面跑步时常存在显著差异(Colino 等,2020)。与室外地面跑步相比,跑步机通常具有更高的减震能力、更大的垂直变形和更低的能量恢复能力。由于跑步机结构本身可以显著影响生物力学、能量代谢水平和深感觉感知(Miller 等,2019),因此,进行跑步机分析的临床医生应尝试选择模拟目标人群地面跑步条件的跑步机。考虑到大多数跑步者在混凝土或沥青路面上跑步,其垂直变形和减震率极小,能量恢复率很高,建议使用更硬的跑步机进行跑步评估。在研究中,使用机械式跑步机是理想的,因为它除了提供地面反作用力数据外,还提供了一个坚硬的跑步平台。

表 8-1 不同跑步步态分析方法的感知优点(深色阴影)和局限性(浅色阴影)

	跑步机-实验室技术	室内跑道-实验室技术	户外跑道-移动技术	"在野外"-可穿戴技术
生理动作状态	低	低	中等	高
设备有效性	高	高	中等	低
标准化	高	中等	中等	低
循环次数	高	低	低	高
可及性	低	低	高	高
熟悉需求	高	中等	中等	低
霍桑效应	高	高	高	低

步行时,足初始与地面接触部分通常为足跟或足后部。跑步时,根据足与地面初始接触部位不同,分为三种不同的类型。当足跟或足后三分之一首先接触地面时,为后足触地;当足中部或全脚掌首先接触地面时为中足触地;当前足或足前半部分首先接触地面时为前足触地(图 8-3)。二维视频中的足-地角(foot-ground angle)通常是指以初始触地点为顶点,鞋底线和地面水平线围成的夹角;其中正角度代表更明显的后足着地,负角度代表更明显的前足着地(图 8-3)。当使用三维运动分析时,足-地角可以计算为实验室中步行前后轴(水平面)与足跟标记点和第二跖骨头标记点间的连线矢量之间的角度。使用这种方法,用跑步过程中的足-地角减去站立时的足-地角,0 度值表示平足模式。也可以用这个足-地角来分类足触地模式:后足触地>8°,中足触地 8°~-1.6°,前足触地<-1.6°(Altman 等

Davis,2012)。

关于哪种足触地模式更有害、更省力,以及是否重要仍存在争议。鉴于其独特的结构和机械负荷模式,可能某些类型损伤在后足触地模式中更常见,如髌股疼痛综合征和胫骨内侧应力综合征,而其他类型损伤如跟腱病和跖骨应力性骨折在前足触地模式中更常见。然而,迄今为止,只有有限的证据支持足触地模式与跑步受伤风险之间的因果关系(Anderson 等,2020)。

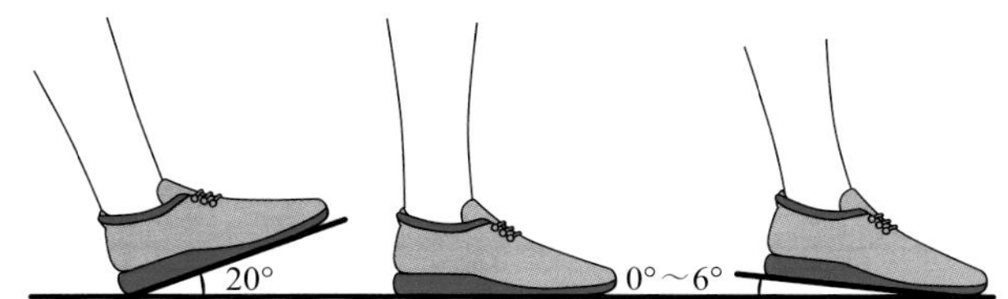

图 8-3 根据二维分析(实线)得到的足-地角划分:后足(左)、中足(中)和前足(右)触地模式。Hoenig T., Rolvien T., Hollander K. Footstrike patterns in runners: concepts, classifications, techniques, and implications for running-related injuries. Dtsch Z. Sportmed. 2020, 71: 55-61. doi: 10.5960/dzsm.2020.424.

运动学测量

临床上,矢状面和冠状面最常被检查(表 8-2)。需要强调的是,人是动态系统,以"整体"方式移动,因此一个部位的变化可能会导致其他部位的相应变化。例如,在给定跑步速度下,增加步频通常与较短步幅、较低垂直摆动、初始触地时足与重心更接近、更小足-地角和更垂直胫骨相关。

动力学测量

在研究中,通常使用机械式跑步机或嵌入地面的测力板来检测跑步过程中的地面反作用力。地面反作用力的垂直分量是研究最多的,根据足触地模式,通常呈现两种不同的形状(图 8-4)。后足触地者通常表现出一个冲击峰值,这是由于初始触地后地面反作用力的急剧增加。在前足触地者中,这个冲击峰值并不一定存在。但在这两种情况下,垂直地面反作用力的峰值都出现在支撑相中期,通常称为活动峰值,在耐力跑速度下通常为体重的 2.5~3.0 倍。习惯性后足触地者的活动峰值一般略高于非后足触地者。垂直负荷率反映了垂直地面反作用力施加的速度(体重/秒)。后足触地的峰值和平均垂直负荷率大约是前足触地的两倍。准确的垂直负荷率值取决于评估和计算方法,范围为 30~90 体重/秒;然而,当赤脚跑步、

表 8-2 在临床环境和参考平面中检查的常见跑步步态分析参数

事件	矢状面	冠状面
初始触地	足触地模式 足-地角 足与重心距离 胫骨倾斜 膝关节屈曲角度	
支撑相中期	膝关节屈曲角度 踝关节背屈角度 骨盆前/后倾 躯干屈曲	足位置(步宽) 足与重心对齐 旋前/旋后 膝关节分离 动态膝外翻 骨盆侧倾 躯干侧屈
足趾离地	膝关节屈曲 髋关节屈曲	
步态周期	重心垂直位移	

a 旋前：后足围绕距下关节向内旋转。旋后：后足围绕距下关节向外旋转。在跑步步态中，旋前通常被认为是外翻、背屈和前足外展的联合运动，而旋后则结合了内翻、跖屈和前足内收。

b 髋关节内收、髋关节内旋、膝关节外展的结合。

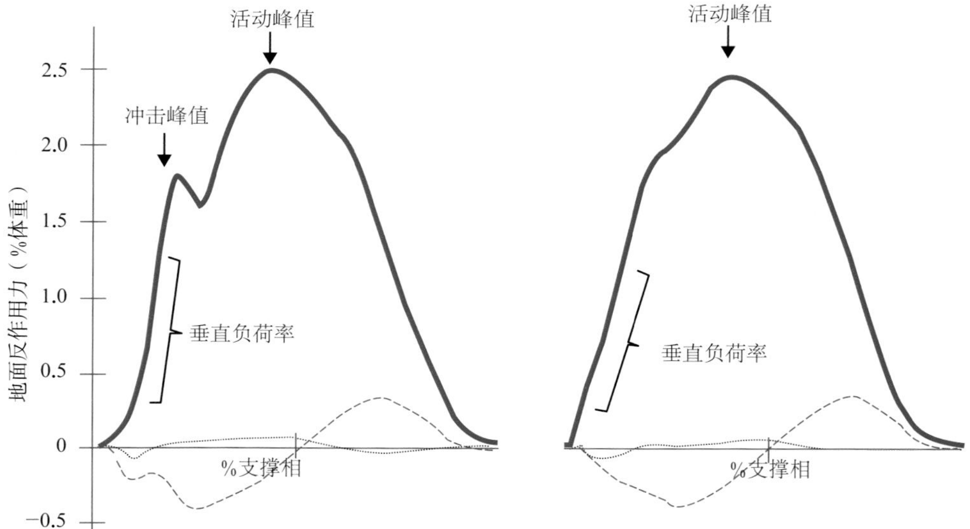

图 8-4 垂直（实线）、前后（虚线）和内外侧（点线）方向地面反作用力曲线（正值分别代表垂直向上、向前和向外侧）

后足触地时，垂直负荷率可达 460 体重/秒（Lieberman 等，2010）。前后地面反作用力反映了推进力和制动力，其量级比垂直力小得多。跑步时的前后地面反作用力峰值为体重的 0.25~0.5 倍。相对而言，人们对内外侧力及其对跑步步态的影响知之甚少，其峰值范围为体重的 0.10~0.20 倍，并显示出多次零交叉点。

关于动力学参数在跑步相关损伤发生率中的作用，存在相互矛盾的证据，这可能是由于现有的前瞻性研究很少。目前，垂直负荷率和制动力是两个变量，显示出与某些跑步相关损伤的潜在联系，特别是在女性休闲跑步者中（Davis 等，2016；Napier 等，2018）。

可穿戴传感器注意事项

人们对使用可穿戴传感器来量化和分析跑步步态的兴趣和前景越来越大，主要是在惯性测量单元（IMUs）的使用方面，也包括使用压力传感鞋垫和柔性材料。当然，使用这种可穿戴传感器时还需要考虑许多因素，包括采样频率、解剖校准方法、固定方法、传感器容量、耐用性以及衍生指标的有效性和可靠性（Hughes 等，2021）。与基于实验室的方法相比，可穿戴设备测量的准确性在时空参数上是可以接受的（Horsley 等，2021），但也有研究结果并不支持这一点，因此，对于许多研究来说，这种测量仍然不是最优的（Blazey 等，2021），在临床实践中广泛推广应用之前，需要进行进一步研究。

常见的跑步相关损伤和临床注意事项

正如在本章介绍中所强调的，持续跑步相关损伤的风险相当大。了解损伤的病因对于成功实施损伤预防计划至关重要。从基本的生物力学角度来看，当施加在结构上的机械负荷超过其负荷承受能力时，就会发生损伤（McIntosh，2005）。

有许多与运动相关损伤的病因学（McIntosh，2005）和预防（Finch，2006）模型。虽然介绍这些模型超出了本章的范围，但值得强调的是，他们都承认运动相关损伤的多因素性质，最近的模型框架也强调了它们的复杂性和动态性，以及生物、生理、心理和社会文化因素的参与（Wiess-Bjornstal，2010）。2017 年提出了一个专门针对跑步相关损伤的病因学框架模型（Bertelsen 等，2017），重点关注其因果机制。该框架将跑步开始时特定结构的负载能力以及整个过程中能力的减少视为负载周期的大小、分布和数量的产物（图 8-5）。

有很多关于跑步相关损伤的综述，总的来说，下肢损伤是最常见的。最近两项综述发现，在成年跑步者中，膝关节（28%~31%）、踝足（26%~28%）、小腿（16%~20%）和大腿-髋关节（14%）区域损伤比例最高（Francis 等，2019；Kakouris 等，

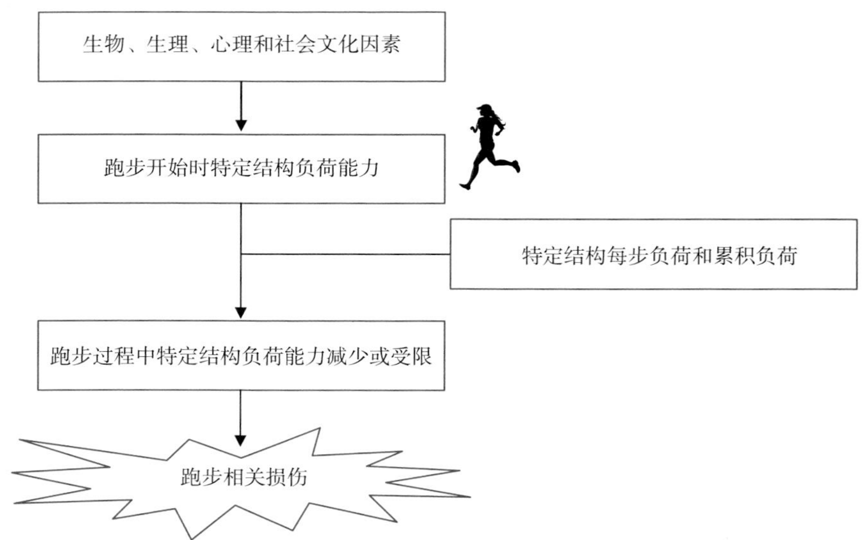

图 8-5 Bertelsen 等(2017)提出的特定结构跑步相关损伤因果机制的概念框架简版,以及生物心理社会损伤风险概况(Wiese-Bjornstal,2010)

2021)。占总损伤比例最高的特定病理损伤为髌股疼痛综合征(17%)、跟腱病(7%~10%)、胫骨内侧应力综合征(8%~9%)、足底筋膜炎(7%~8%)和髂胫束综合征(6%~8%)(Francis 等,2019;Kakouris 等,2021),应力性骨折占跑步相关损伤的4%~6%。

管理跑步相关损伤的一个关键组成部分是全面的主观评估和病史。跑步相关损伤的常见风险因素之一是既往损伤病史(van der Worp 等,2015)。另一个重要临床因素是训练负荷和训练史,应该关注每周训练距离(Paquette 等,2020)。跑步过少和过多都与跑步相关损伤有关,因为负荷不足或过大都会阻碍无损伤跑步所需的生物适应。一些重要的外部(机械)负荷指标包括总量、强度、步道表面和地形;内部(生理)负荷指标包括主观劳累程度和心率(Paquette 等,2020)。众所周知,鞋类和鞋形变化会极大地影响跑步的生物力学和负荷分布,这也是一种损伤管理的工具。通常情况下,一些因素发生变化,导致了与跑步相关的损伤,即负荷超过了组织承受能力。然而,在某些情况下,仅仅处理与跑步相关损伤的物理因素可能还不够,需要采取更全面或跨学科的方法,并需要其他医疗保健专业人员的参与。

许多横断面研究表明,一旦出现损伤,就可能存在某些特殊运动模式,但很少有前瞻性研究将特定运动模式与跑步相关损伤发生率联系起来。例如,与未受伤的跑步者相比,有常见跑步相关损伤的跑步者在跑步时支撑相中期对侧骨盆下降峰值更大,躯干向前倾斜更大,初始触地时膝关节屈曲和踝关节背屈更大(Bramah

等,2018)。虽然有一定的指导意义,但这些所代表的其实是损伤的结果,而不是原因。事实上,对受伤和健康跑步者的三维运动学数据进行分层聚类分析发现,不同亚群的跑步者具有相似的跑步模式,不同的跑步模式与受伤部位或受伤状态无关(Jauhiainen 等,2020)。这些发现支持可能不存在"理想的"或"保护性的"跑步模式的观点。这并不是说生物力学在处理跑步相关损伤中没有作用。事实上,跑步步态再训练已成功地用于预防(Chan 等,2018)和治疗(Davis 等,2020)跑步相关损伤。下面将介绍一些最常见的与跑步相关的损伤和临床思路。

髌股关节疼痛

临床表现

髌股关节疼痛(patellofemoral pain,PFP)是最常见的跑步损伤,约占跑步者损伤的 17%(Francis 等,2019;Kakouris 等,2021)。患有 PFP 的跑步者通常表现为髌骨周围或后面的疼痛,在负重和动态膝关节屈曲活动时加重,如爬楼梯、下蹲、跑步和跳跃(Crossley 等,2016)。PFP 诊断没有"金标准",在排除胫股关节病变的情况下,当髌股关节屈曲或动态运动负荷时髌股关节后侧或周围疼痛时,应考虑这种临床诊断(Willy 等,2019)。在患有 PFP 的跑步者中,已经报道了许多运动学、动力学、肌肉活动和肌肉力量的表现。患有 PFP 的跑步者通常会出现以下一种或多种表现:

- 跑步过程中膝关节疼痛。
- 下肢肌肉无力,尤其是膝关节伸肌、髋关节外展肌、髋关节外旋肌和髋关节伸肌(Duffey 等,2000)。
- 跑步支撑相髋关节内收和内旋峰值增加(Wirtz 等,2012)。
- 跑步支撑相对侧骨盆下沉增加(Bramah 等,2018)。
- 足跟触地者后足外翻增加(Duffey 等,2000;Kulmala 等,2013)。
- 髌股关节侧向应力峰值更大(Chen 和 Powers,2014)。
- 跑步支撑相动态膝关节外翻(Petersen 等,2014)(图 8-6)。

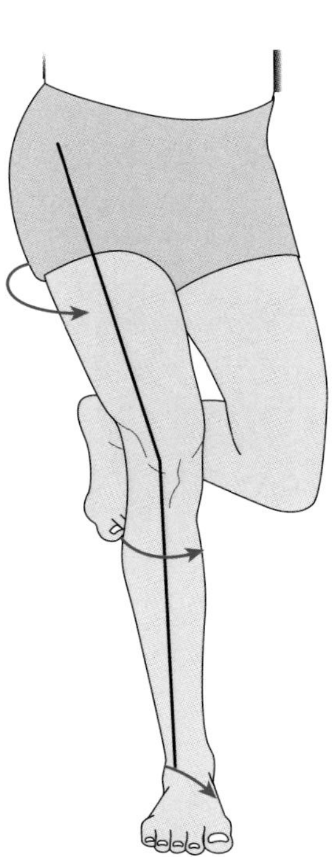

图 8-6 动态膝关节外翻姿势

主要管理策略

患者负荷管理和活动调整方面的教育在 PFP 管理中起着核心作用,也是 PFP 保守管理最佳实践指南中的关键特征(Collins 等,2018;Willy 等,2019)。跑步者已经被证明可以通过减少跑步距离和速度,增加跑步频率和在可接受的临床阈值内调整训练,成功地进行 PFP 康复的自我管理,例如通过将疼痛水平保持在 2/10 分以下而不使症状恶化(Esculier 等,2017)。因此,重要的是,临床医生教育患者关于自我管理的策略、积极康复的益处以及预期恢复和重返跑步的时间。

鼓励采用整体方法治疗 PFP,并应考虑生物、生理、心理和社会文化因素(图 8-5)。分级运动和恢复活动是一个方面,但心理压力源和生活方式因素也可能导致损伤或康复缓慢。临床医生帮助 PFP 患者了解这些潜在的影响因素,并帮助他们获得适当的干预方案,非常重要。

跑步步态再训练被认为是一种可行的干预措施,特别是在跑步步态力学发生改变的情况下。有几种步态再训练方法,已成功应用于 PFP 跑步者的康复。这些方法包括使用视觉、触觉和听觉反馈,目的是增加步频;更"柔和"地跑步,减少胫骨加速度或垂直冲击峰值;减少动态膝关节外翻或减少后足着地模式,以减少髌股关节应力。到目前为止,还没有确凿的证据表明哪种类型反馈和方法最适合个人和该疾病。因此,临床医生需要与患者合作,在个案基础上确定最具成本效益和可实施的方法。

应该对 PFP 病例进行体格检查,以帮助制定个性化处方(表 8-3)。根据临床

表 8-3 基于临床评估的 PFP 干预策略

PFP 表现	干预
1. 过用/过负荷,无其他损伤	• 贴扎 • 活动调整
2. PFP 伴有运动协调障碍	• 步态和运动再训练
3. PFP 伴有肌肉无力	• 髋关节/臀肌强化 • 股四头肌强化
4. PFP 伴有运动损伤	• 良性增加活动 　• 足部矫形器 　• 贴扎 • 良性减少活动 　• 髌骨支持带/软组织松动术 　• 牵伸

以上基于 Willy 等人(2019 年)髌股关节疼痛(PFP)报告和干预指南。

检查、临床表现和个人反应，许多辅助干预措施可以纳入 PFP 跑步者的管理中。这些干预措施包括髋关节和膝关节力量训练、贴扎、足部矫形器和活动性/灵活性训练。穿着最合脚的鞋子跑步也被证明可以减少髌股关节的压力，并可能有益于 PFP 跑步者的治疗。

跟腱病

临床表现

跟腱病(achilles tendinopathy)占跑步相关损伤的 7%~10%(Francis 等，2019；Kakouris 等，2021)。跟腱病的特征是跟腱局部疼痛和肿胀，以及功能丧失。跑步、单腿跳跃或功能性活动时症状明显。跟腱病被认为是一种过用性损伤，由于肌腱的过度机械负荷导致愈合受损。患有跟腱病的跑步者通常表现为最近训练量、强度或频率的增加，或鞋子太紧。其他临床表现包括局部组织增厚(Maffulli 等，2003)，背屈 ROM 限制和足底屈肌无力(Martin 等，2018)，晨起或长时间休息后僵硬和疼痛，活动开始时疼痛，随着活动的进行疼痛减少，以及跑步能力下降(Janssen 等，2018)。与没有跟腱病跑步者相比，有跟腱病跑步者的运动学差异很小(Mousavi 等，2019)，只有接触地面时后足外翻增加。有报道称神经肌肉控制发生变化，例如跑步时比目鱼肌相对于腓肠肌外侧头的偏移较早(Wyndow 等，2013)。与跑步者相关跟腱病有关的其他风险因素包括既往下肢肌腱病变或骨折、使用氧氟沙星抗生素、寒冷天气训练、使用抗压袜和使用恒定训练计划(Lagas 等，2020)。

主要管理策略

早期发现和干预可以帮助防止跟腱病恶化或持续。对于跟腱病，积极治疗比等待和观察更有效(van der Vlist 等，2021)。各种因素都可影响肌腱健康(图 8-7)，在规划和提供干预措施时应考虑到这一点(Silbernagel 等，2020；Vicenzino B. 等，2020)。整体治疗方法有助于恢复功能和防止复发。

有新的证据表明，跟腱病存在亚组，可能需要定制康复方法(Hanlon 等，2021)。这些亚组可以根据活动、社会心理和身体结构因素进行分类。活动主导亚组是最大的，包含比其他亚组更高的身体活动水平、功能能力和生活质量得分的患者；中等症状；一般较年轻。该亚组的康复方法应考虑负荷管理、渐进式康复和逐步恢复跑步方案，以优化恢复进程。大多数患有跟腱病的跑步者都属于活动主导亚组；然而，考虑跟腱病的潜在原因时应包含所有亚组，仍然十分重要。

强有力的证据表明，运动疗法对跟腱病的治疗是有效的，无论是单独治疗还是

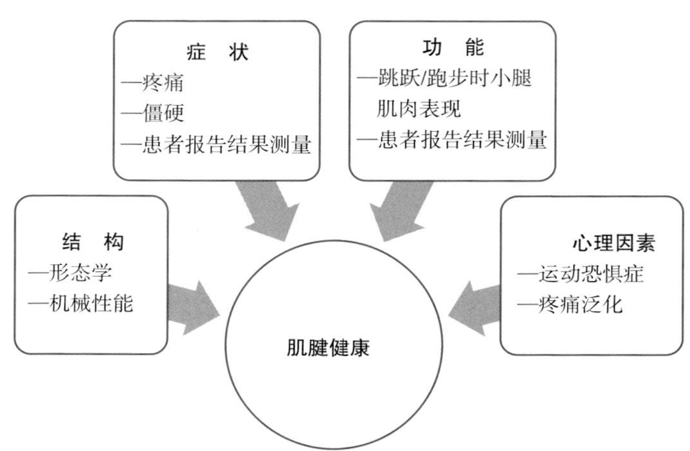

图 8-7 影响肌腱健康的不同因素[修改自(Silbernagel 等,2020)]

联合辅助治疗。维多利亚运动评估研究所跟腱问卷(Victorian Institute of Sport Assessment-Achilles questionnaire,VISA-A)和一系列测试,包括提踵测试,被推荐用于评估和监测跟腱病变患者。根据年龄、身体活动水平、性别和体重指数,每个人可以完成 20~50 次提踵(Hebert-Losier 等,2017)。康复阶段是跟腱病治疗的重要阶段。需要时间和个性化逐步增加负荷程序,以使肌腱适应并防止损伤复发(Magnusson 和 Kjaer,2019)。在跑步者康复早期,由于对跟腱的负荷较大,应避免高速跑步和上坡跑步;此外,在跟腱病的急性期,穿过小的鞋和前足触地可能会加重症状,应在康复过程的后期或慢性阶段考虑这些因素,以促进适应和重塑。因为增加步频可以降低跟腱应力和应变峰值,还应考虑以增加步频为目标的步态再训练(Lyght 等,2016)。

胫骨内侧应力综合征

临床表现

胫骨内侧应力综合征(medial tibial stress syndrome,MTSS)是一种常见的(8%~9%)跑步相关损伤(Francis 等,2019;Kakouris 等,2021),通常表现为胫骨后内侧远端三分之二的局部疼痛,但也可位于胫骨前外侧。MTSS 通常称为胫骨炎(shin splints),类属于运动引起的下肢疼痛(Raissi 等,2009)。MTSS 通常被认为是从骨膜刺激到应力性骨折的中间阶段。由于缺乏关于其病因的有力证据,MTSS 的治疗主要是基于其临床表现(Winters,2018),尽管胫骨弯曲导致的骨应力被认为是 MTSS 的原因之一。通常情况下,患有 MTSS 的跑步者在跑步过程中或跑步后会出现疼痛,休息后疼痛会改善。沿胫骨后内侧 5 厘米或以上区域触诊时疼痛再现可用于辅助临床诊断(Winters,2020)。既往使用矫形器、跑步经验较少、MTSS 病史、舟骨下沉(navicular drop)增加或舟骨下沉试验阳性、体重指数增加、踝跖屈和髋关节外旋 ROMs 增加以及女性性别是跑步者 MTSS 的危险因素(Newman 等,2013)。这些风险因素可以为管理策略提供信息参考。据报道,患有 MTSS 的跑步者在跑步过程中表现出更大的后足外翻、对侧骨盆下降和足内侧压力(Becker 等,2018)。案例研究也报道了,使用具有更多缓冲和更广泛支撑基础的鞋子和 MTSS 发生率间的关联性(Hannigan 和 Pollard, 2021),因而有必要考虑鞋的种类。

主要管理策略

治疗 MTSS 的方法多种多样,包括冷冻疗法、冲击波疗法、按摩、矫形器、气动腿部支具、步态再训练和避免高负荷活动。然而,目前还没有强有力的证据证明这些干预措施的有效性(Winters 等,2013)。对于跑步者来说,负荷管理和分级回归跑步教育是管理 MTSS 的核心。建议每周增加的跑步距离不超过 30%,以避免跑步相关损伤(Damsted 等,2019)。当存在 MTSS 的情况下,建议放慢增加进度,并以症状为基础进行判断。

2012 年对患有 MTSS 的跑步者进行了一项随机对照试验。所有的跑步者都遵循一个分级回归跑步计划,在 10 分的视觉模拟评分中不允许超过 4 分。增加小腿肌肉拉伸和力量训练,或在跑步过程中穿压力袜,不加快恢复跑步的时间,恢复到以极限速度跑 18 分钟的平均时间约为 3.5 个月(Moen 等,2012)。

MTSS 患者也可以考虑进行步态再训练。一项为期 6 周的步态再训练计划,采用前足触地模式,已成功用于治疗跑步者运动引起的小腿疼痛(Helmhout 等,2015)。在军人中,提供 2~6 次跑步步态再训练,促进更多的前足触地和更高的步频,也与积极的 MTSS 预后结果有关(Zimmermann 等,2019a,2019b),成功恢复大约需要 5 个月。

足跟痛

临床表现

足跟痛(plantar heel pain)占跑步相关损伤的 7%~8%(Francis 等,2019;Kakouris 等,2021)。与足跟痛相关的其他常用术语包括足底筋膜炎、足底筋膜病(McNeill 和 Silvester,2017)。足跟痛是好动人群的常见病,通常缓慢发病(Hill 等,2008)。通常,患有足跟痛的患者在睡眠或长时间休息后行走的最初几步会出现高强度的疼痛(Buchbinder,2004),当长时间站立、行走或接近一天结束时症状会恶化(Petraglia 等,2017)。常见的临床表现包括以下一种或多种:

- 足跟前内侧局部疼痛,特别是在足底筋膜的起始处(Buchbinder,2004)。
- 踝关节跖屈 ROM 增加(Hamstra-Wright 等,2021)。
- 足部肌肉无力(Osborne 等,2019)。
- 股骨内旋较少(Harutaichun 等,2019)。
- 侧向降压试验(lateral step-down test)动作完成度差(Harutaichun 等,2019)。
- 体重指数和体重增加(Hamstra-Wright 等,2021)。

主要管理策略

在治疗的前 4~6 周,有三种策略反映了治疗足跟痛的核心方法:个体化教育、足底筋膜拉伸和白贴(low dye taping,LDT)(译者注:用 3~5 cm 的白贴和皮肤膜,提供中足部位的支撑和矫正结构异常,主要用于治疗足弓部位的损伤/拉伤或扭伤,足底筋膜炎和足源性下肢疼痛或功能异常)(Morrissey 等,2021)。教育应该是个体化的,并涉及负荷管理、疼痛教育、健康相关状况和鞋类方面的考虑。社会心理变量,如抑郁、焦虑和工作满意度,可能会增加足跟痛患者的疼痛水平和功能丧失(Drake 等,2018),因此,这方面应纳入患者教育,并在需要时寻求转诊。在没有或有限改善的情况下,冲击波治疗和矫形器可以作为辅助治疗。

体重是管理和预防足跟痛的一个重要因素。这种因素可能与已经停止跑步休息或重新开始训练的跑步者有关。逐渐增加跑步负荷、强度和总量有助于组织适应和提高负荷能力(Hamstra-Wright 等,2021)。与足底跖屈肌牵伸和应用足垫相比,小腿肌肉拉伸和应用足垫在 3 个月时的疼痛和足部功能结果更好(Rathleff 等,2015)。考虑到足跟痛患者足部肌肉力量和体积减小,也推荐足内在肌肌力训练(Osborne 等,2019)。

上坡或高速跑步会增加足底筋膜的压力,足跟痛早期康复期间应避免此类活动。有关跑步者足跟痛的研究较少,因此,步态再训练和选择鞋类时,建议先采用与跟腱病类似的原则,直到有专门针对足跟痛的具体证据出现。

髂胫束综合征

临床表现

髂胫束综合征(iliotibial band syndrome,ITBS)占跑步相关损伤的 6%~8%

(Francis 等,2019;Kakouris 等,2021),是跑步者中第二常见的过用损伤(Taunton 等,2002)。股骨外上髁处髂胫束组织受压或撞击是导致 ITBS 和相关膝外侧疼痛的原因。膝外侧疼痛通常在膝关节屈曲 20°~30°时更为严重(Hamill 等,2008)。通常,患有 ITBS 的跑步者在跑步几千米后就会出现膝关节外侧疼痛。训练错误是 ITBS 患者的常见病史,如跑步量突然增加和下坡跑。这种训练错误会导致组织内稳态的破坏(Dye,2005;Gabbett,2016)和组织超负荷(图 8-8)。

ITBS 相关的前瞻性研究较少(Aderem 和 Low, 2015),也没有明确的跑步者 ITBS 的生物力学原因(Louw 和 Deary,2014)。患有 ITBS 的跑步者临床可表现为髋关节外展肌力量下降和以下跑步步态运动学变化(Aderem 和 Louw,2015;Foch 等,2015),尤其是在疲劳时:

- 支撑相髋关节内收增加。
- 步宽变窄。
- 膝关节内旋峰值增加。
- 同侧躯干屈曲峰值增加(侧方躯干弯曲)。

跑步时支撑相过度、髋关节内收和膝关节内旋可能会增加髂胫束的拉伸和扭转应变。这种跑步模式会使得髂胫束持续压迫股骨外上髁(Fairclough 等,2006),并导致髂胫束高拉伸形变(Hamill 等,2008)。减少这些运动模式的步态再训练方法,如增加步频,可能对 ITBS 的治疗有益。

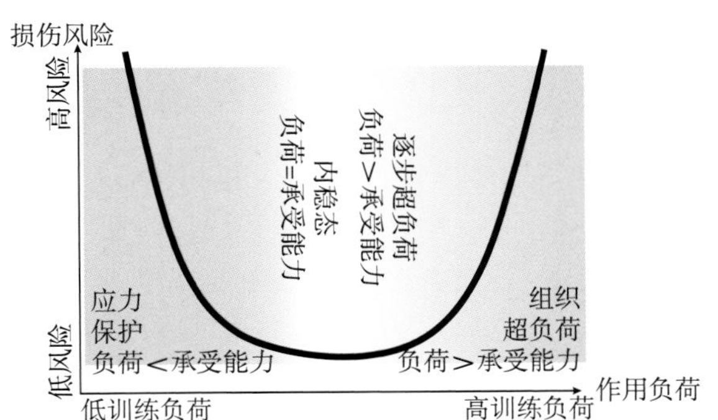

图 8-8 组织内稳态模型(Dye,2005;Gabbett,2016)

主要管理策略

尽管现有证据的质量相对较低,但采用保守的管理策略可以有效减轻运动员的 ITBS 症状(Bolia 等,2020)。一般来说,疼痛管理是急性期的主要关注点。但在这个阶段,也应该鼓励在管理负荷的同时进行锻炼或训练。急性期之后,临床医生应该推进跑步计划和锻炼,以增加负荷耐受性。在急性期,第二天的膝关节外侧疼痛或刺激不应超过 10 分视觉模拟评分的 2 分。

跑步步态再训练是一种可用于解决髋关节和膝关节协调和跑步模式的策略(van der Worp 等,2012),可以减少跑步时的膝关节负荷。前面讨论髌股关节疼痛时强调的步态再训练方法可以考虑用于 ITBS。将使用语言和视觉反馈的跑步再训练纳入为期 8 周的训练计划,对于跑步相关损伤危险因素,比没有反馈的跑步再训练更有效,这些危险因素包括平均和瞬时垂直负荷率、髋关节内收峰值、膝关节内旋峰值和后足内翻力矩峰值(Letafatkar 等,2020)。在这项特殊研究中,提供的反馈包括更柔顺地跑步、避免后足着地、膝关节分开、髌骨朝向前方等。在 1 年的随访中,跑步步态再训练反馈组的 ITBS 损伤发生率较低,为 66.7%,PFP 发生率为 57%,足底筋膜炎发生率为 66.7% (Letafatkar 等,2020)。

对 ITBS 患者也应考虑肌力训练治疗。持续 8 周的渐进式髋关节运动在疼痛、功能和力量方面的改善效果都优于拉伸和传统运动(McKay 等,2020)。关节松动和跑步地面类型教育作为补充干预措施(例如,避免混凝土地面和下坡跑步,结合不同的跑步地面)也有助于取得积极的治疗效果(van der Worp 等,2012)。临床医生应单独制订干预方案,并考虑纳入肌力训练(尤其是髋关节外展肌)、关节松动、矫形器与软组织管理(van der Worp 等,2012;McKay 等,2020)。

要 点

- 每年大约每两名跑步者中就有一人因跑步而受伤,其中 75%的损伤发生在膝关节或膝关节以下。
- 跑步相关损伤本质上是多因素的。最主要的风险因素包括受伤史和最近跑步训练的变化。
- 大量横断面研究表明,一旦出现损伤,就存在一定的运动模式,但很少有前瞻性研究将特定的运动模式与损伤发生率联系起来。运动模式的改变往往是损伤的结果而不是原因。
- 治疗最常见跑步相关损伤的关键管理策略包括对患者进行负荷管理、活动调整和鞋类方面的教育;步态再训练;分级运动和恢复跑步计划。
- 在某些情况下,单纯解决跑步相关损伤的身体因素可能是不够的,需要更全面或跨学科的方法,并在需要时转诊给其他医疗专业人员。

参考文献

Aderem, J., Louw, Q. A., 2015. Biomechanical risk factors associated with iliotibial band syndrome in runners: a systematic review. BMC Musculoskelet. Disord. 16, 356.

Altman, A. R. , Davis, I. S. , 2012. A kinematic method for footstrikepattern detection in barefoot and shod runners. Gait & Posture 35 (2), 298-300.

Anderson, L. M. , et al. , 2020. What are the benefits and risks associatedwith changing foot strike pattern during running? A systematic review and meta-analysis of injury, running economy, and biomechanics. Sports Medicine 50 (5), 885-917.

Becker, J. , Nakajima, M. , Wu, W. F. W. , 2018. Factors contributing to medial tibial stress syndrome in runners: a prospective study. Med. Sci. Sports Exerc. 50 (10), 2092-2100.

Bertelsen, M. L. , et al. , 2017. A framework for the etiology of running-related injuries. Scand. J. Med. Sci. Sports 27 (11), 1170-1180.

Blazey, P. , Michie, T. V. , Napier, C. , 2021. A narrative review of running wearable measurement system accuracy and reliability: can we make running shoe prescription objective? Footwear Science 13 (2), 117-131.

Bolia, I. K. , et al. , 2020. Operative versus nonoperative management of distal iliotibial band syndrome—where do we stand? A systematic review. Arthrosc. Sports Med. Rehabil. 2 (4), e399-e415.

Bonnaerens, S. , et al. , 2021. Relationship between duty factor and external forces in slow recreational runners. BMJ Open Sport Exerc. Med. 7 (1), e000996.

Bramah, C. , et al. , 2018. Is there a pathological gait associated with common soft tissue running injuries? Am. J. Sports Med. 46 (12), 3023-3031.

Bramble, D. M. , Lieberman, D. E. , 2004. Endurance running and the evolution of Homo. Nature 432 (7015), 345-352.

Buchbinder, R. , 2004. Clinical practice. Plantar fasciitis. N. Engl. J. Med. 350 (21), 2159-2166.

Cavagna, G. A. , Heglund, N. C. , Taylor, C. R. , 1977. Mechanicalwork in terrestrial locomotion: two basic mechanisms for minimizing energy expenditure. Am. J. Physiol. 233 (5), 243-261.

Chan, Z. Y. S. , et al. , 2018. Gait retraining for the reduction of injury occurrence in novice distance eunners: 1-year followup of a randomized controlled trial. Am. J. Sports Med. 46 (2), 388-395.

Chen, Y. -J. , Powers, C. M. , 2014. Comparison of three-dimensional patellofemoral joint reaction forces in persons with and without patellofemoral pain. J. Appl. Biomech 30 (4),493-500.

Cochrum, R. G. , et al. , 2020. Visual classification of running economy by distance running coaches. Eur. J. Sport Sci. 2020/09/16 edn, 1-24.

Čoh, M. , et al. , 2018. Kinematics of Usain Bolt's maximal sprint velocity. Kinesiology 50 (2), 100-101.

Colino, E. , et al. , 2020. Mechanical properties of treadmill surfaces and their effects on endurance running. Int. J. Sports Physiol. Perform. 15 (5), 685-689.

Collins, N. J. , et al. , 2018. 2018 consensus statement on exercise therapy and physical interventions (orthoses, taping and manual therapy) to treat patellofemoral pain: recommendations from the 5th International Patellofemoral Pain Research Retreat, Gold Coast, Australia, 2017. Br. J. Sports Med. 52 (18), 1170-1178.

Crossley, K. M., et al., 2016. 2016 patellofemoral pain consensus statement from the 4th International Patellofemoral Pain Research Retreat, Manchester. Part 1: Terminology, definitions, clinical examination, natural history, patellofemoral osteoarthritis and patient-reported outcome measures. Br. J. Sports Med. 50 (14), 839-843.

Damsted, C., et al., 2019. The association between changes in weekly running distance and running-related injury: preparing for a half marathon. J. Orthop. Sports Phys. Ther. 49 (4), 230-238.

Davis, I. S., et al., 2020. Gait retraining as an intervention for patellofemoral pain. Curr. Rev. Musculoskelet. Med. 13 (1), 103-114.

Davis, I. S., Bowser, B. J., Mullineaux, D. R., 2016. Greater vertical impact loading in female runners with medically diagnosed injuries: a prospective investigation. Br. J. Sports Med. 50 (14), 887-892.

Dillon, S., et al., 2021. Do injury-resistant runners have distinct differences in clinical measures compared to recently injured runners? Med. Sci. Sport Exerc. [Preprint]. 2021/04/27.

Drake, C., Mallows, A., Littlewood, C., 2018. Psychosocial variables and presence, severity and prognosis of plantar heel pain: a systematic review of cross-sectional and prognostic associations. Musculoskeletal Care 16 (3), 329-338.

Duffey, M. J., et al., 2000. Etiologic factors associated with anterior knee pain in distance runners. Medicine & Science in Sports& Exercise 32 (11), 1825-1832.

Dye, S. F., 2005. The pathophysiology of patellofemoral pain: a tissue homeostasis perspective. Clin. Orthop. Relat. Res. (436), 100-110.

Esculier, J. F., et al., 2017. Is combining gait retraining or an exercise programme with education better than education alone in treating runners with patellofemoral pain? A randomized clinical trial. Br. J. Sports Med. [Preprint]. 2017/05/10 edn.

Esculier, J.-F., et al., 2020. A contemporary approach to patellofemoral pain in runners. J. Athl. Train 55 (12), 1206-1214.

Fairclough, J., et al., 2006. The functional anatomy of the iliotibial band during flexion and extension of the knee: implications for understanding iliotibial band syndrome. Journal of Anatomy 208 (3), 309-316.

Finch, C., 2006. A new framework for research leading to sports injury prevention. J. Sci. Med. Sport 9 (1-2), 3-9.

Foch, E., et al., 2015. Associations between iliotibial band injury status and running biomechanics in women. Gait & Posture 41 (2), 706-710.

Francis, P., et al., 2019. The proportion of lower limb running injuries by gender, anatomical location and specific pathology: a systematic review. J. Sports Sci. Med. 18 (1), 21-31.

Gabbett, T. J., 2016. The training—injury prevention paradox: should athletes be training smarter and harder? Br. J. Sports Med. 50 (5), 273-280.

Hamill, J., et al., 2008. A prospective study of iliotibial band strain in runners. Clin. Biomech. (Bristol, Avon) 23 (8), 1018-1025.

Hamstra-Wright, K. L., et al., 2021. Risk factors for plantar fasciitis in physically active individuals: a systematic review and meta-analysis. Sports Health 13 (3), 296-303.

Hanlon, S. L., Pohlig, R. T., Silbernagel, K. G., 2021. Beyond the diagnosis: using patient characteristics and domains of tendon health to identify latent subgroups of Achilles tendinopathy. J. Orthop. Sports Phys. Ther. (0), 1-28.

Hannigan, J. J., Pollard, C. D., 2021. Biomechanical analysis of two runners who developed leg injuries during a six-week transition to maximal running shoes: a case series. J. Sports Sci. 2021/06/03 edn, 1-7.

Harrast, M. A., 2019. Clinical Care of the Runner E - Book: Assessment, Biomechanical Principles, and Injury Management. Elsevier Health Sciences., Available at: https://books.google.co.nz/books? id=dnXADwAAQBAJ.

Harutaichun, P., Boonyong, S., Pensri, P., 2019. Predictors of plantar fasciitis in Thai novice conscripts after 10-week military training: s prospective study. Phys. Ther. Sport 35, 29-35.

Hébert-Losier, K., et al., 2017. Updated reliability and normative values for the standing heel-rise test in healthy adults. Physiotherapy 103 (4), 446-452.

Helmhout, P. H., et al., 2015. The effectiveness of a 6-week intervention program aimed at modifying running style in patients with chronic exertional compartment syndrome: results from a series of case studies. Orthop. J. Sports Med. 3 (3) 2325967115575691.

Hill, C. L., et al., 2008. Prevalence and correlates of foot pain in a population-based study: the North West Adelaide health study. J. Foot Ankle Res 1 (1), 2.

Horsley, B. J., et al., 2021. Does site matter? Impact of inertial measurement unit placement on the validity and reliability of stride variables during running: a systematic review and meta-analysis. Sports Med. [Preprint]. 2021/03/25 edn.

Hughes, G. T. G., et al., 2021. Novel technology in sports biomechanics: some words of caution. Sports Biomech, 1-9.

Janssen, I., et al., 2018. Investigating Achilles and patellar tendinopathy prevalence in elite athletics. Res. Sports Med. (Print) 26 (1), 1-12.

Jauhiainen, S., et al., 2020. A hierarchical cluster analysis to determine whether injured runners exhibit similar kinematic gait patterns. Scand. J. Med. Sci. Sports n/a(n/a).

Kakouris, N., Yener, N., Fong, D. T. P., 2021. A systematic review of running-related musculoskeletal injuries in runners. J. Sport Health Sci [Preprint].

Kulmala, J.-P., et al., 2013. Forefoot strikers exhibit lower runninginduced knee loading than rearfoot strikers. Med. Sci. Sports Exer 45 (12), 2306-2313.

Kung, S. M., et al., 2018. What factors determine the preferred gait transition speed in humans? A review of the triggering mechanisms. Hum. Mov. Sci. 57, 1-12. 2017/11/10 edn.

Lagas, I. F., et al., 2020. Incidence of Achilles tendinopathy and associated risk factors in recreational runners: s large prospective cohort study. J. Sci. Med. Sport. 23 (5), 448-452.

Letafatkar, A., et al., 2020. Long-term efficacy of conditioning training program combined with feedback on kinetics and kinematics in male runners. Scand. J. Med. Sci. Sports 30 (3), 429-441.

Lieberman, D. E., et al., 2010. Foot strike patterns and collision forces in habitually barefoot versus shod runners. Nature 463 (7280), 531-535.

Louw, M., Deary, C., 2014. The biomechanical variables involved in the aetiology of iliotibial band syndrome in distance runners-a systematic review of the literature. Phys. Ther. Sport 15 (1), 64-75.

Lussiana, T., et al., 2017. Do subjective assessments of running patterns reflect objective parameters? Eur. J. Sport Sci., 1-11.

Lyght, M., et al., 2016. Effects of foot strike and step frequency on Achilles tendon stress during running. J. Appl. Biomech 32 (4), 365-372.

Maffulli, N., et al., 2003. Clinical diagnosis of Achilles tendinopathy with tendinosis. Clin. J. Sport Med. 13 (1), 11-15.

Magnusson, S. P., Kjaer, M., 2019. The impact of loading, unloading, ageing and injury on the human tendon. J. Phys 597 (5), 1283-1298.

Martin, R. L., et al., 2018. Achilles p, stiffness, and muscle power deficits: midportion Achilles tendinopathy revision 2018. J. Orthop. Sports Phys. Ther. 48 (5), A1-A38.

McIntosh, A. S., 2005. Risk compensation, motivation, injuries, and biomechanics in competitive sport. Br. J. Sports Med. 39 (1), 2-3.

McKay, J., et al., 2020. Iliotibial band syndrome rehabilitation in female runners: a pilot randomized study. J. Orthop. Surg. Res. 15 (1), 188.

McMahon, T. A., Valiant, G., Frederick, E. C., 1987. Groucho running. J. Appl. Physiol. 62 (6), 2326-2337.

McNeill, W., Silvester, M., 2017. Plantar heel pain. J. Bodyw. Mov. Ther. 21 (1), 205-211.

Miller, J. R., et al., 2019. A systematic review and meta-analysis of crossover studies comparing physiological, perceptual and performance measures between treadmill and overground running. Sports Med. [Preprint]. 2019/03/09 edn.

Moen, M. H., et al., 2012. The treatment of medial tibial stress syndrome in athletes; a randomized clinical trial. Sports Medicine, Arthroscopy, Rehabilitation, Therapy & Technology: SMARTT 4, 12.

Morrissey, D., et al., 2021. Management of plantar heel pain: a best practice guide informed by a systematic review, expert clinical reasoning and patient values. Br. J. Sports Med. [Preprint].

Mousavi, S. H., et al., 2019. Kinematic risk factors for lower limb tendinopathy in distance runners: a systematic review and meta-analysis. Gait Posture 69, 13-24.

Napier, C., et al., 2018. Kinetic risk factors of running-related injuries in female recreational runners. Scand. J. Med. Sci. Sports 28 (10), 2164-2172.

Newman, P., et al., 2013. Risk factors associated with medial tibial stress syndrome in runners: a systematic review and metaanalysis. Open Access. J. Sports Med. 4, 229-241.

Osborne, J. W. A., et al., 2019. Muscle function and muscle size differences in people with and without plantar heel pain: a systematic review. J. Orthop. Sports Phys. Ther. 49 (12), 925-933.

Paquette, M. R., et al., 2020. Moving beyond weekly "distance": optimizing quantification of training load in runners. J. Orthop. Sports Phys. Ther. 50 (10), 564-569.

Pedisic, Z., et al., 2019. Is running associated with a lower risk of all-cause, cardiovascular and cancer mortality, and is the more the better? A systematic review and meta-analysis. Br. J. Sports Med. bjsports-2018-100493.

Petersen, W., et al., 2014. Patellofemoral pain syndrome. Knee Surg. Sports Traumatol. Arthrosc. 22 (10), 2264-2274.

Petraglia, F., Ramazzina, I., Costantino, C., 2017. Plantar fasciitis in athletes: diagnostic and treatment strategies. A systematic review. Muscles Ligaments Tendons J. 7 (1), 107-118.

Raissi, G. R. D., et al., 2009. The relationship between lower extremity alignment and medial tibial stress syndrome among non-professional athletes. Sports Medicine, Arthroscopy, Rehabilitation, Therapy & Technology: SMARTT 1 (1), 11.

Rathleff, M. S., et al., 2015. High-load strength training improves outcome in patients with plantar fasciitis: a randomized controlled trial with 12-month follow-up. Scand. J. Med. Sci. Sports 25 (3), e292-e300.

Salo, A. I., et al., 2011. Elite sprinting: are athletes individually step-frequency or step-length reliant? Med. Sci. Sports Exerc. 43 (6), 1055-1062.

Silbernagel, K. G., Hanlon, S., Sprague, A., 2020. Current clinical concepts: conservative management of Achilles tendinopathy. J. Athl. Train 55 (5), 438-447.

Soligard, T., et al., 2016. How much is too much? (Part 1) International Olympic Committee consensus statement on load in sport and risk of injury. Br. J. Sports Med. 50 (17), 1030-1041.

Souza, R. B., 2016. An evidence-based videotaped running biomechanics analysis. Phys. Med. Rehabil. Clin. N. Am. 27 (1), 217-236.

Taunton, J. E., et al., 2002. A retrospective case-control analysis of 2002 running injuries. Br. J. Sports Med 36 (2), 95-101.

Van Gheluwe, B., Madsen, C., 1997. Frontal rearfoot kinematics in running prior to volitional exhaustion. J. Appl. Biomech. 13 (1), 66.

Van Hooren, B., et al., 2019. Is motorized treadmill running biomechanically comparable to overground running? A systematic review and meta-analysis of cross-over studies. Sports Medicine[Preprint].

Vicenzino, B., et al., 2020. ICON 2019 - International Scientific Tendinopathy Symposium Consensus: There are nine core health-related domains for tendinopathy (CORE DOMAINS): Delphi study of healthcare professionals and patients. Br. J. Sports Med. 54 (8), 444-451.

Videbak, S., et al., 2015. Incidence of running-related injuries per 1000 h of running in different types of runners: a systematic review and meta-analysis. Sports Medicine 45 (7), 1017-1026.

van der Vlist, A. C., et al., 2021. Which treatment is most effective for patients with Achilles tendinopathy? A living systematic review with network meta-analysis of 29 randomised controlled trials. Br. J. Sports Med. 55 (5), 249-256.

Wiese-Bjornstal, D. M., 2010. Psychology and socioculture affect injury risk, response, and recovery in high-intensity athletes: a consensus statement. Scand. J. Med. Sci. Sports 20 (Suppl 2), 103-111.

Willy, R. W., et al., 2019. Patellofemoral pain. J. Orthop. Sports Phys. Ther. 49 (9) CPG1-CPG95.

Winters, M., et al., 2013. Treatment of medial tibial stress syndrome: a systematic review. Sports Med. (Auckland, N. Z.) 43 (12), 1315-1333.

Winters, M., 2018. Medial tibial stress syndrome: diagnosis, treatment and outcome assessment (PhD Academy Award). Br. J. Sports Med 52 (18), 1213-1214.

Winters, M., 2020. The diagnosis and management of medial tibial stress syndrome: an evidence update. Unfallchirurg 123 (Suppl 1), 15-19.

Wirtz, A. D. , et al. , 2012. Patellofemoral joint stress during running in females with and without patellofemoral pain. Knee 19 (5), 703-708.

van der Worp, M. P. , et al. , 2012. Iliotibial band syndrome in runners. Sports Med. 42 (11), 969-992.

van der Worp, M. P. , et al. , 2015. Injuries in runners: a systematic review on risk factors and sex differences. PloS One 10 (2) e0114937-e0114937.

Wyndow, N. , et al. , 2013. Triceps surae activation is altered in male runners with Achilles tendinopathy. J. Electromyog. Kinesiol. 23 (1), 166-172.

Zimmermann, W. O. , et al. , 2019a. Conservative treatment of anterior chronic exertional compartment syndrome in the military, with a mid-term follow-up. BMJ Open Sport Exerc. Med 5 (1), e000532.

Zimmermann, W. O. , et al. , 2019b. Gait retraining reduces vertical ground reaction forces in running shoes and military boots. Transl. Sports Med. 2 (2), 90-97.

(杨云　吴迪译,孟殿怀校)

索 引

E

F

G

H

I

(孟殿怀译)